Praxis der Wirtschaftlichkeitsprüfung

Vertragsärzte
Vertragszahnärzte

Herausgegeben von

Dr. med. Dr. iur. Alexander P. F. Ehlers
Rechtsanwalt und Arzt in München

unter Mitarbeit von

Dr. Harald Hesral
Richter am Sozialgericht München

Andreas Reinhold
Richter am Sozialgericht Köln

Dr. Gernot Steinhilper
Justitiar der KV Westfalen-Lippe

Karin Gräfin von Strachwitz-Helmstatt
Rechtsanwältin in München

1. Auflage, 1996

JEHLE-REHM

Die Deutsche Bibliothek – CIP-Einheitsaufnahme

Praxis der Wirtschaftlichkeitsprüfung : Vertragsärzte,
Vertragszahnärzte / hrsg. von Alexander P. F. Ehlers. Unter
Mitarb. von Harald Hesral ... – 1. Aufl. – München : Rehm,
1996

(Rehm-Anwaltsreihe)
ISBN 3-8073-1216-1
NE: Ehlers, Alexander P. F. [Hrsg.]

Bearbeiterverzeichnis:

Ehlers	Vorwort, Kapitel 1, Kapitel 3
Hesral	Kapitel 2, Kapitel 7, Anhang 4
Reinhold	Kapitel 5, Kapitel 8, Anhang 1
Steinhilper	Kapitel 4, Kapitel 9, Anhang 1
v. Strachwitz-Helmstatt	Kapitel 6, Anhang 2 und 3

Bei der Herstellung des Buches haben wir uns zukunftsbewußt für
umweltverträgliche und wiederverwertbare Materialien entschieden.
Der Inhalt ist auf elementar chlorfreiem Papier gedruckt,
bei dem Umschlag wurde auf die Cellophanierung verzichtet.

ISBN 3-8073-1216-1
Verlag Franz Rehm GmbH & Co KG
in der
Verlagsgruppe Jehle-Rehm
Einsteinstr. 172, 81675 München
und
Friedrichstraße 130b, 10117 Berlin
Satz: Danuvia Druckhaus Neuburg GmbH
Druck: Schoder-Druck, Gersthofen
Umschlaggestaltung: NETWORK! GmbH München

Vorwort

Die goldenen Zeiten in der Medizin und speziell die der niedergelassenen Vertragsärzte (früher: Kassenärzte) sind spätestens seit Ende der 80er Jahre vorbei. Während Anfang der 80er Jahre aufgrund einer wesentlich geringeren Anzahl von Vertragsärzten die Honorarsituation noch befriedigend war, hat sich diese aufgrund des Gesundheitsreformgesetzes (GRG '89), des Gesundheitsstrukturgesetzes (GSG '93) und der damit verbundenen Budgetierung drastisch verschlechtert.

Darüber hinaus birgt die zunehmende Verflechtung von Medizin und Recht erhebliche Probleme. Je umfassender und damit komplexer Systeme werden, desto dringender bedürfen sie der rechtlichen Durchdringung. Dies gilt in entsprechender Weise für das Gesundheitssystem im allgemeinen und das System der gesetzlichen Krankenversicherung mit ihren Leistungserbringern im speziellen. Der praktizierende Arzt, dessen primäres Ziel die Behandlung des Mitbürgers als Kranker ist, und so definiert er sich auch selbst, fühlt sich in unangemessener Weise durch Verrechtlichung und „überbordende" Bürokratisierung eingeengt und sogar gefangen. Therapiefreiheit und standardgemäße Versorgung werden als gefährdet angesehen.

In etwa 90 % aller niedergelassenen Ärzte sind als Vertragsärzte zugelassen und damit in das GKV-System eingebunden. Ohne die GKV-Patienten wären sie nicht in der Lage, ein ausreichendes Einkommen zu realisieren. Mit der Zulassung untersteht der Vertragsarzt Spezialnormen und übernimmt damit Pflichten.

Jede ärztliche und ärztlich verordnete Leistung hat dem Wirtschaftlichkeitsgebot Rechnung zu tragen. Ärztliche und ärztlich verordnete Leistung müssen ausreichend, zweckmäßig und wirtschaftlich sein und dürfen das Maß des Notwendigen nicht überschreiten. Dabei erfolgt die Leistungserbringung auf der Basis von Qualität und Humanität unter Berücksichtigung des Fortschritts der Medizin gemäß § 70 SGB V.

Das Sachleistungsprinzip der gesetzlichen Krankenversicherung macht die Überprüfung der wirtschaftlichen Verwendung begrenzter Ressourcen der GKV notwendig, da der Patient Leistungen in Anspruch nimmt, die der Leistungserbringer erbringt und die gesetzliche Krankenversicherung zahlt. Während vor GRG und GSG die Rahmenbedingungen der Wirtschaftlichkeitsprüfungen im wesentlichen durch die Rechtsprechung konkretisiert wurden, haben die bereits genannten Gesetze die Wirtschaftlichkeitsprüfung gesetzlich verankert und verschärft. Honorarkürzungen und Arzneimittelregresse sind zu einem Ärgernis geworden. Das System wird zunehmend komplizierter und die Aussichten des Arztes, in entsprechenden Verfahren zu obsiegen, sinken. Immer häufiger sieht sich der Vertragsarzt gezwungen, sich anwaltlicher Hilfe zu bedienen. Und trotzdem ist festzustellen, daß auch dann Wirtschaftlichkeitsprüfverfahren sowohl auf der Verwaltungsverfahrens- als auch auf der Gerichtsebene verloren werden.

Während die Vertreter der gesetzlichen Krankenkassen und die der Kassenärztlichen Vereinigungen in der Regel erfahrene Kenner der Materie sind, kennen sich der betroffene Arzt wie auch manchmal sein Rechtsbeistand respektive Bevollmächtigter nicht ganz so umfassend aus. Welch ein Wunder, bedenkt man, daß alleine 23 Prüfvereinbarungen in der Bundesrepublik im ärztlichen Bereich die materiellen und formellen Grundlagen schaffen. Die Folge sind Frustration und Resignation beim Arzt. Er sieht keine Chance, sich gegen die angeblich so „mächtigen" Institutionen durchzusetzen. Es werden Feindbilder gegenüber KV und Kassen aufgebaut, Diagnostik und Therapie möglicherweise an nicht „relevante" Fachgruppendurchschnitte angepaßt und nicht selten geht der Arzt auf das Risiko ein, zum Wohle seiner Patienten, unwidersprochen Kürzungen und Regresse hinzunehmen. Die Konsequenz ist entweder die Gefährdung der standardgemäßen Versorgung oder später ein Disziplinarverfahren.

Aus diesem Grund haben sich Herausgeber, Autoren und Verlag entschieden, eine praxisbezogene Leitlinie für die Wirtschaftlichkeitsprüfung im Vertragsarztrecht aus Sicht des und für den Arztanwalt(es) zu erarbeiten. Typisches Problem und damit auch Kenn- und Markenzeichen eines Vielautoren/Innenbuches ist, daß jeder den Sachverhalt aus seiner persönlichen und berufsbezogenen Sicht sieht und damit unterschiedliche, auch stilistische Mittel zur Veranschaulichung einsetzt. Diese Eigenheiten wurden durch den Herausgeber bewußt nicht verändert respektive nur dort, wo es aus Verständnisgründen erforderlich war. Selbst die teilweise sachlichen Überschneidungen wurden nicht zwingend beseitigt, da die Analyse der Problematik von verschiedenen Standpunkten aus durchaus dem Ziel förderlich erschien. Auf diese Weise gelingt es dem Arztanwalt vielleicht leichter, Verständnis für die unterschiedlichen strategischen Ansätze der Beteiligten aufzubringen. Er wird denkbarerweise in Kenntnis der unterschiedlichen Bedürfnisse seine eigene Strategie modifizieren.

München, im Januar 1996   Alexander P. F. Ehlers

Inhaltsübersicht

Seite

Vorwort V

Inhaltsverzeichnis IX

Abkürzungsverzeichnis XXI

Literaturverzeichnis XXV

Kapitel 1   Einleitung   1

Kapitel 2   Die einzelnen Arten der Wirtschaftlichkeitsprüfung;
             Rechtsgrundlagen und Einführung   7

Kapitel 3   Das Verfahren aus der Sicht des Arztes und An-
             waltes   75

Kapitel 4   Das Verfahren aus der Sicht der Kassenärztlichen
             Vereinigungen und Prüfinstanzen   91

Kapitel 5   Das Gerichtsverfahren   123

Kapitel 6   Begründung des Widerspruchs und Abwehrstrate-
             gien des Arztes   179

Kapitel 7   Besonderheiten der Wirtschaftlichkeitsprüfung bei
             Vertragszahnärzten   209

Kapitel 8   Rechtsprechungsübersicht   223

Kapitel 9   Folgeverfahren (Disziplinarverfahren und Entzie-
             hungsverfahren)   255

Anhang
Adressen, Checkliste, Ablaufschema und Statistikbeispiel   265

Stichwortverzeichnis   289

Inhaltsverzeichnis

Seite

Kapitel 1
Einleitung

1	Übersicht	1
2	Einführung.......................................	1
3	Die Entwicklung der Wirtschaftlichkeitsprüfung – ein erster Blick auf die Zahlen	3
4	Das Arbeiten mit Praxis der Wirtschaftlichkeitsprüfung..	4

Kapitel 2
Die einzelnen Arten der Wirtschaflichkeitsprüfung;
Rechtsgrundlagen und Einführung

1	Übersicht	7
2	Der niedergelassene Arzt im System der gesetzlichen Krankenversicherung.............................	8
2.1	Gesetzliche Krankenversicherung und Sachleistungsprinzip..	8
2.2	Gemeinsamer Sicherstellungsauftrag; Ersatz- und Primärkassen; ärztliche Selbstverwaltung und Leistungserbringung durch den Vertragsarzt.................	9
2.3	Vergütungsanspruch des Vertragsarztes..............	10
2.3.1	Gesamtvergütung	11
2.3.2	Verteilung der Gesamtvergütung	12
2.4	Wirtschaftlichkeitsgebot contra unbegründete Leistungsausweitung	14
2.5	Rangfolge der Prüfungsziele.......................	15
3	Rechtsgrundlagen................................	16
3.1	Verschiedene Normsetzungsebenen	16

IX

		Seite
3.2	§ 106 SGB V als gesetzliche Befugnisnorm	17
3.2.1	Prüfbefugnis und -verpflichtung	17
3.2.2	Wirtschaftlichkeitskontrolle und Beurteilungsspielraum	17
3.2.3	Verpflichtung zur Darlegung der Abwägungsgründe . .	18
3.3	Richtlinien und Verträge	19
3.4	Die Prüfvereinbarung	20
3.5	Die Prüfung in formeller Hinsicht	21
3.5.1	Der Prüfantrag; Entscheidung von Prüfungs- und Beschwerdeausschuß	21
3.5.2	Die Klage gegen den Prüfbescheid	22
3.5.3	Die Rechtslage vor Inkrafttreten des GSG und Umstellungsprobleme	23
3.6	Abgrenzung zu anderen Eingriffsmaßnahmen	24
3.7	Verhältnis von Prüf- und Honorarbescheid	24
3.8	Fristen	25
3.9	Der Inhalt der Abrechnungs- und Verordnungsstatistik	25
4	**Die Prüfung der Behandlungsweise durch Durchschnittswertvergleich**	28
4.1	Die Stufen der Durchschnittswertprüfung	28
4.2	Die Wahl der Prüfmethode	30
4.3	Die erste Stufe: Grundlagen des statistisch dominierten Vergleichs	30
4.3.1	Die Grundannahmen des Fallkostenvergleichs	30
4.3.2	Der Fallwert und die Fallzahl als Bezugsmodus	31
4.3.3	Unterschiedliche Größe des geprüften Spektrums	31
4.3.3.1	Der Gesamtleistungsvergleich	31
4.3.3.2	Der Einzelleistungsvergleich	32
4.3.3.3	Der Spartenvergleich (Leistungsgruppenvergleich)	32
4.3.4	Die Vergleichsgruppe	33
4.3.4.1	Gruppenbildung nach Fachgebietsgrenzen	33
4.3.4.2	Inhomogenitätsursachen von Leistungsgruppe und Vergleichsgruppe (beim Vergleich von Leistungsgruppen)	34
4.3.4.3	Der Einwand der Nichtvergleichbarkeit mit der Gruppe	35

Seite

4.4 Verfeinerung der Vergleichsgruppe 36

4.4.1 Kein Anspruch auf Verfeinerung.................... 36

4.4.2 Beurteilungspflicht bei Teilgebiets- und Zusatzbezeichnungen 37

4.5 Die Berücksichtigung der normalen Streuung........ 38

4.6 Der Beweis der Unwirtschaftlichkeit 38

4.6.1 Ursachen der Fallwertdivergenz 38

4.6.2 Die Feststellung eines offensichtlichen Mißverhältnisses
und der Übergangsbereich 39

4.6.2.1 Die Methode relativer Überschreitung des Fachgruppendurchschnitts................................. 40

4.6.2.2 Die Methode der Randlage in der Normalverteilung.. 40

4.6.2.3 Die Bestimmung der Schwelle des oM 41

4.6.2.4 Besonderheiten beim Einzelleistungsvergleich........ 42

4.6.2.5 Die Wirkung der Feststellung des oM 42

4.6.3 Ende der mehrstufigen Prüfungserfolge? 43

4.7 Die Widerlegung des Unwirtschaftlichkeitsanscheins . 44

4.7.1 Vorbemerkung 44

4.7.2 Amtsermittlungs- und Mitwirkungspflicht, Darlegungs-
und Beweislast................................... 45

4.7.3 Der Begriff der Praxisbesonderheiten 46

4.7.4 Die Darlegung der häufigsten Besonderheiten und typische Fehler 47

4.7.4.1 Erbringungsorientierte Argumentation 47

4.7.4.2 Unsubstantiierte Darlegungen 48

4.7.5 Einsparungen.................................... 54

4.7.6 Sitzung des Beschwerdeausschusses als letztmöglicher
Darlegungszeitpunkt 55

4.7.7 Verzahnung von Darlegungsumfang und Begründungs-
intensität 56

4.8 Die Quantifizierung der Besonderheiten/Einsparungen 57

4.9 Überprüfung des Unwirtschaftlichkeitsanscheins als
neuer Prüfungsschritt 58

4.10 Feststellung des wirtschaftlichen Mehraufwandes und
Festsetzung der Prüfmaßnahme 60

		Seite
4.10.1	Der unwirtschaftliche Mehrbetrag	60
4.10.2	Maßnahmen....................................	61
4.10.2.1	Beratung	61
4.10.2.2	Honorarkürzung und Kürzungshöhe	62
5	**Weitere Überlegungen zur Streitbeendigung**	62
5.1	Vor- und Nachverhalten des Arztes	63
5.2	Zeitpunkt der Mandatierung	63
5.3	Der gerichtliche und außergerichtliche Vergleich als Mittel der Streitbeendigung	64
6	**Durchschnittswertprüfung mit ergänzender Einzelfallbetrachtung**	64
7	**Weitere Methoden der Prüfung der Behandlungsweise**	65
7.1	Die Einzelfallprüfung............................	65
7.2	Die repräsentative Einzelfallprüfung mit Hochrechnung	65
7.3	Der Vertikalvergleich	66
7.4	Die Stichprobenprüfung	67
8	**Besonderheiten bei der Wirtschaftlichkeitsprüfung der Verordnungsweise**	68
8.1	Ärztliche Verordnungen und Sprechstundenbedarf ...	68
8.2	Durchschnittswertprüfung	68
8.3	Die Prüfung der Verordnungszulässigkeit und Übereinstimmung mit Richtlinien	69
8.4	Die Richtgrößenprüfung	71
8.4.1	Gesetzliche Vorgaben	71
8.4.2	Unvollständige Umsetzung der gesetzlichen Vorgaben	72
8.4.3	Verstoß gegen höherrangiges Recht	72

Kapitel 3
Das Verfahren aus der Sicht des Arztes und Anwaltes

1	**Übersicht**	75
2	**Grundsätzliches**	75
2.1	Allgemeines	76
2.2	Der Arzt als Klient..............................	76

		Seite
2.3	Der Arztanwalt	77
2.4	Notwendige Literatur	78
3	Die Besprechung mit dem Mandanten	78
4	Gliederung des Materials, Mandatsbezeichnung und Fristberechnung	80
5	Erste Maßnahmen nach Mandatsübernahme	82
6	Der Mandant und seine aktive Mithilfe im Verfahren – bei der Begründung und im Termin	84
7	Die Begründung bei Stellungnahme, Widerspruch und Klage......................................	85
8	Die Verhandlung – Prüfinstanz, Sozialgericht	87
9	Strategische Überlegungen nach Abschluß von Verwaltungs- und Gerichtsverfahren..................	89

Kapitel 4
Das Verfahren aus der Sicht der Kassenärztlichen Vereinigungen und Prüfinstanzen

1	Übersicht	91
2	Die Wirtschaftlichkeitsprüfung im Spannungsverhältnis zwischen gesetzlichen Aufgaben der Kassenärztlichen Vereinigung und Erwartungshaltung des geprüften Arztes......................................	93
3	Empfehlungen für den Anwalt bei Verfahren zur Wirtschaftlichkeitsprüfung......................	96
4	Die einzelnen Stationen des Verwaltungsverfahrens zur Wirtschaftlichkeitsprüfung....................	97
4.1	Prüfantrag.....................................	97
4.1.1	Antragserfordernis	97
4.1.2	Antragsbegründung	97
4.1.3	Bekanntgabe des Prüfantrages	98
4.1.4	Auswahlgespräch	99
4.1.5	Antragsfristen	99

XIII

			Seite
4.1.6	Rechtliches Gehör		100
4.1.6.1	Überprüfung der Verordnungsweise		100
4.1.6.2	Überprüfung der Behandlungsweise		100
4.2	Die Prüfgremien		101
4.2.1	Zusammensetzung der Prüfgremien		101
4.2.2	Sachverständiger/Gutachter		102
4.2.3	Sitzungsvorbereitung		103
4.2.4	Mündliche Verhandlung		104
4.2.4.1	Erste Instanz		104
4.2.4.2	Zweite Instanz		104
4.2.4.3	Sitzungsniederschrift		105
4.3	Akteneinsicht		106
4.4	Die Prüfentscheidung		106
4.4.1	Allgemeines		106
4.4.2	Folgen des Widerspruchs gegen den Prüfbescheid		107
4.4.2.1	Aufschiebende Wirkung des Widerspruchs bei Arzneimittelregreß		107
4.4.2.2	Keine aufschiebende Wirkung des Widerspruchs bei Honorarkürzung		108
4.5	Begründung der Prüfentscheidung		109
4.5.1	Die Prüfmethode		110
4.5.2	Vergleichsgruppe und statischer Vergleich		110
4.5.3	Rückkoppelung mit dem Gesamtfallwert		110
4.5.4	Praxisbesonderheiten		111
4.5.5	Offensichtliches Mißverhältnis		111
4.5.6	Kürzungsumfang/Regreßbetrag		111
4.6	Verfeinerte statische Vergleichsbetrachtung		113
4.7	Zu den Grenzen der Wirtschaftlichkeit einer Praxisführung		114
4.7.1	Wirtschaftlichkeitsgebot und Therapiefreiheit		114
4.7.2	Kollision zwischen Wirtschaftlichkeit und Haftungsrecht		115
4.8	Prozeßvertretung der Prüfgremien		116
4.9	Kostenerstattung im Vorverfahren		118

Seite

4.9.1 Kostenerstattung nach § 63 SGB X 118

4.9.2 Erstattung von Anwaltskosten 119

4.9.3 Erstattung der Kosten der Prüfgremien 120

Kapitel 5
Das Gerichtsverfahren

1 **Übersicht** 123

2 **Gerichtsverfassung** 123

2.1 Rechtsweg 124

2.2 Gerichte 124

2.3 Besetzung der Richterbank 125

3 **Klagesystem** 127

3.1 Klage 127

3.2 Einstweilige Anordnung 128

4 **Sachurteilsvoraussetzungen** 128

4.1 Zulässigkeit des Rechtsweges 128

4.2 Beteiligte 128

4.3 Postulations- und Verhandlungsfähigkeit 129

4.4 Klagebefugnis 130

4.5 Ordnungsmäßigkeit der Klage 132

4.5.1 Form 132

4.5.2 Frist 132

4.6 Keine Rechtshängigkeit 133

5 **Vorläufiger Rechtsschutz** 135

5.1 Sozialgerichtliche Streitigkeiten 135

5.2 Aufschiebende Wirkung 136

5.3 Aussetzen der Vollziehung 138

5.4 Einstweilige Anordnung 139

5.4.1 Anordnungsanspruch 140

5.4.2 Anordnungsgrund 140

5.5 Interessenabwägung 141

Inhaltsverzeichnis

		Seite
5.6	Rechtsbehelfe	142
5.7	Kosten	142
6	**Erstinstanzliches Klageverfahren**	143
6.1	Streitgegenstand	143
6.2	Klageänderung	143
6.3	Nachschieben von Gründen	144
6.4	Entscheidungsvorbereitung	146
6.4.1	Beiladung	146
6.4.2	Klageverbindung und -trennung	148
6.4.3	Akteneinsicht	149
6.4.4	Amtsermittlung – Präklusion	150
6.4.5	Prüfungsumfang	153
6.4.5.1	Beurteilungsraum und -fehler	154
6.4.5.2	Ermessen und Ermessensfehler	156
6.4.5.3	Verwaltungsverfahrensfehler	158
6.4.5.4	Anhörungsfehler	159
6.5	Nichtstreitige Erledigung	159
6.5.1	Klagerücknahme	159
6.5.2	Anerkenntnis	160
6.5.3	Vergleich	161
6.6	Streitige Erledigung	163
6.6.1	Gerichtsbescheid	163
6.6.2	Klageantrag	164
6.6.3	Urteil	166
6.7	Kosten	168
6.8	Prozeßzinsen	168
6.9	Vorläufige Vollstreckbarkeit	169
7	**Berufung**	169
7.1	Zulassung	169
7.2	Nichtzulassungsbeschwerde	170
7.3	Frist	171
7.4	Entscheidung über die Berufung	171
7.4.1	Entscheidung durch Beschluß	171

Inhaltsverzeichnis

		Seite
7.4.2	Berufungsurteil	172
8	**Revision**	173
8.1	Zulassung durch das Sozialgericht, Landessozialgericht	173
8.2	Vertretungszwang	176
8.3	Einlegen der Revision	176
8.4	Revisionsbegründung	176
8.5	Revisionsentscheidung	177

Kapitel 6
Begründung des Widerspruchs und Abwehrstrategien
des Arztes

1	**Übersicht**	179
2	**Frist zur Begründungseinreichung**	179
3	**Form der Begründung**	179
4	**Allgemeines zur Begründung**	180
5	**Beweisregeln im Verfahren**	181
5.1	Streubreite	181
5.2	Übergangszone	181
5.3	Offensichtliches Mißverhältnis	182
6	**Einwendungen des Arztes im Widerspruchsverfahren**	183
6.1	Allgemeines	183
6.2	Formelle Einwendungen	184
6.2.1	Prüfmethode	184
6.2.2	Fallzahl	186
6.2.3	Begründung des Bescheides	187
6.2.4	Ermessen	188
6.3	Materielle Einwendungen	188
6.3.1	Praxisbesonderheiten	188
6.3.1.1	Allgemeines	188
6.3.1.2	Neue Patienten/Anlaufpraxis	190
6.3.1.3	Schwere Fälle	190

		Seite
6.3.1.4	Niedrige Fallzahl	191
6.3.1.5	Überweisungsfälle	192
6.3.1.6	Ausländeranteil	193
6.3.1.7	Spezialisierung	193
6.3.2	Kompensatorische Einsparungen	194
6.3.2.1	Allgemeines	194
6.3.2.2	Beispiele für kausal bedingte Einsparungen	197
6.3.2.3	Quantifizierung von Praxisbesonderheiten und kompensatorischen Einsparungen	199
7	**Verjährung**	202
8	**Abwehrstrategien**	203
8.1	Allgemeines	203
8.2	Verordnungstransparenz	204
8.3	Praxisorganisation	205
8.4	Mitarbeitereinsatz	205
8.5	Patientenführung	206
8.6	Kontrollmaßnahmen	207
8.7	Dokumentation	207

Kapitel 7
Besonderheiten der Wirtschaftlichkeitsprüfung bei Vertragszahnärzten

1	**Überblick**	209
2	**Vorbemerkung**	209
3	**Die Rechtsgrundlagen der Wirtschaftlichkeitsprüfung im Vertragszahnarztrecht**	210
3.1	Anspruch auf zahnärztliche Behandlung und Leistungserbringung	210
3.2	Bundesmantelvertrag, Ersatzkassenvertrag – Zahnärzte und gesamtvertragliche Vereinbarungen	210
3.3	Richtlinien des Bundesausschusses Zahnärzte und Krankenkassen	212
3.4	Erbringung zahnärztlicher Leistungen	213

Inhaltsverzeichnis

Seite

4	**Besonderheiten in der Praxis zahnärztlicher Durchschnittswert- und Einzelfallprüfung**	214
4.1	Eingeschränkte Prüfung bei KO, Par, ZE-Behandlung .	214
4.2	Homogenes und kontrollierbares Leistungsspektrum .	216
4.3	Die Prüfpraxis	217
4.4	Besonderheiten bei der Durchführung der Einzelfallprüfung	218
4.5	Praxisbesonderheiten und Einsparungen (Einzelleistungsvergleich)..................................	219
5	**Abgrenzungsfragen**	221

**Kapitel 8
Rechtsprechungsübersicht**

1	**Beschlüsse**	223
2	**Urteile**	224

**Kapitel 9
Folgeverfahren (Disziplinarverfahren und
Entziehungsverfahren)**

1	**Auswirkungen ständiger Unwirtschaftlichkeit**	255
2	**Disziplinarverfahren**	255
2.1	Disziplinarhoheit und Disziplinarausschuß	255
2.2	Dauernde Unwirtschaftlichkeit als Verletzung vertragsärztlicher Pflichten	257
2.3	Rechtsmittel gegen die Entscheidung des Disziplinarausschusses	258
2.4	Kosten	258
3	**Entziehungsverfahren**	259
3.1	Dauernde Unwirtschaftlichkeit als gröbliche Pflichtverletzung..	259
3.2	Zulassungsinstanzen und Voraussetzungen der Zulassungsentziehung	260

IXX

Inhaltsverzeichnis

Seite

4 Stufenverhältnis zwischen Disziplinar- und Entzie-
hungsverfahren 261

5 Wiederzulassung 262

6 Dauernde Unwirtschaftlichkeit als Betrugstatbestand? 263

Anhang 265

Stichwortverzeichnis 289

Abkürzungsverzeichnis

a.A.	anderer Ansicht
a.a.O.	am angegebenen Ort
Abs.	Absatz
abl.	ablehnend
a.F.	alte Fassung
AHRS	Arzthaftpflicht-Rechtsprechung
Allg. Reg. Nr.	Allgemeine Register Nummer
a.M.	anderer Meinung
AMG	Arzneimittelgesetz
AOK	Allgemeine Ortskrankenkasse
Art.	Artikel
ArztR	Arztrecht (Zeitschrift)
ArztuR	Der Arzt und sein Recht (Zeitschrift)
BA	Beschwerdeausschuß
BB	Betriebsberater (Zeitschrift)
BDO	Bundesdisziplinarordnung
BEMA	Bewertungsmaßstab für zahnärztliche Leistungen
BGB	Bürgerliches Gesetzbuch
BGBl.	Bundesgesetzblatt
BGH	Bundesgerichtshof
BGHR	Bundesgerichtshof-Rechtsprechung
BGHSt	Entscheidungen des Bundesgerichtshofs in Strafsachen
BGHZ	Amtliche Sammlung der Entscheidungen des Bundesgerichtshofs
BMÄ	Bewertungsmaßstab für ärztliche Leistungen
BMV–Z	Bundesmantelvertrag – Zahnärzte
BRAGO	Bundesrechtsanwaltsgebührenordnung
BRAO	Bundesrechtsanwaltsordnung
BSGE	Entscheidungssammlung des Bundessozialgerichts
Buchst.	Buchstabe
BVerfG	Bundesverfassungsgericht
BVerfGE	Amtliche Sammlung der Entscheidungen des Bundesverfassungsgerichts
BVerwG	Bundesverwaltungsgericht
bzw.	beziehungsweise
DÄBl.	Deutsches Ärzteblatt
DB	Der Betrieb (Zeitschrift)
ders.	derselbe

E-GO	Ersatzkassen-Gebührenordnung
EBM	Einheitlicher Bewertungsmaßstab
EGZPO	Einführungsgesetz zur Zivilprozeßordnung
EKV–Z	Ersatzkassenvertrag – Zahnärzte
EStG	Einkommenssteuergesetz
f.	folgende
ff.	fortfolgende
gem.	gemäß
GG	Grundgesetz
ggf.	gegebenenfalls
GKV	gesetzliche Krankenversicherung
GOÄ/GOZ	Gebührenordnung für Ärzte/Zahnärzte
GRG	Gesundheitsreformgesetz
GSG	Gesundheitsstrukturgesetz
GVG	Gerichtsverfassungsgesetz
Hamb. BG	Berufsgericht Hamburg
Hess. VGH	Hessischer Verwaltungsgerichtshof
HGB	Handelsgesetzbuch
Hs.	Halbsatz
HVM	Honorarverteilungsmaßstab
i.d.F.	in der Fassung
i.d.R.	in der Regel
i.m.	intra muskulär
i.S.	im Sinne
i.S.v.	im Sinne von
i.V.m.	in Verbindung mit
jew.	jeweils
JZ	Juristenzeitung
Kap.	Kapitel
KG	Kammergericht
krit.	kritisch
KV	Kassenärztliche Vereinigung
KVG	Gesetz betreffend die Krankenversicherung der Arbeiter
LG	Leistungsgruppe
LSG	Landessozialgericht
MedR	Medizinrecht
m.w.N.	mit weiteren Nachweisen
n.F.	neue Fassung
NJW	Neue Juristische Wochenschrift (Zeitschrift)
Nr.	Nummer
n.v.	nicht veröffentlicht
NVwZ	Neue Zeitschrift für Verwaltungsrecht
NZS	Neue Zeitschrift für Sozialrecht
OLG	Oberlandesgericht

oM	offensichtliches Mißverhältnis
OVG	Oberverwaltungsgericht
PA	Prüfungsausschuß
PartGG	Gesetz über Partnerschaftsgesellschaften freier Berufe
PflegeVG	Pflege-Versicherungsgesetz
PV	Prüfvereinbarung
Rspr.	Rechtsprechung
Rn.	Randnummer
Rz.	Randziffer
s.	siehe
S.	Seite
s.a.	siehe auch
SG	Sozialgericht
SGB	Sozialgesetzbuch
SGG	Sozialgerichtsgesetz
s.o.	siehe oben
SozR	Sozialrecht – Bearbeitet von den Richtern des Bundessozialgerichts
StGB	Strafgesetzbuch
StPO	Strafprozeßordnung
str.	streitig
u.a.	und andere, unter anderem
UsK	Urteilssammlung für die gesetzliche Krankenversicherung
usw.	und so weiter
VersR	Versicherungsrecht
VGH	Verwaltungsgerichtshof
vgl.	vergleiche
VwGO	Verwaltungsgerichtordnung
z.B.	zum Beispiel
ZPO	Zivilprozeßordnung
ZStw	Zeitschrift für die gesamte Strafrechtswissenschaft
z.T.	zum Teil

Literaturverzeichnis

Baader   Honorarkürzung und Schadensersatz im Kassenarztrecht, 1983

Baader   Beweiswert und Beweisfolgen des statistischen Unwirtschaftlichkeitsbeweises im Kassenarztrecht, 1985

Becker   Berufsgerichtliche und kassenarztrechtliche Ahndung ärztlicher Pflichtverletzungen unter Berücksichtigung der Rechtslage in Nordrhein-Westfalen, Bochum 1991

Bley   SGG, in: Sozialgesetzbuch – Sozialversicherung – Gesamtkommentar, Bd. 8 und Bd. 9, 1991

Bossmann   Vertragsarzt und Wirtschaftlichkeit, 7. Auflage, 1995

Bossmann   Das Wirtschaftlichkeitsgebot und die Prüfung in der vertragsärztlichen Versorgung, 7. Auflage, 1995

Brackmann   Handbuch der Sozialversicherung, Bd. I/1, S. 187 ff., Bd. I/2, S. 234 b XIV ff., 11. Auflage, 1988

Clemens   in: Schulin (Hrsg.), Handbuch des Sozialversicherungsrechts, Bd. 1 – Krankenversicherungsrecht –, S. 978 ff., 1994

Clever   Grenzen der Statistik im Prüfwesen, Der Arzt und sein Recht, 1992, 4 ff.

Danckwerths   Prüfung der Wirtschaftlichkeit der kassenärztlichen Versorgung nach Durchschnittswerten, MedR 1991, 316 ff.

Ehlers   Die Wirtschaftlichkeitsprüfung im Vertragsarztrecht, 2. Lieferung 5/95

Ehlers/Broglie   Praxis des Arzthaftungsrechts, 1994

Eicher   Die Entziehung der kassenärztlichen Zulassung und die Anordnung des Ruhens der Zulassung im Lichte der Verhältnismäßigkeit, MedR 1987, 165 ff.

Literaturverzeichnis

Engelhard	Disziplinarverfahren und Zulassungsentziehungsverfahren, DOK 1989, 465 ff.
Finkelnburg	Vorläufiger Rechtsschutz in Verwaltungsstreitverfahren, 3. Auflage, 1986
Frehse	Grenzen und Umfang der Amtsermittlungspflicht der Prüforgane in Verfahren kassen- bzw. vertragsärztlicher Wirtschaftlichkeitsprüfung, SGb 1993, 305 ff.
Funk	Die Wirtschaftlichkeitsprüfung im Vertragsarztrecht, 1994
Gaus	Prüfung der Wirtschaftlichkeit der Behandlungs- und Verordnungsweise des Kassenarztes, 1988
Gitter	Überwachung der Wirtschaftlichkeit der kassenärztlichen Versorgung, SGb 1991, 205 ff.
Heinemann/Liebold	Kassenarztrecht, 1993
Hennig/Danckwerts/ König	Sozialgerichtsgesetz, 34. Ergänzungslieferung 1990, *zitiert: H/D/K*
Höfler	Kasseler Kommentar, Sozialversicherungsrecht, 1995
Husmann	Der ungeregelte vorläufige Rechtsschutz in sozialgerichtlichen Anfechtungssachen, SGB 1987, 442 ff.
Jörg	Das neue Kassenartzrecht, 1993
Klar/Schulgen/ Schulte-Mönting	Wie können statistische Methoden den vertragsärztlichen Wirtschaftlichkeitsprüfungen gerecht werden? MedR 1994, 349 ff.
Krasney/Udsching	Handbuch des sozialgerichtlichen Verfahrens, 1991, *zitiert: K/U*
Kummer	Das sozialgerichtliche Verfahren, in: v. Maydell/Ruland, Sozialrechtshandbuch, S. 550 ff., 1988
Meyer-Ladewig	Sozialgerichtsgesetz, 5. Auflage 1993
Müller/Plöger/Spranger	Leistungsspektren von Zahnartzpraxen, Institut der Zahnärzte-Informationen, 1992
Ostheimer/Wiegand/ Hohmann	Die ehrenamtlichen Richterinnen und Richter beim Arbeits- und Sozialgericht, 1995, *zitiert: O/W/H*

Inhaltsverzeichnis

Peters/Sautter/Wolff	Kommentar zur Sozialgerichtsbarkeit, 4. Auflage, 59. Nachtrag, *zitiert: P/S/W*
Plagemann	Vorläufiger Rechtsschutz in Verfahren vor den Sozialgerichten, 1979
Raddatz	Die Wirtschaftlichkeit der kassenärztlichen und kassenzahnärztlichen Versorgung in der Rechtsprechung, Kapitel 7, Verfahren vor den Sozialgerichten, 22. Ergänzungslieferung, 1995
Raible	Vertragsärztliche Wirtschaftlichkeitsprüfung – bessere Transparenz für bessere Wirtschaftlichkeit, DOK 1993, 224 ff.
Ratajczak	Der Behandlungsstandart in der kassenärztlichen Wirtschaftlichkeitsprüfung, MedR 1992, 245 ff.
Rohwer-Kahlmann	Aufbau und Verfahren der Sozialgerichtsbarkeit, 4. Auflage
Schallen	Zulassungsverordnung für Vertragsärzte, 1994
Schneider	Die Sozialgerichtsbarkeit, 1995
Schroeder-Printzen	Allgemeine Probleme der Wirtschaftlichkeitsprüfung nach § 106 SGB V, Betriebskrankenkasse 1989, 492 ff.
Schroeder-Printzen/Peikert	Neue Tendenzen in der Rechtsprechung zur Wirtschaftlichkeitsprüfung, MedR 1993, 225 ff.
Spellbrink	Neue Methoden der Wirtschaftlichkeitsprüfung im Kassenarztrecht durch § 106 SGB V? NZS 1993, 298 ff.
Spellbrink	Wirtschaftlichkeitsprüfung im Kassenarztrecht nach dem Gesundheits-Struktur-Gesetz, 1994
Spieß	Sanktionen gegen die Verletzung kassenärztlicher Pflichten nach dem SGB V, SGb 1989, 368 ff.
Till	Disziplinarmaßnahmen im Kassenarztrecht nach Inkrafttreten des Gesundheitsreform-Gesetzes (SGB V), SGb 1990, 179 ff.
Wenner	Anwaltliche Vertretung von Kassenärzten bei Honorarkürzungen, ZAP Nr. 22 Fach 18, S. 211 ff.
Zeihe	Sozialgerichtsgesetz, 29. Ersatzblattlieferung, November 1994

Kapitel 1

Einleitung

1 Übersicht

Der Leser erfährt in Abschnitt 2, aufgrund welcher Umstände und Ent- 1
wicklungen es zu einer stetigen Zunahme der Wirtschaftlichkeitsprüfungen gekommen ist. Ausschlaggebend für die quantitative und qualitative
Verschärfung der Wirtschaftlichkeitsprüfung waren mehrere Faktoren:
Sachleistungsprinzip und notwendige Kontrolle der Wirtschaftlichkeit,
begrenzte Ressourcen, Budgetierung bei Zunahme der Leistungserbringer und dadurch sinkenden Einnahmen, mündiger Patient und
Anspruchsdenken und letztlich auch ein gewisses Laisser-faire beim
Umgang mit den Beiträgen von Arbeitnehmern und -gebern in der
gesetzlichen Krankenversicherung (GKV). Abschnitt 3 erstellt eine
Übersicht über die aktuelle Situation unter Berücksichtigung der Konsequenzen für alle Partner im Gesundheitswesen und damit auch für den
Rechtsanwalt des Arztes. Absatz 4 soll das Arbeiten mit **Praxis der Wirtschaftlichkeitsprüfung** erläutern.

2 Einführung

Die gesetzliche Krankenversicherung und damit das Gesamtsystem mit 2
allen seinen Facetten ist konsequente Folge der Bismarck'schen Reformen, die auf der sogenannten Bismarck'schen Trias aufbauten: Eigen-
verantwortung, Subsidiarität, Solidarität. Bis 1883 war die Arzt-Patien-
ten-Beziehung geprägt von einem zweiseitigen Vertragsverhältnis. Das
Gesetz betreffend die Krankenversicherung der Arbeiter (KVG) vom
15. 6. 1883 (RGBl. 73) verpflichtete die Krankenkassen, ärztliche Versorgung als Sachleistung zur Verfügung zu stellen. Die Kostenerstattung
des Versicherten trat in den Hintergrund. Hierdurch entstand das Dreiecksverhältnis zwischen Vertragsarzt (früher: Kassenarzt), Krankenkasse und Versicherten der gesetzlichen Krankenversicherung. (Zur wei-

teren Auseinandersetzung siehe beispielsweise: Heinemann/Liebold, Kassenarztrecht, A 1 ff.; Jörg, Das neue Kassenarztrecht, 3 ff.)

3   Die wechselvolle Geschichte der Entwicklung des Krankenversicherungssystems bis hin zum Gesundheitsreformgesetz (GRG) vom 20. 12. 1988 (BGBl. I, 2477) und Gesundheitsstrukturgesetz (GSG) vom 21. 12. 1992 (BGBl. I, 2266) soll an dieser Stelle nicht nachgezeichnet werden. Die Kenntnis der Geschichte der gesetzlichen Krankenversicherung und der „Gesundheitsgesetze" würde zwar manche Facetten der Praxis der Wirtschaftlichkeitsprüfung im Vertragsarztwesen deutlicher erscheinen lassen, doch ist mit Blick auf die Zielsetzung des Buches „aus der Praxis für die Praxis" eine weitergehende Vertiefung der Ausführungen an dieser Stelle verzichtbar.

4   Die Wirtschaftlichkeitsprüfung hat jedoch gerade durch die beiden letzten Reformgesetze an Schärfe und Konturen gewonnen. Bis zum Inkrafttreten des GRG war die Wirtschaftlichkeitsprüfung im wesentlichen durch die Rechtsprechung konkretisiert worden. Das GRG und folgend das GSG regeln die Prüfung der Wirtschaftlichkeit unter Integration der Stichproben- und Richtgrößenprüfung, die umfassend in § 106 SGB V verankert wurden. Als wirkliche Innovation des bisherigen Prüfsystems waren bereits 1989 die gemäß der §§ 84, 106 SGB V verankerten Richtgrößen gesehen worden. Diesen kam durch die Einführung des Budgets für Arznei-, Verband- und Heilmittel gemäß § 84 SGB V eine neue Dimension zu.

5   Seit etwa Anfang der 80er Jahre setzen Kassenärztliche Vereinigungen und Krankenkassen die Instrumente der Wirtschaftlichkeitsprüfung gehäuft und verschärft ein. Ursachen hierfür gibt es viele: Gefährdung der ärztlichen Einkünfte durch floatende Punktwerte, die Zunahme der Ausgaben für ärztliche Verordnungen (vorzugsweise im Arzneimittelbereich) und ein in seinem Umfang schwer zu bezifferndes, gestiegenes Anspruchsverhalten der Versicherten. „Wer viel an Beiträgen zahlt, soll auch viel zurückerhalten", so läßt sich die Mentalität des Versicherten vielleicht am besten beschreiben. Ist der Arzt nicht „entgegenkommend", wechselt man „seinen" Arzt, denn es gibt genügend. So entstand eine immer schärfer greifende Zwickmühle für den Arzt. Die Einführung von Zulassungssperre und Budgetierung konnte dieser Entwicklung nicht Einhalt gebieten.

6   Eine scheinbar nicht erklärbare Leistungsvermehrung im ärztlichen Honorarbereich verschärfte dort die Situation. Die seit den frühen 80er Jahren stetig verfallenden Punktwerte, sieht man von einigen Ausnahmen ab, ließen den Arzt mit Blick auf seinen ärztlichen Honorarkonkurrenten das „Kossow'sche Hamsterrad" in Betrieb halten. Die Leistungsfrequenzen stiegen an, die Punktwerte verfielen, das Gesamthonorar blieb gleich, aber die Kosten stiegen kontinuierlich.

Im Bewußtsein um das Gebot der wirtschaftlichen Leistungserbringung 7 und in der Hoffnung dem Postulat oder vielleicht auch Dogma der beitragsstabilen Finanzierung einer standardgemäßen Versorgung noch Rechnung tragen zu können, wurden seitens der Antragsberechtigten in Verbindung mit den Prüfvereinbarungen vermehrt Anträge auf Wirtschaftlichkeitsprüfung in allen Bereichen ärztlicher Leistungserbringung gestellt. Dabei lag und liegt das Schwergewicht auf der Kontrolle des ärztlichen Honorars und der Arzneimittelverordnungen.

3 Die Entwicklung der Wirtschaftlichkeitsprüfung – ein erster Blick auf die Zahlen

Selbst wenn die Kontrolle ärztlicher Tätigkeit im weitesten Sinne durch 8 sachlich/rechnerische Richtigstellungen, Wirtschaftlichkeitsprüfungen und Disziplinarverfahren kein Novum ist, für die betroffenen Ärzte ist es stets etwas Neues.

Noch zu Beginn der 80er Jahre war die bundesweite Anzahl der Wirt- 9 schaftlichkeitsprüfungen eher als gering zu bezeichnen. Der Umfang der gekürzten Honoraranteile oder in Regreß gestellten Summen (Verordnungsbereich) sah im Vergleich zur heutigen Situation bescheiden aus. Obwohl es keine wirklich validen Daten gibt, lag zu dieser Zeit der Durchschnittsbetrag einer Honorarkürzung um DM 2000,–, für unwirtschaftliche Verordnungen im Arzneimittelbereich wurden Beträge zwischen DM 2000,– und DM 5000,– in Regreß gestellt.

Heute rechnet man mit etwa 30 000 Verfahren (alle Leistungsbereiche 10 zusammengefaßt) pro Jahr bei durchschnittlichen Honorarkürzungsbeträgen über DM 5000,– und bei durchschnittlichen Regreßbeträgen bereits im fünfstelligen Bereich. Die Konsequenz: Bundesweit mehr Prüfungen setzen mehr Prüfgremien und Spruchkörper voraus. Die Kosten für Wirtschaftlichkeitsprüfungen addieren sich nach bundesweiter Schätzung auf etwa 1,5 % des Gesamthonorares der Vertragsärzte pro Jahr. Und vielmehr bringt die Wirtschaftlichkeitsprüfung auch nicht ein. Man geht von etwa einem Prozent aus. Damit wird offensichtlich, daß die Prävention erklärtes Ziel der Wirtschaftlichkeitsprüfung sein muß.

11 Falsch verstandenes Wirtschaftlichkeitsgebot, alleinige Orientierung an Durchschnittswerten der Fachgruppe, die nicht unbedingt den Standard widerspiegeln müssen, und „vorauseilender" Gehorsam gefährden die standardgemäße Versorgung. Auf die jedoch hat der Patient gemäß der §§ 2, 12, 70 SGB V Anspruch. Sollte dieser Anspruch nicht erfüllt werden, drohen kassen- und berufsrechtliche Auseinandersetzungen. Darüber hinaus kann der Patient bei einer substandardgemäßen Behandlung (ein Behandlungsfehler), die vorwerfbar kausal zu einem Schaden führt, Kompensation verlangen. (Zur Problematik des Arzthaftungsrechts siehe weiterführend: Ehlers/Broglie, Praxis des Arzthaftungsrechts, 1 ff.)

12 Es ist nicht unverständlich, daß Ärzte bisher auf die konsequente Verfolgung ihrer berechtigten Interessen, auch im Interesse der Patienten, verzichtet haben. Zum einen waren die Beträge in der Regel der Fälle geringfügig, so daß unter Kosten-Nutzen-Gesichtspunkten auf ein größeres Engagement verzichtet wurde, zum anderen wurden die Erfolgsaussichten bei der Abwehr von Wirtschaftlichkeitsprüfmaßnahmen als gering eingeschätzt. Beides hat sich geändert.

13 Nach vorsichtigen Schätzungen sollen 90 % aller Vertragsärzte Prüfverfahren verlieren. Die Gründe hierfür:

– Der Widerspruch wird verspätet eingelegt.

– Im Rahmen der Widerspruchsbegründung wird nur theoretisch argumentiert.

– Praxisbesonderheiten und kausal kompensatorische Einsparungen werden nicht substantiiert dargestellt.

– Der betroffene Arzt erscheint nicht persönlich vor dem Beschwerdeausschuß.

– Im Gerichtsverfahren beruft sich der Arzt allein auf Formfehler, die in der Sache letztlich nicht weiterbringen.

4 Das Arbeiten mit Praxis der Wirtschaftlichkeitsprüfung

14 Eine umfassende gesetzliche Verankerung der Wirtschaftlichkeitsprüfung erfolgte mit GRG und GSG in § 106 SGB V. Er liefert in formeller wie materieller Sicht die Grundlagen der Wirtschaftlichkeitsprüfung und ist Vertragsermächtigung für die Vertragspartner, Landesverbände der Krankenkassen, Ersatzkassenverbände und Kassenärztliche Vereinigung, Prüfvereinbarungen abzuschließen. Die Kenntnis der Prüf-

vereinbarung ist unverzichtbar für den Arztanwalt. Eine Vielzahl von weiteren Vorschriften im Sinne von Rechtsverordnungen, Richtlinien, öffentlich-rechtlichen Verträgen und viele mehr definieren darüber hinaus die Rahmenbedingungen der Wirtschaftlichkeitsprüfung (s. Kap. 2, Rz. 24, 33 ff.).

Dabei dreht es sich stets um das Wirtschaftlichkeitsgebot und seine Konkretisierungen (so beispielsweise durch die Arzneimittelrichtlinien). Maßstab ärztlicher und ärztlich verordneter Leistung ist daher stets das Wirtschaftlichkeitsgebot. Der Beweis der Einhaltung desselben macht die kooperative Unterstützung des Arztes – als Klient – für den Arztanwalt unverzichtbar. Ohne den Arzt, seine Kenntnis von der Praxisstruktur und der besonderen Patientenklientel ist kein Verfahren zu gewinnen. **15**

Aus dem Wissen heraus, das ein durch Ärzte und andere Partner im Gesundheitswesen mißverstandenes Wirtschaftlichkeitsgebot die qualitativ hochwertige Versorgung der Versicherten gefährdet, ging es den Autoren darum, eine Leitlinie zu erarbeiten, die einen Bogen vom ersten Mandanten – Anwaltkontakt – bis hin zum Prozeß schlägt. Da es sich um einen Leitfaden für Verfahren im komplexen System der Wirtschaftlichkeitsprüfung handelt, mußte aus Gründen der Übersichtlichkeit und Transparenz an manchen Stellen auf eine tiefergehende Analyse einzelner Probleme verzichtet werden. Insofern dienen die Rechtsprechungs- und Literaturhinweise der weiteren Auseinandersetzung. **16**

Kapitel 2

Die einzelnen Arten der Wirtschaftlichkeitsprüfung; Rechtsgrundlagen und Einführung

1 Übersicht

Dieser Abschnitt ist konzipiert als kompakter Gesamtüberblick. Das 1
Ziel ist es, dem Anwalt zunächst in knapper Form die rechtlichen
Grundlagen, den Ablauf und die Voraussetzungen der einzelnen Wirt-
schaftlichkeitsprüfverfahren, gewichtet nach der Relevanz in der Praxis,
vorzustellen sowie vor den häufigsten Fehlern zu warnen. Vorrangige
Berücksichtigung findet die Rechtsprechung des Bundessozialgerichtes.
Abweichende Meinungen und Literaturstimmen sind nur dort eingear-
beitet, wo gefestigte Rechtsprechung fehlt. Das Grundgerüst wird in den
nachfolgenden Abschnitten aus den verschiedenen Blickwinkeln von
KV, Gericht und Anwalt vertieft.

Unter – 2 – wird zuerst in knapper Form die Stellung des einzelnen 2
Arztes mit Kassenzulassung im **System der gesetzlichen Krankenversicherung**, die **Interaktionen** von Arzt, Ärztegemeinschaft und Kassen –
2.1 und 2.2 –, die Ausgestaltung des **Vergütungsanspruches** – **2.3** –
und das **Wirtschaftlichkeitsgebot** – **2.4 und 2.5** – beleuchtet.

Unter – 3 – folgt eine Darstellung der gesetzlichen – **3.2 und 3.3** – und
vertraglichen – **3.4** –, materiellen rechtlichen Grundlagen der Wirtschaftlichkeitsprüfung, einschließlich ihrer höchstrichterlichen Interpre-
tation, die durch einen Überblick über die formelle Seite – **3.5** – und
Hinweisen zu Abgrenzungsfragen – **3.6** – ergänzt wird. Die Informa-
tionsgewinnung setzt das Verständnis des Inhaltes der **Abrechnungsstatistik – 3.8** – voraus.

Unter – 4 – wird die in der **Praxis weitaus am häufigsten angewendete
Methode der Prüfung nach Durchschnittswerten** besprochen. Nach
einem **Überblick – 4.1** – werden unter anderem die **Grundannahmen**

– **4.2** – und **Grundlagen des statistischen Vergleichs**, wie **Fallwertbildung, Fallzahl, Bezugsgröße** und **Vergleichsgruppenbildung** – **4.3** –, die damit jeweils verbundenen Probleme sowie die Möglichkeit der **Vergleichsgruppenverfeinerung** – **4.4** – behandelt. Mit den Anforderungen an den Beweis der Unwirtschaftlichkeit, den Ermittlungsmethoden und an die aussagekräftige Höhe der Überschreitung (**offensichtliches Mißverhältnis**) setzt sich – **4.6** – auseinander. Den zeitlichen und inhaltlichen Anforderungen an den **Gegenbeweis** widmet sich dann – **4.7** –, gibt Hinweise zum **Vortrag der häufigsten Praxisbesonderheiten bzw. Einsparungen** und erläutert das Verhältnis zur **Begründungspflicht des Prüforgans**. Probleme der **Bewertung** – **4.8** – und die **Konsequenzen aus den aktuellen Rechtsprechungstendenzen** – **4.9** – folgen. Mit der sich anschließenden **Feststellung des unwirtschaftlichen Aufwands** und den drohenden Prüfungsmaßnahmen beschäftigt sich – **4.10** –.

Unter – **5** – folgen erste **Hinweise zur Streitbeendigung**. Unter – **6** – wird die **Sonderform der Durchschnittswertprüfung mit ergänzender Einzelfallbetrachtung behandelt**.

Unter – **7** – werden sodann noch die **weiteren Methoden der Prüfung der Behandlungsweise**, wie die **Einzelfallprüfung** mit und ohne Hochrechnung – **7.1 und 7.2** –, der **Vertikalvergleich** – **7.3** – und die **Stichprobenprüfung** – **7.4** – dargestellt.

Der letzte Abschnitt – **8** – geht auf einige Besonderheiten der **Prüfung des Verordnungsverhaltens** ein, darunter die **Methode der Einzelfallprüfung nach Richtlinien** – **8.3** – und der **Richtgrößenprüfung** – **8.4** –.

2 Der niedergelassene Arzt im System der gesetzlichen Krankenversicherung

2.1 Gesetzliche Krankenversicherung und Sachleistungsprinzip

3 Etwa 90 % der Deutschen sind entweder selbst Mitglieder der **gesetzlichen Krankenversicherung** (GKV), als Familienangehörige dort mitversichert oder Mitglieder der Krankenversicherung der Rentner. Nur etwa 10 % der Patienten sind bei einer privaten Krankenversicherungsgesellschaft krankenversichert. Umfang und Inhalt der Arztleistungen unterliegen dort keiner Wirtschaftlichkeitskontrolle. Der dienstvertragliche Honoraranspruch richtet sich gegen den Patienten, der auf der Grundlage seines privaten Versicherungsvertrages die Kosten von dem Versicherungsunternehmen erstattet bekommt (Kostenerstattungsprinzip).

In der gesetzlichen Krankenversicherung wurzeln die Rechtsbeziehun-   4
gen zwischen Arzt und GKV einseits sowie Versichertem und GKV
andererseits im öffentlichen Recht. Ihr Regelungsinhalt wird bestimmt
durch die Rechtsgrundlagen in Gestalt des 5. Sozialgesetzbuches
(SGB V) und den aufgrund darin enthaltener Ermächtigungen geschlossenen öffentlich-rechtlichen Verträgen sowie den untergesetzlichen Normen.

Der gesetzlich Versicherte besitzt gegenüber seiner Krankenkasse einen
Anspruch u. a. auf Erbringung ambulanter Behandlung einer Krankheit
(§§ 11 Abs. 1, 53 ff. SGB V) und auf Versorgung mit Arznei-, Heil- und
Hilfsmitteln (§ 31 SGB V) als **Sachleistungen** (§ 2 Abs. 2 SGB V). Daneben sind Leistungsansprüche auf Krankheitsverhütung (Zahnprophy-
laxe, medizinische Vorsorge) und Früherkennungsmaßnahmen (§§ 11
Abs. 1, 21—26 SGB V) erwähnenswert.

2.2 Gemeinsamer Sicherstellungsauftrag; Ersatz- und Primärkassen; ärztliche Selbstverwaltung und Leistungserbringung durch den Vertragsarzt

Die Ausgestaltung als **Sachleistungsanspruch** bedeutet, daß die Kassen   5
nicht die vom Patienten bezahlten Kosten erstatten (Ausnahmen: im
Rahmen von § 13 SGB V möglich bei freiwillig gesetzlich Versicherten;
§§ 29, 30 SGB V – besondere Form der Sachleistungen bei Zahnersatz
und Kieferorthopädie), sondern die Leistungen selbst durch Beauftragte
erbringen. Das Leistungsrecht der gesetzlichen Krankenversicherung
gibt dem Versicherten einen umfassenden Anspruch auf ärztliche
Behandlung und Arzneiversorgung. Dieser Anspruch ist nur insoweit
begrenzt, als die Krankenbehandlung das Maß des Notwendigen nicht
überschreiten darf.

Den ärztlichen Versorgungsanspruch gilt es, personell und apparativ   6
flächendeckend, in allen Fachgebieten und rund um die Uhr sicherzustellen. Nach dem gesetzlichen Auftrag ist dies eine gemeinsame Selbstverwaltungsaufgabe von Ärzten, Zahnärzten und Krankenkassen
(**Sicherstellungsauftrag**; § 72 Abs. 1 SGB V). Sowohl der Ärzteschaft
(Disziplinarbefugnis; Honorarverteilung) als auch den Kassen kommen
eigenständig zu erfüllende Aufgaben zu. In anderen Gebieten, wie der
Wirtschaftlichkeitskontrolle, haben sie partnerschaftlich zusammenzu-
wirken.

Ärztliche und zahnärztliche Leistungen werden durch solche Ärzte   7
erbracht, die zur Teilnahme an der ärztlichen Versorgung zugelassen

sind. Diese werden im Gesetz als „**Vertragsärzte**" bezeichnet (§ 95 SGB V). Im Volksmund bürgerte sich der Name „**Kassenarzt**" ein. Vor Inkrafttreten des **Gesundheitsstrukturgesetzes** (GSG) am 1. 1. 1993 verwendete auch das SGB V den Begriff „Kassenarzt" als den Teilnehmer an der Versorgung der Versicherten von Allgemeinen Ortskrankenkassen, Innungs- und Betriebskrankenkassen, Seekassen sowie der Landwirtschaftlichen Krankenkassen (**Primärkassenbereich,** §§ 143 ff. SGB V). Als Vertragsarzt war der Leistungserbringer gegenüber Ersatzkassenversicherten bezeichnet worden. Versicherungspflichtige werden kraft Gesetzes Mitglied der nach Maßgabe der §§ 173 ff. SGB V zuständigen Primärkasse, wenn sie nicht die Mitgliedschaft in einer Ersatzkasse wählen, deren Satzung die Aufnahme erlaubt. Ab 1. 1. 1996 steht jedem Versicherungspflichtigen ein allgemeines Wahlrecht zwischen Primär- und Ersatzkasse zu (§§ 173 ff. a. F. und Fassung ab 1. 1. 1996). Seit 1. 1. 1993 ist die Trennung in eigenständige Leistungserbringungssysteme aufgehoben. Nach wie vor bestehen aber noch die einzelnen Primärkassen und die Ersatzkassen, eine gewisse Konkurrenz sowie die Vertragsabschlußkompetenz der jeweiligen Primär- und Ersatzkassenverbände. Erst im Laufe der Jahre wird der freie Zugang zu einer gleichen Risikomischung führen.

8 Mit der Zulassung erwirbt der Arzt das Recht und die Pflicht, alle gesetzlich Versicherten, unabhängig von einer Mitgliedschaft bei einer bestimmten Krankenkasse, zu behandeln. Gleichzeitig wird er Mitglied der für seinen Praxisort örtlich zuständigen **Kassenärztlichen Vereinigung**, bei der es sich um eine Körperschaft des öffentlichen Rechts handelt (§ 77 Abs. 1, 3 SGB V). Zur Erfüllung der der Ärzteschaft durch das SGB V übertragenen Aufgaben bilden die Vertragsärzte eines Landes die Kassenärztliche Vereinigung (KV). Sie wird durch ihre Mitglieder selbstverwaltet.

9 Der Vertragsarzt ist durch das Gesetz mit der Befugnis versehen, über die Art und Häufigkeit der Erbringung der geeigneten ärztlichen Leistungen und Arzneiverordnungen selbst zu entscheiden. Als „Beliehener" bewilligt er die Sachleistung gegenüber seinen Patienten durch persönliche Erbringung der ärztlichen Leistungen oder durch Ausstellen eines Kassenrezeptes. Die Bewilligung bindet die Kasse gegenüber dem Versicherten und konkretisiert so den Leistungsanspruch (BSG Urt. v. 16. 12. 1994 Az. 4 RK 5/92). Arzt und Apotheker rechnen die erbrachten Leistungen kalendervierteljährlich ab.

2.3 Vergütungsanspruch des Vertragsarztes

10 Die Abrechnung und Honorierung der ärztlichen Leistungen erfolgt nicht direkt mit den Kassen. Die örtliche KV ist zwischengeschaltet,

ohne allerdings nur Abwickler zu sein. Die Vergütungszahlung der Kassen an die KV einerseits und die Abrechnung des Arztes gegenüber der KV andererseits sind streng zu trennende Rechtsverhältnisse. Die Kenntnis der Abrechnungsmodi erlaubt Rückschlüsse auf die jeweiligen Interessenlagen und auf die zu erwartenden Verhaltensweisen der einzelnen Beteiligten eines Prüfverfahrens.

2.3.1 Gesamtvergütung

Die Berechnung der Vergütung für die Tätigkeit aller bezirksangehörigen **11** Vertragsärzte wird von den Landesverbänden der Krankenkassen und Verbänden der Ersatzkassen mit der jeweiligen KV durch sogenannte Gesamtverträge geregelt (§ 82 Abs. 2 SGB V). Das Gesetz erlaubt mehrere **Berechnungsweisen der Gesamtvergütung** und auch Mischmodelle (§ 85 Abs. 2 SGB V). Die gebräuchlichsten sind in aller Kürze:

Kopfpauschale

Für jedes Mitglied wird eine zu vereinbarende Pauschale von den Kassen gezahlt. Das Risiko der Morbidität (Notwendigkeit steigender Behandlung) des einzelnen Patienten trägt die Ärzteschaft, da die Pauschale bei sich verändernder Leistungshäufigkeit gleich bleibt. Nachdem die Berechnung pro Mitglied erfolgt, ist unerheblich, ob der Versicherte überhaupt einen Arzt konsultiert.

Fallpauschale

Auch hier wird der angenommene Bedarf mit einer Pauschale angesetzt. Jedoch erfolgt die Bemessung nicht auf der Grundlage der Mitgliederzahl, sondern nach Zahl der von den Ärzten tatsächlich abgerechneten Behandlungsfälle. Der Begriff „Behandlungsfall" bedeutet im Kassenarztrecht alle Leistungen, die während eines Kalendervierteljahrs bei einem Patienten anfallen, unabhängig von der Zahl der Kontakte und ob es sich um verschiedene Erkrankungen handelte. Die Kasse übernimmt das Risiko der Krankheitshäufigkeit nur noch auf die Mitgliederzahl bezogen. Die Behandlungshäufigkeit pro Patient ist Sache der Ärzteschaft.

Einzelleistungsvergütung

Die Gesamtvergütung bestimmt sich aus der Summe der erbrachten Arztleistungen, die auf der Grundlage eines Bewertungsmaßstabes berechnet werden. Dieses System schützt die Kasse nicht vor Leistungsausweitung, egal ob eine Steigerung der Morbidität oder lediglich eine objektiv ungerechtfertigte Leistungserbringung vorliegt. Modifizierte Einzelleistungsvergütungen haben sich im wesentlichen durchgesetzt.

Dadurch entstand – für die Kassen – das Problem der Leistungskontrolle.

Festbetrag

Die Vertragspartner einigen sich auf eine bestimmte Gesamtsumme, unabhängig von Mitgliederzahlveränderungen und Behandlungsfallzahl. Die Methode hat in reiner Form keine Bedeutung erlangt.

12 Die bereits getroffenen Vereinbarungen unterliegen derzeit nicht der beliebigen Disposition der Vertragspartner. Der Gesetzgeber erlaubt seit 1993 eine Veränderung der Gesamtvergütungshöhe nur in engen Grenzen (§ 85 Abs. 3 bis 3 c SGB V). Gesetzlich festgeschrieben wurde damit das Vergütungsvolumen zur Begrenzung der Ausgaben im Gesundheitswesen. Eine von den Patientenzahlen abgekoppelte Leistungsausweitung schlägt so auf die Ärzteschaft der jeweiligen KV durch, da die budgetierte Honorarsumme auf mehr Leistungen verteilt werden muß.

2.3.2 Verteilung der Gesamtvergütung

13 Kraft Zulassung und Mitgliedschaft richtet sich der ärztliche **Vergütungsanspruch** (§ 72 Abs. 2 SGB V) zunächst nur auf **Teilnahme** an der **Honorarverteilung** (der Gesamtvergütung) gegen die KV. Während die Festsetzung der Gesamtvergütung und deren Veränderung eine Angelegenheit der **gemeinsamen Selbstverwaltung** von Kassenverbänden und KV ist, stellt die Verteilung der Gesamtvergütung eine **eigenständige Selbstverwaltungsaufgabe** der örtlichen KV dar. Sie erfolgt auf der Rechtsgrundlage eines **Honorarverteilungsmaßstabes** (HVM), dem die Normqualität von Satzungsrecht zukommt (§ 85 Abs. 4 SGB V). Seit Rechtsänderung zum 1.1.1993 ist auch der Ersatzkassenbereich in das Modell von Gesamtvergütungsvereinbarung und getrennter Honorarverteilung einbezogen. Der Verteilungsmaßstab muß nicht nach den Kriterien der Gesamtvergütung erfolgen und tut es in der Praxis auch nicht. Die Verteilung muß aber Art und Umfang der Arztleistungen berücksichtigen (§ 85 Abs. 4 SGB V). Der HVM kommt dieser Pflicht nach, indem die Vielzahl der erbrachten Einzelleistungen auf der Grundlage des einheitlichen Bewertungsmaßstabes und der darauf beruhenden Abrechnungsbestimmungen bewertet werden.

14 Der **einheitliche Bewertungsmaßstab** (EBM) ist nichts anderes als ein Bewertungskatalog, der untergliedert nach Leistungssparten sämtliche abrechnungsfähigen Arztleistungen nennt und mit einer konkreten Punktzahl bewertet. Jeder (abrechnungsfähigen) Arztleistung wird so ein Punktwert zugeordnet und dadurch ein Wertverhältnis geschaffen

(§ 87 Abs. 2 SGB V). Der EBM wird von der Kassenärztlichen Bundesvereinigung mit den Spitzenverbänden der Krankenkassen als Teil des
Bundesmantelvertrages vereinbart (§ 87 Abs. 1 SGB V). Am 1.1.1996
tritt ein neuer EBM in Kraft. In Teilbereichen erfolgt eine Abkehr von der
Einzelleistungsvergütung zugunsten von Fallpauschalen (z. B. Ordina-
tiongebühr). Der EBM ist selbst jedoch nicht unmittelbare Rechtsgrundlage der Leistungsbewertung, sondern wurde in die Gebührenordnungen zur Gänze übernommen und darin durch ergänzende, zumeist
technische Abrechnungsbestimmungen erweitert.

Für die ärztliche Behandlung der Primärkassenversicherten findet der **15**
Bewertungsmaßstab für ärztliche Leistungen (BMÄ) und die **Ersatzkassen-Gebührenordnung** (E-GO) für Ersatzkassenpatienten in den jeweils
geltenden Fassungen Anwendung. Alle in BMÄ und E-GO enthaltenen
Leistungen sind vom Vertragsarzt als „Kassenleistungen" abrechenbar,
wobei der Vertragsarzt auf die Leistungen beschränkt ist, die innerhalb
seiner Fachgebietsgrenzen liegen. Ein Chirurg darf z. B. keine rein
urologische Behandlungsleistung abrechnen. Die Abrechenbarkeit eines
Teils der Positionen – zumeist sehr spezielle, besondere Kenntnisse
erfordernde neue Untersuchungen – setzen zusätzlich eine besondere
Fachkundengenehmigung voraus. Großgeräteleistungen sind ebenfalls
von einer Genehmigung abhängig. Die **Gebührenordnungen** für Ärzte/
Zahnärzte (GOÄ, GOZ) sind nicht anwendbar. Sie sind Bewertungs-
und zugleich Abrechnungsgrundlage für die Behandlung von Privat-
patienten.

Die Transformation der Summe der erbrachten und nach der Bewertung **16**
durch BMÄ/E-GO abgerechneten Leistungspunkte in einen konkreten
Zahlungsbetrag und Honoraranspruch erfolgt dann nach Maßgabe der
Bestimmungen des gültigen HVM. Er hat Honorarbegrenzungsregelungen zur Vermeidung übermäßiger Leistungsausdehnung vorzusehen,
beispielsweise in Gestalt von Abstaffelung oder Kürzungen bei Überschreiten festgelegter Punktsummen oder Patientenzahlen. Auch Trennung der zu verteilenden Summe in unterschiedlich große Honorartöpfe
für verschiedene Leistungsgruppen kann zulässig sein. Erst durch die
Verteilungsbestimmungen des anwendbaren HVM werden aus den sich
nach BMÄ bzw. E-GO errechneten Bewertungspunkten auch Abrech-
nungspunkte, konkrete Honorarpunktwerte (bei Topfbildung in unterschiedlicher Höhe) und ein konkreter Zahlungsanspruch. Der Vertragsarzt erhält einen Honorarbescheid (Verwaltungsakt). Zu diesem Zeitpunkt bekommt er in der Regel zunächst alle angeforderten und
gebührenordnungsmäßig abrechnungsfähigen Leistungen vergütet, da
eine Wirtschaftlichkeitskontrolle noch nicht stattfand.

17   Durch die Divergenz bei Festlegung von Gesamtvergütung und Honorarverteilung können sich Auswirkungen für die Interessenlagen der Beteiligten ergeben. Tragen die Kassen bei Berechnung der Gesamtvergütung das Risiko einer Leistungsausweitung nicht, werden sie naturgemäß weniger Energie auf die Maximierung des Kürzungsbetrages verwenden. Ihnen wird stärker an einer Änderung des Arztverhaltens in der Zukunft gelegen sein. Dagegen wird bei festgeschriebener Gesamtvergütung die KV stärker ihre Aufgabe in Verfolgung, Verhaltensänderung und Rückführung von Honorar in den Topf, nunmehr ein ärztliches Gemeinschaftsinteresse, sehen und von der Fürsorge gegenüber ihrem Mitglied eher abrücken.

2.4 Wirtschaftlichkeitsgebot contra unbegründete Leistungsausweitung

18   Da dem einzelnen Arzt selbst die Befugnis zukommt, Auswahl, Zusammenstellung und Häufigkeit der ärztlichen Leistungen sowie Verordnungen zu Lasten der Kassen zu bestimmen, besitzen diese gegenüber dem Versicherten keine Möglichkeit der Leistungseinschränkung. Arzt und Apotheker fordern entsprechend dem Leistungsumfang Entgelt. Der Arzt beruft sich auf seine grundgesetzlich geschützte ärztliche Behandlungsfreiheit (Therapiefreiheit), den Patienten in Einklang mit dessen Selbstbestimmungsrecht so zu behandeln, wie er dies für geboten hält. Es versteht sich von selbst, daß Therapiefreiheit nicht grenzenlos bestehen kann, wenn der Auftrag zu ärztlichen Leistungen quasi selbst erteilt wird.

19   In der gesetzlichen Krankenversicherung wird die Behandlungsfreiheit begrenzt durch das sich an den Vertragsarzt richtende Gebot, daß die zu erbringenden Leistungen ausreichend, zweckmäßig und wirtschaftlich sein müssen; sie dürfen das Maß des Notwendigen nicht überschreiten. Nur innerhalb des kurz als **Wirtschaftlichkeitsgebot** bezeichneten Prinzips darf der Arzt Leistungen zu Lasten der Kassen erbringen (§ 72 Abs. 2 SGB V). Der Anspruch des Versicherten auf Sachleistungen besteht deckungsgleich auch nur innerhalb der Grenzen der Wirtschaftlichkeit. Auf Reichweite und Abgrenzung der unbestimmten Rechtsbegriffe, notwendig, ausreichend, zweckmäßig und wirtschaftlich (im engeren Sinne) soll an dieser Stelle nicht eingegangen werden. Ihre genaue Abgrenzung spielt allenfalls bei der Prüfung des Einzelfalles eine Rolle. Für die (statistische) Prüfung des Gesamtverhaltens kommt es mehr auf die mengenmäßige Erforderlichkeit ärztlicher Maßnahmen und nicht auf die des Einzelfalles an.

Die Ausgaben für Verordnungen und ambulante ärztliche Behandlung 20
pro Versicherten sind im letzten Jahrzehnt stark angestiegen. Obwohl
sich nur geringfügige Unterschiede in der Morbidität ausmachen lassen,
wurde zunehmend eine größere Leistungsmenge erbracht. Die Zahl niedergelassener Vertragsärzte stieg parallel ebenfalls an. In einem System,
in dem die leistungsnachfragenden Patienten keinen Preis bezahlen
müssen, kann eine Marktregulierung nicht erfolgen. Wenn es zudem
eine ausreichende Anzahl Anbieter gibt, muß es zwangsläufig zu einer
Leistungsausweitung kommen. Der anspruchsbewußte Versicherte
möchte, da es nichts kostet, eher häufiger Arztleistungen in Anspruch
nehmen, was insbesondere für risikoarme und schmerzfreie Maßnahmen gilt. Eine Mehrzahl ärztlicher Leistungen ist etwas oder sogar beliebig vermehrbar (Beratungen, Ultraschall etc.). Irritiert durch bestimmtes
Mißbefinden wird der Ratschlag des Arztes zu mehr oder minder
umfangreichen Maßnahmen gutgeheißen. Der Versicherte favorisiert
den Vertragsarzt, der sich offenbar mehr „kümmert" und mehr rezep-
tiert. Der nicht mehr konsultierte, bisher behandelnde Arzt wird sein
Verhalten neu ausrichten. So ist es schon fast logisch, daß eine Vermehrung der Arztzulassungen nicht wie in anderen freien Berufen zu einer
Verringerung des Verdienstes führte, sondern zu einer Vermehrung der
Leistungen pro Patient. Gemeint ist eine Leistungsausweitung, die nicht
mit einer steigenden Patientenzahl und schlimmeren Erkrankungen
erklärbar, mithin vom Wirtschaftlichkeitsgebot nicht gedeckt ist.

2.5 Rangfolge der Prüfungsziele

Die Einhaltung des Wirtschaftlichkeitsgebots zu überwachen stellt das 21
Ziel der Prüfung dar. Unwirtschaftlichkeit im Behandlungs- und Verord-
nungsverhalten sollen beim einzelnen Arzt aufgespürt und abgeschöpft
werden. Als Ersatz für die fehlende Marktregulierung bezweckt sie primär

– eine **Verhaltensänderung** des Arztes, verursacht durch Kür-
zung/Regreß.

Erst in zweiter Linie zielt die Prüfmaßnahme auf eine

– **finanzielle Kompensation** zugunsten von Ärztegemeinschaft oder
Kasse.

Bei zunehmendem Umfang der Unwirtschaftlichkeit verschiebt sich das
Gewicht jedoch zunehmend auf den finanziellen Ausgleich.

Mit der fehlenden Marktregulierung eng verknüpft finden sich die auf- 22
tretenden Effizienzprobleme. Das an sich naheliegendste wäre die

Betrachtung jedes einzelnen Behandlungsfalles, um dann mit den üblichen Beweismitteln vorzugehen. Doch welche Erkenntnisquelle hätte man? Zumeist nur die Angaben des Arztes und des Patienten, seltener andere wie Laborergebnisse, Röntgenaufnahmen usw. Der Patient kann wieder gesundet oder verstorben sein. Seine Beobachtungen sind laienhaft. Er ist an einer erschöpfenden Behandlung vital interessiert und gerne bereit, die ihn nicht treffende Unwirtschaftlichkeit hinzunehmen. Seine Aussage, wenn verwertbar, wird den Arzt zu schützen versuchen. Im Einzelfall werden viele Behandlungsmaßnahmen ärztlich begründbar sein. Das Erkenntnisverfahren würde langwierig und bliebe in aller Regel erfolglos. Angesichts der Masse an Behandlungsfällen eine rechtlich und praktisch wenig erfolgversprechende Kontrollmöglichkeit. Aus diesen Gründen erklärt sich die geringe Bedeutung der Einzelfallprüfung (vgl. Rz. 172 ff.).

23 Die Praxis mußte daher andere Erkenntnismethoden erfinden. Sie entwickelte allmählich eine Reihe von Prüfmethoden. Es setzte sich die Durchschnittswertprüfung durch und gelangt zu etwa 95 % zur Anwendung.

Einzelfall- und Richtlinienprüfung kommen nur zum Einsatz, falls jene nicht durchführbar ist. Bei der Stichprobenprüfung handelt es sich um ein Vorschaltverfahren. Die Richtgrößenprüfung erlangte zumindest bislang noch keine praktische Bedeutung (zu den weiteren Prüfmethoden siehe Rz. 171 ff.).

3 Rechtsgrundlagen

3.1 Verschiedene Normsetzungsebenen

24 Wie ausgeführt, erfolgen die Regelungen der Sicherstellung, neben den Vorschriften des SGB V, je nach Aufgabenzuweisung auf zwei Ebenen: zum einen durch die Selbstverwaltung der Ärzte (Honorarverteilungsmaßstäbe und andere Satzungen der KV, Richtlinien der Kassenärztlichen Bundesvereinigung), zum anderen durch die gemeinsame Selbstverwaltung von Kassen und Ärzten. Hier sind gemeinsame Verträge auf Bundesebene (Bundesmantelvertrag, Arzt/Ersatzkassenvertrag), auf Landesebene (Gesamtverträge) und Richtlinien gemeinsamer Ausschüsse (Bundesausschüsse) zu nennen. Für die Wirtschaftlichkeitsprüfung von wesentlicher Bedeutung sind die folgenden Vorschriften:

3.2 § 106 SGB V als gesetzliche Befugnisnorm

3.2.1 Prüfbefugnis und -verpflichtung

§ 106 Abs. 1 SGB V ermächtigt und verpflichtet KV'en und die Kranken-   25
kassen bzw. deren Verbände, die Wirtschaftlichkeit als **gemeinsame
Selbstverwaltungsaufgabe** zu überwachen. Dies geschieht durch eine
arztbezogene Prüfung, die durch paritätisch besetzte Prüfungs- und
Beschwerdeausschüsse erfolgt. Die Vorschrift nennt zuerst als Regel-
prüfmethoden die arztbezogene Prüfung ärztlicher und ärztlich verordneter Leistungen nach Durchschnittswerten (Vergleichsprüfung, siehe
nachfolgend), eine solche bei Überschreitung von Richtgrößen (Auffälligkeitsprüfung) und eine Prüfung auf der Grundlage von arztbezoge-
nen und versichertenbezogenen Stichproben (Stichprobenprüfung). Die
Einzelfallprüfung wird erst in Abs. 3 am Rande erwähnt.

Der Katalog ist nicht abschließend. Die Landesverbände der Kranken-   26
kassen und Ersatzkassenverbände können mit jeder KV weitere Prüfungsarten vereinbaren. Dies geschieht in den jeweiligen Prüfvereinbarungen, in denen auch Verfahren und Einzelheiten der Regelprüfung zu
regeln sind. Erweisen sich die darin vorgesehenen Methoden zur Prüfung eines bestimmten Arztes als ungeeignet, können die Prüforgane
ohne Vereinbarung eine andere Prüfart wählen oder entwickeln (BSG
Urt. v. 30. 11. 1994 Az. 6 RKa 13/93).

3.2.2 Wirtschaftlichkeitskontrolle und Beurteilungsspielraum

Der Begriff der „Wirtschaftlichkeit" ist inhaltlich nicht eindeutig und   27
weder abstrakt noch im Einzelfall bestimmbar. Es handelt sich um einen
unbestimmten Rechtsbegriff, der im konkreten Anwendungsfall einer
Wertung und einer Inbeziehungsetzung zum Verhalten anderer bedarf
(Maurer, Allgemeines Verwaltungsrecht, S. 121). Nach der gefestigten
Rechtsprechung kommt daher den Prüfgremien, die die Wertung vorzu-
nehmen haben, ein weiter **Beurteilungsspielraum** zu, der von den
Gerichten nur eingeschränkt überprüfbar ist (eine hervorragende
Gesamtdarstellung bietet: BSG Urt. v. 22. 5. 1984 SozR 2200 § 368 n
Nr. 31).

Spielräume der Exekutive auf der Rechtsfolgenseite sind dem Juristen   28
seit jeher als Ermessensspielräume vertraut. Rechtsbegriffe auf der Tat-
bestandsseite, auch wenn sie unbestimmt sind, können grundsätzlich
voll überprüft werden. Bei Prüfungsentscheidungen, die von einem
sachverständigen Gremium abgegeben werden, wobei die Wertung in
Beziehung zu den Leistungen anderer Prüfungsteilnehmer gesetzt wer-

den muß und die sich deshalb einer gerichtlichen Nachprüfung entziehen, wurde zuerst ein Beurteilungsspielraum oder eine Einschätzungsprärogative der Verwaltung anerkannt (zu den einzelnen dogmatischen Ansätzen: Wolff/Bachof/Stober, Verwaltungsrecht II, S. 358 ff.). In der Folgezeit wurde ein solcher Einschätzungsspielraum auch auf dem Gebiet des Handelns von Selbstverwaltungskörperschaften angenommen (BSGE 71, 108, 110; 55, 277, 280).

Die mit der Prüfung betrauten Prüfungs- und Beschwerdeausschüsse (§ 106 Abs. 5 SGB V) setzen sich aus erfahrenen Kassenvertretern und Ärzten, die seitens der KV berufen werden, zusammen. Der geballte Sachverstand der Mitglieder kann die fachlichen und insbesondere örtlichen Besonderheiten bewerten. Gerade letztere wandeln sich ständig. Die Gerichte könnten das ärztliche Verhalten mit den örtlichen und personellen Gegebenheiten der Fachkollegen nicht in Beziehung setzen.

29 Entsprechend dem Kontrollschema bei Ermessensentscheidungen beschränkt sich die gerichtliche Rechtmäßigkeitsprüfung darauf, ob Fehler bei der Abwägungsentscheidung selbst vorliegen, weil etwa

– der Beurteilung in wesentlichen Punkten ein unrichtig ermittelter Sachverhalt zugrunde liegt,

– die durch Auslegung des unbestimmten Rechtsbegriffes sich ergebenden Grenzen nicht eingehalten wurden oder

– die Erwägungen, die zur Abwägungsentscheidung geführt haben, im Bescheid nicht so verdeutlicht und begründet sind, daß im Einzelfall die Anwendung der Beurteilungsmaßstäbe erkennbar und nachvollziehbar ist (BSG Urt. v. 8. 5. 1985 USK 85190; BSG Urt. v. 22. 5. 1984, 8. 5. 1985, 15. 4. 1986, 2. 6. 1987 SozR 2200 § 368 n Nrn. 31, 36, 42, 54).

30 Eine Kontrolle des nach Abwägung gefundenen eigentlichen Ergebnisses ist nur dann möglich, wenn das Ergebnis außerhalb eines Bereiches **„ungefährer Richtigkeit"** liegt (BSG Urt. v. 22. 5. 1984 a. a. O.). D. h. die Gerichte akzeptieren jede Entscheidung der Prüfgremien, wenn sie nicht schlichtweg unvertretbar erscheint.

3.2.3 Verpflichtung zur Darlegung der Abwägungsgründe

31 Für den Arztanwalt bedeutet diese Besonderheit der Wirtschaftlichkeitsprüfung nicht nur Nachteil, sondern auch Vorteil: Solange die Entscheidungen zwar nicht absolut unvertretbar sind, kann deren Rechtswidrigkeit nicht geltend gemacht werden. Innerhalb der Grenzen der Vertret-

barkeit besitzen die Prüfgremien unangreifbare Einschätzungs- und Entscheidungskompetenz.

Diese Freiheit hat jedoch eine in der Praxis bedeutsame Kehrseite. **32** Gerade weil nicht das Abwägungsergebnis sondern nur der Abwägungsvorgang überprüfbar ist, müssen alle relevanten Erwägungen im Verwaltungsakt selbst gegenübergestellt sein. Nur dann kann das Gericht kontrollieren, ob nicht sachfremde Erwägungen angestellt wurden oder wesentliche Belange fehlen. Welche Punkte der Ausschuß mit welcher Intensität berücksichtigen muß, ist eine Frage des Einzelfalls und hängt u. a. entscheidend vom Widerspruchsvorbringen und der Art der getroffenen Entscheidung ab, nämlich ob diese sich nach konkreter Lage der Dinge als typisch und üblich oder als ungewöhnlich und untypisch darstellt. Je nach Ausgangssituation und Entscheidung bedarf es überhaupt keiner Begründung, nur einer summarischen Betrachtung oder einer umfassenden Würdigung. Der Umfang der Gründe soll eine sachgemäße Verteidigung zulassen, wobei die Vertrautheit des Arztes mit den Leistungs- und Abrechnungsvoraussetzungen unterstellt werden kann (BSG Urt. v. 9. 3. 1994 Az. 6 RKa 18/92). Dabei kann dahinstehen, ob man die **Begründungspflicht** auf § 35 SGB X stützt (BSG Urt. v. 8. 5. 1985 SozR 2200 § 368 n Nr. 35), der an sich nur zur formellen, heilbaren Fehlerhaftigkeit (vgl. §§ 41 Abs. 1 Ziff. 1 Abs. 3 SGB X, 42 SGB X) führen würde, oder als materielles, mit dem Beurteilungsspielraum verknüpftes Rechtmäßigkeitserfordernis ansieht. Auch vom BSG angenommene Rechtsfolge ist die Rechtswidrigkeit des Bescheids.

3.3 Richtlinien und Verträge

Das Wirtschaftlichkeitsgebot wird durch **Richtlinien** der paritätisch **33** besetzten **Bundesausschüsse** konkretisiert (§ 92 Abs. 1 SGB V). Hier werden konkrete Verhaltensmaßstäbe gesetzt. Der innere Bindungswille der Richtlinien ist im Einzelfall zu bestimmen. Deren Rechtssatzcharakter ist nicht unzweifelhaft. Praktische Relevanz erlangen die Arzneimittelrichtlinien bei der Richtlinienprüfung (s. Rz. 186 ff.). Davon abgesehen, ist ihre Bedeutung gering. Im Rahmen der statistischen Prüfung werden sie gelegentlich in den Bescheidgründen herangezogen, um aufzuzeigen, daß bei der Gesamtbetrachtung entdeckte Einzelfälle die Richtigkeit der statistischen Aussage indizieren, was letztlich von den Hauptfragen eher ablenkt. Die das Mitglied bindende KV-Satzung muß die Richtlinien für verbindlich erklären (§ 81 Abs. 3 Ziff. 2 SGB V).

Daneben findet das Wirtschaftlichkeitsgebot auch in den Verträgen über **34** die kassenärztliche Versorgung Niederschlag. Jeder Vertragsarzt hat nach § 16 **Bundesmantelvertrag** v. 19. 12. 1994 (der als allgemeiner Inhalt der Gesamtverträge die Rechte und Pflichten zwischen Kassenärztlicher Bundesvereinigung und Primärkassenbundesverbänden regelt; § 82 Abs. 1 S. 2 SGB V) das Gebot zu beachten und hierauf seine Behandlungs- und Verordnungsweise einzurichten. Die Richtlinien der Bundesausschüsse werden für verbindlich erklärt. Auf KV- bzw. Landesebene regeln Gesamtverträge die Rechte und Pflichten der Vertragspartner bei der Durchführung der Prüfung (s. Rz. 14 ff.). Die Vertragspflichten erstrecken sich auf den einzelnen Vertragsarzt über Verbindlichkeitsnormen in der jeweiligen KV-Satzung (§ 81 Abs. 3 Ziff. 1 SGB V). Mit den Ersatzkassenverbänden wurde entsprechendes im Bundesmantelvertrag Ärzte/Ersatzkassen (neuer Vertrag v. 7. 6. 1994) vereinbart. Damit kommt es zu einer doppelten – gesetzlichen und vertraglichen – Bindung des Arztes.

3.4 Die Prüfvereinbarung

35   Die Prüfvereinbarung (PV) regelt die Rechte und Pflichten bei der Durchführung der Wirtschaftlichkeitsprüfung. Im Zuge der Vereinheitlichung der Primär- und Ersatzkassenverordnungssysteme kam es zum Abschluß einer **gemeinsamen Prüfvereinbarung** zwischen der einzelnen KV, den Landesverbänden der (Primär-)Kassen und Ersatzkassenverbänden (§ 106 Abs. 3 SGB V). Qualitativ handelt es sich um eine gesamtvertragliche Regelung. Für jeden KV-Bereich existiert eine eigene PV, mit zumindest in Detailfragen abweichendem Inhalt. Die Kenntnis der einschlägigen PV erscheint unerläßlich (zur Prüfung von Zeiträumen vor dem 1. 1. 1993: vgl. Rz. 42 ff.).

36   Die PV'en enthalten zum einen Vorschriften über das Verwaltungsverfahren (§ 106 Abs. 3 S. 1 SGB V). Beachtenswert sind Regelungen über Antragstellung und Antragsfristen, Anhörung Beteiligter, Durchführung des Verwaltungs- und Widerspruchsverfahrens sowie Verjährungs- und Ausschlußfristen. Die Regelungen gehen als lex specialis den allgemeinen Verfahrensvorschriften des 10. Sozialgesetzbuchs vor. Die Vorschriften des SGB X kommen zwar grundsätzlich zur Anwendung, aber nur insoweit, als sie nicht durch die PV verdrängt werden.

Der Verstoß gegen Bestimmungen der PV führt zur Rechtswidrigkeit, sofern die Vorschrift drittschützend ist und nicht nur eine Verwaltungsvereinbarung darstellt. Es lohnt sich, den Bescheid anhand der PV auf solche Verfahrensfehler hin zu untersuchen. Gar nicht selten werden z. B. Anhörungsfristen oder Antragsfristen mißachtet, ohne daß eine Heilung durchgreift.

Daneben regeln die PV'en natürlich auch materielle Fragen, allen voran 37
die zur Anwendung zu bringenden Prüfmethoden und deren Voraussetzungen. Die Erfindung und Anwendung einer nicht vereinbarten Prüfmethode bleibt aber nach Ansicht des BSG zulässig und geboten, wenn
die Prüfung nach den in § 106 Abs. 2 S. 1 Nr. 1–3 SGB V aufgeführten
und von den Vertragspartnern zusätzlich vereinbarten Prüfungsarten
keine verwertbaren Ergebnisse zu bringen vermag (Urt. v. 30. 11. 1994
Az: 6 RKa 13/93 zum Vertikalvergleich).

3.5 Die Prüfung in formeller Hinsicht

3.5.1 Der Prüfantrag; Entscheidung von Prüfungs- und Beschwerdeausschuß

Der Beginn eines Prüfverfahrens setzt einen Antrag einer Krankenkasse, 38
eines Kassenverbandes oder der KV voraus (formelle Verfahrensvoraus-
setzung). Die PV wird häufig Antragsfristen und -inhalt (Prüfungsgegenstand) ergänzend regeln. Ist das nicht der Fall, kann der Antrag
nachgeholt werden (BSG Urt. 21. 6. 1995 Az. 6 RKa 54/94). Innerhalb des
Prüfungsgegenstandes wird damit auch das Abrechnungs- und Verord-
nungsverhalten bezüglich Versicherter anderer bezirksangehöriger, nicht
antragstellender Kassen einbezogen. Über den Antrag entscheidet der
Prüfungsausschuß, indem er ihn zurückweist oder eine Maßnahme verhängt. Einige Prüfungsausschüsse halten es nicht für erforderlich, den
Betroffenen anzuhören. Falls dieser im Widerspruchsverfahren Gelegenheit zur Stellungnahme erhält, kann der Anhörungsmangel geheilt sein
(§§ 41 Abs. 1 Nr. 3, 24 SGB X).

Die beschwerten Verfahrensbeteiligten (bei beschwerten Kassen auch die 39
Verbände) können dagegen mit aufschiebender Wirkung binnen eines
Monats nach Bekanntgabe des Bescheides den Beschwerdeausschuß
anrufen, der ebenfalls ein paritätisch mit Kassen- und KV-Vertretern (bei
alternierendem Vorsitz) besetztes Gremium ist (§ 106 Abs. 5 S. 3
SGB V). Die PV kann ein Abhilfeverfahren vorsehen. Der Beschwerdeausschuß muß eine eigene Sachentscheidung treffen und darf sich nicht
auf eine bloße Rechtmäßigkeitskontrolle der Erstentscheidung beschränken. Allerdings darf die betragsmäßige Auswirkung der Prüfmaßnahme
bei alleinigem Arztwiderspruch insgesamt nicht höher ausfallen, soweit
nicht ausnahmsweise eine Aufhebung nach §§ 44 ff. SGB X zulässig
wäre (Verbot der reformatio in peius, BSGE 53, 294; siehe auch Spellbrink, Wirtschaftlichkeitsprüfung; Rn. 330). Die Entscheidung ergeht in
der Regel nach mündlicher Verhandlung in geheimer Beratung mit Stim-
menmehrheit.

Ds BSG betont das Beschwerdeverfahren als Verfahren eigener Art, das vom Widerspruchsverfahren der §§ 78 ff. SGG verschieden ist (BSGE 55, 110, 115; BSG Urt. v. 9. 3. 1994 Az. 6 RKa 5/92 SozR 3-2500 § 106 Nr. 22). Dafür spricht, daß nur die §§ 83 Abs. 1, 85 SGG für anwendbar erklärt werden und das Verfahren als Widerspruchsverfahren „gilt" (§ 106 Abs. 5 S. 5 SGB V).

3.5.2 Die Klage gegen den Prüfbescheid

40 Gegen die Entscheidung des Beschwerdeausschusses kann Klage zum für den Sitz der KV örtlich zuständigen Sozialgericht erhoben werden (§§ 51 Abs. 2 Nr. 2; 57 a SGG). Da zu jedem Quartal ein eigener Bescheid ergeht, muß auch jedesmal erneut Klage erhoben werden. Eine Einbeziehung nach § 96 SGG wird nur im Ausnahmefall durchgreifen. Die Kammer entscheidet in der Besetzung mit einem Berufsrichter und je einem ehrenamtlichen Richter aus den Reihen der KV und der Kassen (§ 12 Abs. 3 S. 1 SGG). Die Klage hat keine aufschiebende Wirkung. Gegenstand wird nur der Bescheid des Beschwerdeausschusses, da die Erstentscheidung durch die Beschwerdeentscheidung voll ersetzt ist. Eine Klage gegen den Bescheid des Prüfungsausschusses wäre unzulässig (falscher Klagegegenstand), da § 95 SGG nicht anwendbar ist, auch wenn nach Klageerhebung der Beschwerdeausschuß entscheiden sollte (BSG Urt. v. 9. 3. 1994 Az. 6 RKa 5/92).

41 In den allermeisten Fällen wird mit der Klage ein Beurteilungs- oder Ermessensfehler gerügt werden. Die gerichtliche Kontrolle kann fehlerhafte Erwägungen nicht durch eigene ersetzen und somit nicht über ein Bescheidungsurteil hinausgehen. Der zutreffende Klageantrag („... den Bescheid des Beschwerdeausschusses vom ... aufzuheben und den Beklagten zu verpflichten, gemäß der Rechtsauffassung des Gerichts erneut zu entscheiden") vermeidet das Risiko einer Klageabweisung im übrigen. Nur im Ausnahmefall, nämlich bei schlechthin unzulässiger Prüfmaßnahme (z. B. verfristet gestellter Prüfantrag, verstrichene Ausschlußfrist oder im höchst seltenen Fall einer Verengung von Beurteilungs- und/oder Ermessensspielraum auf Null), kommt ein auf Aufhebung der Bescheide von Prüfungs- und Beschwerdeausschuß (d. h. ohne Möglichkeit nochmaliger Entscheidung) gerichteter Antrag in Betracht.

Gegen das Urteil des Sozialgerichtes ist Berufung zum Landessozialgericht zulässig, wenn der Kürzungs- oder Regreßbetrag 1000 DM übersteigt (§ 144 SGG). Die Verbindung der Verfahren zu mehreren Quartalen hilft hier über Schwierigkeiten hinweg. Der Beschluß über den Verbindungsantrag kann aber nicht angefochten werden (§ 172 Abs. 2 SGG).

3.5.3 Die Rechtslage vor Inkrafttreten des GSG und Umstellungsprobleme

Der in der Fassung des Gesundheitsreformgesetzes bis zum 31.12.1992 **42**
geltende § 106 Abs. 1 und 7 SGB V sah für die Versorgung der Primärkassenversicherten einerseits und der Ersatzkassenpatienten andererseits getrennte Prüfungen vor. Damit konnte es pro Quartal zu zwei
rechtlich selbständigen Prüfverfahren, jeweils bezogen auf das Verhalten
gegenüber den Versicherten der eigenen Kassenart, kommen. Diese
wurden jeweils durch eigene Ausschüsse, die im Ersatzkassenbereich
Prüf- und Beschwerdekommissionen bezeichnet wurden, durchgeführt.
Die Prüfung folgte auch eigenständigen Verfahrensregeln auf der
Grundlage selbständiger Prüfvereinbarungen. Da die beiden getrennt zu
ermittelnden Fallwert- und Abrechnungswerte bei einem Arzt erstaunli-
cherweise erhebliche Unterschiede zwischen der Behandlung der Versicherten der beiden Kassenarten aufweisen konnten, kam es nicht selten
nur zu Maßnahmen in einem Bereich.

Die seit 1. 1. 1993 zu vereinbarenden gemeinsamen Prüfvereinbarungen **43**
sehen für Altquartale zumeist die Anwendbarkeit der Vorschriften der
alten PVen in materieller Hinsicht vor, wobei die von beiden Kassenarten
mit der KV gemeinsam gebildeten Ausschüsse die Funktionsnachfolge
der alten Gremien übernehmen. Der Arztanwalt muß, soweit ein solches Altquartal noch nicht entschieden sein sollte, die Praxisbesonderheiten anhand der Patienten des betreffenden Kassenbereichs darlegen.
So wäre eine Stichprobe, die sämtliche gesetzlich Versicherten einbe-
zieht, unsubstantiiert und könnte unter Umständen ignoriert werden.

Ob mit der seit 1. 1. 1993 normierten gemeinsamen Prüfung auf der **44**
Grundlage einheitlicher Verfahrensvorschriften eine dennoch nach Kassenarten getrennte Prüfung gegen höherrangiges Recht verstöße, ist
noch ungeklärt. Dies ist aber zu verneinen, da der Wortlaut des Gesetzes
zwar eine einheitliche Prüfung und Prüfvereinbarung vorschreibt, im
übrigen die Kompetenz, die Einzelheiten über Art und Umfang der Prüfung zu regeln, den Vertragspartnern überläßt. Allerdings darf die neue
PV einer getrennten Prüfung nicht entgegenstehen.

Sieht die neue PV (ab 1/93) nur eine Prüfung auf der Basis der Abrech- **45**
nungsergebnisse aller gesetzlichen Versicherten vor, wäre ein Fallwert-
vergleich, der nur einen Kassenbereich erfaßt, rechtswidrig. In einigen
KVen bereitet die Errechnung von einigen GKV-Fallwerten und sonstigen Daten (§ 296 SGB V!) Probleme, unter anderem weil im Ersatzkassenbereich bestimmte Daten, wie zum Beispiel die Fallwerte physika-

lisch-medizinischer Verordnungen, nicht statistisch erfaßt wurden und sich daher der praktische Vollzug schwierig gestaltete.

3.6 Abgrenzung zu anderen Eingriffsmaßnahmen

46 Abzugrenzen ist die Wirtschaftlichkeitskontrolle von der Prüfung der ärztlichen Quartalsabrechnung auf **rechnerische und sachliche Richtigkeit**. Hier geht es darum, ob die sachlichen und fachlichen Voraussetzungen der Abrechenbarkeit einer Leistungsziffer gegeben sind. Erst dann kann sich die Frage stellen, ob die richtig abgerechnete Leistung wirtschaftlich war. Die Abrechnungsprüfung obliegt allein der ärztlichen Selbstverwaltung (vgl. § 45 BMV-Ä) und wird von der KV durchgeführt. Die **Plausibilitätsprüfungen** (§ 46 BMV-Ä, § 42 EKV) gehören hierher, weil vom Abrechnungsumfang auf die tatsächliche ordnungsgemäße Erbringung geschlossen wird.

47 Ergibt sich die Notwendigkeit einer Abrechnungsberichtigung im Prüfverfahren, so können die Ausschüsse darüber nach pflichtgemäßem Ermessen selbst entscheiden oder diese der KV überlassen, wenn dem Umfang der Richtigstellung keine überragende Bedeutung zukommt (**Randkompetenz**, BSG Urt. v. 15. 4. 1986 SozR 2200 § 386 n Nr. 42 S. 142 f.).

48 Bei schuldhafter Verletzung einer kassenärztlichen Pflicht (mit Ausnahme des Wirtschaftlichkeitsgebots) können die Prüfungseinrichtungen einen „**sonstigen Schaden**" in Gestalt der Bestimmung eines Schadenersatzbetrages durch Bescheid feststellen (§ 49 BMV-Ä, § 44 EKV).

3.7 Verhältnis von Prüf- und Honorarbescheid

49 Der Prüfbescheid wird in der Regel erst erhebliche Zeit nach Eintritt der Bestandskraft des **Honorarbescheids** der KV bekanntgegeben, mit dem auf der Grundlage der vom Arzt quartalsweise vorgelegten Abrechnung (Einreichung der Behandlungsausweise) und ggf. nach rechnerischer und sachlicher Richtigstellung die Vergütung festgesetzt worden war. Der Honorarbescheid ergeht jedoch unter dem Vorbehalt (§ 32 Abs. 2 SGB X) der späteren Überprüfung der Wirtschaftlichkeit. Durch den honorarkürzenden Prüfbescheid kommt es gleichzeitig zu einer Teilrücknahme des Honorarbescheides, ohne daß diese an § 45 SGB X (Rücknahme bestandskräftiger begünstigender Verwaltungsakte) zu messen wäre. Der Vorbehalt erstreckt sich auch auf die im Rahmen der Randkompetenz erfolgte Richtigstellung durch die Prüfgremien (BSGE 68, 97 f.).

3.8 Fristen

In entsprechender Anwendung der allgemeinen sozialrechtlichen Verjährungsfristen (vgl. § 45 Abs. 1 SGB I; §§ 50 Abs. 4, 113 SGB X) hält das BSG eine solche **von vier Jahren** im Sinne einer zeitlichen Höchstgrenze als **Ausschlußfrist** für die Festsetzung kassenärztlicher Honorare für anwendbar, wenn die jeweilige PV nichts Abweichendes vereinbart. Eine echte Verjährung des Prüfanspruchs besteht daneben nicht (BSG Urt. v. 16. 6. 1993 14 a/6 RKa 37/91; in Abkehr von früherer Rspr.). Da es sich um eine Ausschlußfrist handelt, bedarf es der Einredeerhebung nicht. Die Frist läuft ab Bekanntgabe des Honorarbescheids und wird durch Erlaß des Bescheids des Prüfungsausschusses unterbrochen (zur rechtsmißbräuchlichen Berufung auf die Frist bei Verfahrensverschleppung: BSGE 48, 12; 58, 283, 284). Hält der vor Fristablauf entscheidende Prüfungsausschuß den Arzt nicht für unwirtschaftlich, bleibt die Frist auch dann gewahrt, wenn der Bescheid des Beschwerdeausschusses vom Sozialgericht aufgehoben wird. Jener kann erneut den Erstbescheid abändern. Die PV'en enthalten in der Regel weitere Fristen zu einzelnen Verfahrensschritten (Antrag, Bekanntgabe). Im Falle eines Fristverstoßes wäre der Klageantrag ausnahmsweise auf Aufhebung (ohne Neuverbescheidung) der Bescheide von Prüfungs- und Beschwerdeausschuß zu richten.

50

Wenn zwischen der Entscheidung des Beschwerdeausschusses (Sitzungstag) und der Aufgabe des Bescheides zur Post ein Zeitraum von **fünf Monaten** oder länger verstrich, ist der Bescheidtenor als nicht mit Gründen versehen zu betrachten. Der Bescheid ist vom Gericht aufzuheben und zurückzuweisen. Die zur Frist zwischen Verkündung eines Urteils und dessen Absetzung ergangene Entscheidung (GmS-OGB Urt. v. 27. 4. 1992 Az. 1/92) muß auch für die nach Beratung und aufgrund Beurteilungsabwägung zu treffende Kollegialentscheidung gelten, da auch hier die wiedergegebenen Gründe wegen verblaßender Erinnerung nicht mehr sicher diejenigen sein können, die zur Entscheidung geführt haben.

51

3.9 Der Inhalt der Abrechnungs- und Verordnungsstatistik

Der Arzt erhält für jedes Quartal eine Leistungs- und Verordnungsübersicht, die dem Arztanwalt Aufschluß über die Praxisstruktur und das Verhalten des Mandanten geben kann. Daraus lassen sich nämlich wichtige Hinweise für das Aufspüren von Besonderheiten oder Einsparungen gewinnen, die es dann – gemeinsam mit dem Mandanten – herauszuarbeiten gilt. Der bloße Hinweis auf dort enthaltene Auffälligkeiten reicht grundsätzlich nicht aus (vgl. Rz. 105 ff.). Häufig können die

52

statistischen Werte in zwei Richtungen gedeutet werden und sind nicht mehr als ein Ausgangspunkt. Die Übersicht dient auch den Prüfgremien als Beurteilungsgrundlage. Die Erläuterung erfolgt anhand des im Anhang abgedruckten Beispiels des Allgemeinarztes Dr. A. A., das sich an die Praxis der KV Bayerns anlehnt:

53   Im **Übersichtsblatt** (s. Anhang 4) sind die durchschnittlichen Behandlungskosten (Leistungsbedarf und Verordnungskosten, Arzneimittel, Sprechstundenbedarf, physikalisch-medizinische Leistungen) pro Patient (Fallwert) denen der für den Vergleich maßgeblichen Arztgruppen gegenübergestellt. Es enthält auch die persönlichen Daten, die Arztnummer, das Quartal (3/93) und die Zahl der Behandlungsfälle (Fallzahl = 981 gesetzlich Versicherte). Gegenübergestellt wird auch die prozentuale Häufigkeit der Krankenhauseinweisungen (nicht identisch mit der Verweildauer). Weitere Hinweise auf das Arzneiverordnungsverhalten gibt die Aufschlüsselung der durchschnittlichen Anzahl der Rezepte und der durchschnittlichen Kosten eines Rezeptes (Dr. A. verordnete im Schnitt demnach geringfügig teurere Medikamente und stellte zugleich pro Patient mehr Rezepte aus). Die Abweichungen des Vorjahresquartals sind nicht angegeben, weil 3/92 die Wirtschaftlichkeitsprüfung noch in Primär- und Ersatzkassenbereiche getrennt war und gemeinsame Fallwerte nicht gebildet wurden.

54   In der **Gesamtübersicht – Behandlungsfälle –** wird die Zusammensetzung der Patientenklientel aufgeschlüsselt und der durchschnittlichen Fallzahl der Gruppe gegenübergestellt (zeigt mithin, ob es sich um eine große oder kleine Praxis handelt) und die Nummer der Vergleichs(unter)gruppe genannt. Von Interesse ist nur die linke Hälfte, die die kurativen Fälle erfaßt (Patienten, die Heilbehandlungen beanspruchten; rechts dagegen Vorsorgefälle usw.). Differenziert ist nach dem Typ der Inanspruchnahme, in Gestalt der Art der Überweisung durch einen anderen Arzt, der Behandlung als Vertreter, im Rahmen eines Notfalles (ärztlicher Notdienst) oder des Normalfalles des normalen Praxisbesuches mit Krankenscheinvorlage. Von besonderem Interesse können der Umfang der Notfall- und Vertretertätigkeit sowie die Zahl der Überweisungspatienten, insbesondere der Zielaufträge, sein (vgl. Rz. 111). Im unteren Teil findet sich eine Aufschlüsselung der Patienten in drei Personengruppen. Mitglieder sind die freiwillig Versicherten und Versicherungspflichtigen. Familienangehörige (§ 10 SGB V) sind deren mitversicherte Ehegatten und Kinder. Die krankenversicherten Rentner bilden die dritte Gruppe.

55   Die Fallwerte der Arztgruppe (!) und die angegebenen Abweichungsprozentsätze (mit Ausnahme beim Sprechstundenbedarf) wurden von der

KV gewichtet. Zunächst werden für jede Patientengruppe eigene Fallwerte gebildet. Bei der Zusammensetzung gehen die Fallwerte entsprechend dem abweichenden Anteil zur Vergleichsgruppe ein (Dr. A. weist einen erhöhten Rentneranteil bei unterdurchschnittlichem Familienangehörigenanteil auf. Da die Behandlungskosten der Rentner im allgemeinen erheblich höher sind, führt die Gewichtung zu einer Erhöhung der Gruppenfallwerte (s. Spalten 7 und 8 der Gesamtleistungsübersicht, Anhang 4), damit zur Verminderung einer etwaigen Überschreitung. Bei unterdurchschnittlichem Rentneranteil steht der umgekehrte Effekt zu erwarten.

In der **Leistungsgesamtübersicht** wird (in Spalte 1) die jeweilige Leistungsgruppe (vgl. Rz. 7) und (in Spalte 5) der nach BMÄ und E-GO ermittelte Leistungsbedarf in Punkten genannt. Die Punkte werden nach der Bestimmung des HVM in DM-Beträge umgerechnet. Als grober Anhalt kann ein Punktwert von knapp 0,10 DM dienen. Die Spalten 2–4 schlüsseln den Leistungsbedarf nach Patientengruppen auf. Wichtig sind die folgenden Spalten. Die der Prüfung unterworfenen Fallwerte der Leistungsgruppen (Spalte 6) und die gewichteten Gruppenfallwerte (Spalte 8) ergeben, zueinander ins Verhältnis gesetzt, die gewichtete prozentuale Abweichung (Spalte 10). Die Querspalte der „Summe kurativ" gibt Aufschluß über den Gesamtfallwert des Arztes. **56**

In der Häufigkeitsstatistik werden die den jeweiligen Leistungsgruppen zugehörigen einzelnen Behandlungsleistungen aufbereitet, soweit sie abgerechnet wurden. Im Anhang erfolgte aus Platzgründen nur der Abdruck der Leistungsgruppe der Sonderleistungen (08). Die Querspalte zur GO-Nummer 415 nennt in Spaltenreihenfolge folgende Zahlen: **57**

(1) 415 (2) 80 (3) 160,0 (4) 12 800 (5) 15 (6) 5,33 (7) 13,0 (8) 1,52 (9) 8,15 (10) 3,57 (11) 128,29 (12) 28,38.

Anhand der Gebührenordnung läßt sich die GO-Nummer 415 der Leistung „Lokalanästhesie eines oder mehrerer kleiner Wirbelgelenke, je Sitzung" zuordnen, die zur Schmerzlinderung bei Wirbelsäulenleiden zur Anwendung kommen kann. Die Position wurde insgesamt achtzig Mal (2), aber nur an 15 Patienten (5) erbracht. Da die Leistung mit 160 Punkten (3) bewertet wird, entfallen auf diese Position insgesamt 12 800 P. (Spalte 2 x Spalte 3 = Spalte 4). Spalte 6 drückt das Verhältnis von Leistungen und Fallansatz (Spalte 2 : Spalte 5), Spalte 7 dasjenige von Punkteanforderung (4) zur Fallzahl (981 F.) und Spalte 8 die Relation von Fallansatz (5) zur Fallzahl aus. Die wichtigsten Zahlen enthalten die **58** folgenden Spalten. Die Häufigkeit des Ansatzes auf 100 Fälle [80 Ansätze (2) : 981 Fälle = 8,15 %] steht der durchschnittlichen Abrechnungshäufigkeit in der Gruppe (Spalten 9 und 10) gegenüber, woraus sich der Abweichungsprozentsatz (11) ergibt. Bei der Abrechnungshäufigkeit der Gruppe sind nur diejenigen Ärzte berücksichtigt, die eine Leistung mindestens einmal abgerechnet haben, so daß es sich hier bei der Abweichung bereits um einen Erbringervergleich unter Ausschluß der Null-Abrechner handelt. Auf der Ebene der Leistungsgruppe sind diese nicht eliminiert. Der Erbringeranteil der Vergleichsgruppe ist in (12) ablesbar.

59   Ausgehend von den volumenmäßig nicht vernachlässigbaren (4) einzelnen Leistungsansätzen, die gleichzeitig erhebliche Überschreitungen (11) aufweisen, wäre zu erforschen, ob Praxisbesonderheiten bestehen. Ist der Anteil abrechnender Ärzte in der Gruppe gering (Faustformel: unter 50 %), sollten ebenfalls die möglichen Gründe gesucht werden, insbesondere, ob jenen die Abrechnung überhaupt möglich ist (Genehmigung, Geräte: dann liegt Besonderheit nahe). Läßt sich die Überschreitung in der Leistungsgruppe insgesamt nicht vollständig mit Auffälligkeiten bei den Einzelpositionen erklären, könnte eine große Streuung in der Gruppe vorliegen, worauf die Werte der Spalte 12 wichtige Hinweise geben.

4 Die Prüfung der Behandlungsweise durch Durchschnittswertvergleich

4.1 Die Stufen der Durchschnittswertprüfung

60   Betrachtet man die bisherige Rechtsprechung, besteht die Methode aus drei Teilschritten, die gegenseitig in Wechselwirkung stehen. In einem **ersten Schritt** wird die Abrechnungsstatistik des geprüften Arztes mit einer bestimmt definierten Gruppe vergleichbarer Ärzte verglichen. Bereits sicher bekannte Individualumstände sind zusätzlich zu berücksichtigen.

Ergibt der statistisch dominierte Vergleich eine Überschreitung in einer Höhe, die sicher auf Unwirtschaftlichkeit schließen läßt, folgt als **zweiter Schritt** eine individuelle Betrachtung. Der Arzt muß jetzt seinerseits darlegen, daß die Überschreitung auf einer abweichenden Patientenzusammensetzung beruht oder er infolge dessen anderweitig Kosten einsparte.

Gelingt ihm dies nicht oder nicht vollständig, kann in einem **dritten Schritt** der unwirtschaftliche Mehraufwand festgestellt und das Honorar entsprechend gekürzt werden (zu den Schritten s. BSG Urt. v. 18. 5. 1983 SozR 2200 § 386 n Nr. 27).

Die Prüfungsabfolge ist durch eine neuere Entwicklung in der Rechtsprechung des BSG in starken Fluß geraten. Nach hier vertretener Auffassung erfordert die Änderung eine Überprüfung des statistisch gewonnenen Ergebnisses nach Beendigung der individuellen Betrachtung, bevor ein unwirtschaftlicher Mehraufwand festgestellt werden darf.

Im Ergebnis werden, zunächst gestützt auf einen statistischen Anschein, **61** die Beweisschwierigkeiten der Einzelfallprüfung auf den Arzt verlagert. Kann er den Mehraufwand nicht erklären, trägt er die Folgen. Obwohl der Ausgang der Prüfung wesentlich von der statistischen Aussage abhängt, die ihrerseits von der Gestaltung der Vergleichsparameter beeinflußt wird, sind die einklagbaren Einflußmöglichkeiten auf der ersten Stufe gering. Übrig bleibt nur der Appell an die Ausschüsse, die Vergleichsgrundlagen zu ändern. Entscheidender, zugleich schwieriger Ansatzpunkt für den Arztanwalt bleibt die Beeinflußung des Prüfergebnisses auf der Ebene der individuellen Korrektur. Unerläßlich erscheint die gemeinsame Erarbeitung des Nachweises der Praxisbesonderheiten oder Einsparungen. Ohne eine den Anforderungen entsprechende Darlegung, schmälern sich die Prozeßchancen erheblich.

Zugegebenermaßen flößt der Gedanke an eine Ahndung aufgrund eines **62** statistischen Vergleichs dem rechtsstaatlich Sensiblen zunächst ein wenig Furcht ein. Angenommen man erhielte ein Strafmandat, weil bei gleicher Strecke andere Autofahrer im Schnitt erst später ankamen, würde das verwundern, aber eben nur, weil die Vergleichsgrundlage unsicher erscheint. Bei der Wirtschaftlichkeitsanalyse geht es zudem nicht um Strafe. Einer Bewertung von Arbeitsleistung (Erledigungen, Verkaufszahlen) durch Statistik stehen wir schon aufgeschlossener gegenüber, sofern die Vergleichsparameter stimmen. Letzteres ist auch die entscheidende Schwierigkeit der ersten Stufe.

Wie kaum eine andere belastende Maßnahme, treffen Zustandekom- **63** men, Begründung und Tenor einer Maßnahme wegen Unwirtschaftlichkeit im allgemeinen und einer statistischen Vergleichsprüfung nach Durchschnittswerten im besonderen beim betroffenen Vertragsarzt auf Unverständnis. Aus der Unkenntnis ihrer Grundlagen und ihres Zustandekommens resultiert eine falsche Verteidigungsstrategie. Durch die Prüfgremien und bis hin zum sozialgerichtlichen Urteil wird häufig die auf Ablehnung der Statistik als Maßstab eigenen ärztlichen Handelns beruhende irrelevante Verteidigungsposition beibehalten, was dann zur

Bestätigung der Maßnahme führt („Meine Praxis kann doch nicht statistisch mit anderen verglichen werden"). Anliegen und Funktionsweise dem Arzt verständlich zu machen, ist Voraussetzung für seine Bereitschaft, bei der Erarbeitung der Gegenmaßnahme mitzuarbeiten.

4.2 Die Wahl der Prüfmethode

64 Die Wahl der Prüfmethode obliegt dem Beurteilungsspielraum der Ausschüsse. Die Durchschnittswertprüfung wurde mit dem Gesundheitsreformgesetz zum 1. 1. 1989 in das SGB V ausdrücklich hineingeschrieben. Schon zuvor war sie nicht nur von den Gerichten akzeptiert, sondern auch die am häufigsten angewandte Prüfmethode. Nunmehr kann kein Zweifel an der gesetzlichen Legitimation bestehen. Ihre Wahl bedarf im Regelfall keiner Begründung.

4.3 Die erste Stufe: Grundlagen des statistisch dominierten Vergleiches

4.3.1 Die Grundannahme des Fallkostenvergleichs

65 Die arztbezogene Prüfung nach Durchschnittswerten basiert auf einer Gegenüberstellung der durchschnittlichen Fallkosten des geprüften Arztes einerseits und einer Gruppe vergleichbarer Ärzte andererseits. Ihre gedankliche Voraussetzung findet sich zum einen in der Annahme, daß die Ärzte der herangezogenen Vergleichsgruppe sich wirtschaftlich verhalten haben. D. h. sie haben weder das nötige und erforderliche Behandlungsmaß unterschritten, noch umgekehrt einen höheren als den notwendigen und angemessenen Behandlungsaufwand veranlaßt (BSG Urt. v. 9. 3. 1994 6 RKa 17/92). Zum anderen wird davon ausgegangen, daß alle Ärzte der Vergleichsgruppe ein in etwa gleiches Patientengut behandeln, was folglich gleiche Kosten verursachen müßte.

66 Die Richtigkeit der ersten Annahme soll hier nicht hinterfragt werden. Sie wird von der Rechtsprechung bejaht. Ohne die beiden gedanklichen Voraussetzungen könnte es die Prüfungsart nicht geben. Ihre Relevanz für die Arztvertretung darf nicht unterschätzt werden. Sämtliche weiterführenden Überlegungen – z. B. zur Frage des Vorliegens von Praxisbesonderheiten bauen hierauf auf. Die in Varianten häufig auftauchenden Argumente, ein statistisch nachgewiesener Mehraufwand basiere auf einer besseren Ausbildung des Arztes oder auf einer unzureichenden medizinischen Vorgehensweise der Fachkollegen, kollidiert mit diesem Grunddogma und wird schon deshalb nicht durchgreifen (abgesehen davon bedenke man die psychologische Wirkung auf die praktizierenden Arztkollegen im Prüfgremium).

4.3.2 Der Fallwert und die Fallzahl als Bezugsmodus

Gegenstand der Vergleichsbetrachtung sind die Fallkosten von Arzt und 67
Vergleichsgruppe. Diese werden als **Fallwerte** berechnet. Der Fallwert
drückt die Aufwendungen in DM oder Punkten aus, die für die Summe
der zu vergleichenden Leistungen, geteilt durch die Zahl der Versicherten in einem Quartal (Zahl der Behandlungsfälle oder Fallzahl), als
Honorar angefordert wurden. Rechnet ein Arzt z. B. für 50 Oberbauch-
sonographien (BMÄ/E-GO-Nr. 380: 440 P.) 22000 Punkte ab, die er an 40
seiner 650 Patienten vornahm, so beträgt der Fallwert (22000 P. geteilt
durch 650 Fälle = 33,85 Punkte). Unter **Fallzahl** versteht man die
Gesamtzahl der behandelten Versicherten (Zahl der eingereichten
Behandlungsscheine).

Natürlich veranlaßt nicht jeder Patient gleiche Kosten. Bei Einzelbetrach- 68
tung reicht das Spektrum von schweren, teuren Fällen bis zu billigen
„Handschüttelfällen". Alle gehen als Divisor ein und führen zu einer
Verdurchschnittlichung. Ein extrem teurer Patient kann bei größer wer-
dender Fallzahl zunehmend besser verdaut werden. Es tritt eine Verwäs-
serung ein. Je kleiner die Fallzahl, desto mehr wirken sich Kosten des
einzelnen Patienten aus. Aufgrund der unvermeidbaren Inhomogenitäten in der Patientenzusammensetzung sinkt die Zuverlässigkeit des Vergleichs mit abnehmender Fallzahl. Eine Fallwertbildung bei weniger als
100 Patienten muß zunehmend kritischer gesehen werden. Allerdings
entstehen hier in der Praxis Probleme höchst selten. Im übrigen kann
sich der Arzt auf eine kleine Fallzahl nicht berufen. Denn rein mathematisch besteht kein Grund, kleine Praxen anders zu behandeln, zumal
man ja von der Annahme auszugehen hat, daß im Schnitt das Patientenklientel gleich krank ist. Behandelt der Arzt tatsächlich überproportional
viele schwere Fälle, die er wegen kleiner Fallzahl nicht ausgleichen kann,
muß er das bei der individuellen Betrachtung vortragen (s. Rz. 105 ff.).

4.3.3 Unterschiedliche Größe des geprüften Spektrums

4.3.3.1 Der Gesamtleistungsvergleich

Je nachdem welche Leistungspositionen zusammengefaßt werden, las- 69
sen sich unterschiedliche Fallwerte errechnen und zum Gegenstand des
Vergleichs machen. Zum einen läßt sich die Summe aller ärztlichen Leistungen, d. h. sämtliche nach den Gebührenordnungen abgerechneten
Nummern, geteilt durch die Fallzahl errechnen (Gesamtfallwert). Das
BSG billigte nach anfänglichen Bedenken einen reinen Gesamtfallwert-
vergleich (SozR 2200 § 368n Nr. 31, 100; Urt. v. 26. 9. 1984 Az. 6 RKa

24/83; USK 85190, 1012). Er findet in der Praxis eher selten Anwendung, weil ein unwirtschaftlicher Aufwand zumeist in einzelnen Bereichen auftritt und dann nur ungenügend erfaßt wird (z. B. Arzt sieht von zeitraubenden Besuchen ab, unterzieht jeden Patienten einem Untersuchungsprogramm). Rechnerisch kompensierende Unterschreitungen in anderen Leistungsbereichen müssen nicht Ausdruck einer kausalen Einsparung sein und können auch auf einer teure Folgekosten verursachenden Minderversorgung in einem Teilbereich beruhen.

70 Dem Gesamtfallwert kommt aber in der Praxis die Bedeutung eines weiteren Beweiszeichens bei Beurteilung der Unwirtschaftlichkeit im Rahmen eines Sparten- und Einzelleistungsvergleichs zu. Daneben ist er Ermessenskriterium bei der Bestimmung der Kürzungshöhe (BSGE 69, 138, 143; Urt. v. 5. 8. 1992 SozR 3-2500 § 106 Nr. 13).

4.3.3.2 Der Einzelleistungsvergleich

71 Als gegenteiliges Extrem wird beim Einzelleistungsvergleich nur die Summe der Punkte einer oder mehrerer einzelner GO-Positionen betrachtet. Insbesondere im zahnärztlichen Bereich setzt man ihn ein, da dort das mögliche Leistungsspektrum weitaus geringer ist als die Vielzahl der Leistungsmöglichkeiten z. B. eines Allgemeinarztes.

Wenn nur ein Ausschnitt der ärztlichen Behandlung Vergleichsgegenstand ist, besteht die Gefahr, das übrige Behandlungsverhalten und die Gesamtwirtschaftlichkeit aus dem Auge zu verlieren. Daraus erklärt sich die Pflicht der Prüfgremien, über den Fallwert hinaus das weitere Behandlungsverhalten verstärkt und erkennbar mit zu reflektieren; es bedarf einer genaueren Untersuchung des Behandlungsverhaltens innerhalb des speziellen engeren Leistungsbereichs sowie der Praxisumstände, um die Eignung der Vergleichsgruppe und den Aussagewert der Vergleichszahlen beurteilen zu können (BSGE 71, 194, 196 = SozR 3-2500 § 106 Nr. 15; Urt. v. 9. 3. 1994 6 RKa 18/92; Sozialgerichtsbarkeit 1995, 303; Urt. v. 8. 4. 1992 SozR 3-2500 § 106 Nr. 11). Die Abwägungs- und Begründungspflicht steigt hier mit der Breite des erbrachten Leistungsspektrums.

4.3.3.3 Der Spartenvergleich (Leistungsgruppenvergleich)

72 Die Nachteile beider Bezugsgrößen werden durch den Spartenvergleich gemindert (zur Zulässigkeit BSGE 62, 24, 92; 50, 84). Auf der Grundlage der Prüfvereinbarungen sind sämtliche abrechenbare Leistungen in **Leistungsgruppen** unterteilt. Die Aufteilung orientiert sich zumeist an Abschnitten im Einheitlichen Bewertungsmaßstab, der seinerseits

bereits systematisch geordnet ist. Die PV muß die Leistungsgruppe (LG) eindeutig definieren. Die übliche Unterteilung (vgl. Anlage 4 der bayer. PV) sieht eine Zusammenfassung der Behandlungsleistungen in 15 Leistungsgruppen vor, von denen die folgenden eine Rolle spielen.

In LG 01 werden alle Beratungsleistungen und Visiten des Arztes in   73
Alten/Pflegeheimen zusammengefaßt. Hausbesuchsleistungen fließen in LG 02 ein. Die LG 03 vereint eingehende Untersuchungen, was im wesentlichen untechnische Untersuchungsleistungen (Abtasten, Abhören) meint. Das breiteste Spektrum erfaßt die LG 08 der Sonderleistungen. Hierin fanden alle technischen Untersuchungen (außer Labor u. Röntgen) und Behandlungen, Operationsleistungen sowie auch psychiatrische Gesprächsleistungen Eingang. Die LG 04 der allgemeinen Leistungen faßt Rezeptausstellungen, Bescheinigungen, Zuschläge für ambulante Operationen und Anästhesien zusammen. Weitere Leistungsgruppen wurden gebildet für die (vom Arzt selbst erbrachten, nicht verordneten!) physikalisch-medizinischen Leistungen – LG 9 –, Allgemeine Laboruntersuchungen – LG 10 –, spezielle Laboruntersuchungen – LG 11 –, radiologische Leistungen – LG 12 – und Wegstreckenpauschalen – LG 13 – (nicht abschließende Aufzählung). Nachfolgend sollen die bei allen drei Vergleichsgrößen gleichsam auftretenden, zur Unschärfe führenden Schwierigkeiten am Beispiel des Spartenvergleichs besprochen werden.

4.3.4 Die Vergleichsgruppe

4.3.4.1 Gruppenbildung nach Fachgebietsgrenzen

Ging es beim Fallwert um die Bestimmung des Leistungsausschnittes,   74
also um die Frage WAS verglichen wird, betrifft die **Vergleichsgruppenbildung**, mit WEM der Arzt sich messen lassen muß. Wie man sich unschwer vorstellen kann, schlagen Divergenzen in den Leistungsbedingungen zwischen Arzt und Gruppe auf das Vergleichsergebnis durch. Zwei Probleme sind zu unterscheiden:

– Innerhalb der Gruppe ist das Abrechnungsverhalten verschieden, so daß die typischen Gruppenbedingungen nicht mit dem verdurchschnittlichten Wert identisch sind, sondern mehr oder weniger darum herumstreuen (Grad der Deckungsgleichheit innerhalb der Gruppe).

– Die Leistungsbedingungen des Arztes weichen von dem verdurchschnittlichten Gruppenfallwert ab, was letztlich mit der Streuung in der Gruppe zusammenhängen kann (Deckungsgleichheit Arzt – Gruppe).

75 Die Bestimmung der Vergleichsgruppe erfolgt nach der Regelung der Prüfvereinbarung. Diese sehen primär eine Gruppenbildung nach Fachgebietsgrenzen vor. Ein Augenarzt wird somit mit anderen Augenärzten, ein Chirurg mit seinen Fachkollegen usw. verglichen. Allgemeinärzte und praktische Ärzte können zusammengefaßt sein. Einige PVen (z. B. Anlage 5 bayr. PV) sehen daneben regionale Unterteilungen entsprechend den Unterbezirken einer KV für große Gruppen vor. Die sehr inhomogenen Gruppen der Allgemeinärzte und der Internisten werden vernünftigerweise nach Fallzahlen bzw. Überweisungsanteil (Internisten) in Untergruppen unterteilt sein (zur Zulässigkeit: BSG Urt. v. 8. 4. 1992 a. a. O.). Dadurch wird einer unterschiedlichen regionalen Patientenmorbidität (Stadt–Land) und einem divergierenden Spezialisierungsgrad (hausärztlich oder fachärztlich – spezialisierter Arzt) Rechnung getragen. Ab 1. 1. 1996 werden die Kriterien der (Unter-) Gruppenbildung bei Kinderärzten und Internisten zu überdenken sein, weil ab dann eine Trennung in haus- und fachärztliche Versorgung durchgreift, sofern die Erklärungsfrist nicht verlängert wird (§ 73 Abs. 1 a S. 1–4 SGB V).

76 Der geprüfte Arzt ist in die Vergleichsgruppe einzubeziehen. Andererseits bleiben Fachkollegen einbezogen, auch wenn sie die geprüften Behandlungen nicht abgerechnet haben (sog. Null-Abrechner; davon zu unterscheiden ist die Beurteilung der Gründe, ob etwa unterschiedliche Genehmigungsvoraussetzungen oder apparative Ausstattungen eine bestimmte Abrechnung unmöglich machen; dann als Besonderheit zu berücksichtigen; siehe dazu BSGE 71, 90). Der Vertragsarzt wird – bei Annahme gleicher Patientenstruktur und -morbidität – mit dem Durchschnitt aller Ärzte verglichen, die rechtlich die gleiche Möglichkeit der Abrechnung haben.

Die kleinste Vergleichsgruppe, die unbeanstandet blieb, umfaßte neun Praxen (BSG Urt. v. 27. 4. 1982 6 RKa 7/79). Diese war jedoch hochverfeinert und damit sehr homogen. Je inhomogener die Vergleichsgruppe, desto größer die Mindestzahl, um die Streuung zu minimieren.

4.3.4.2 Inhomogenitätsursachen von Leistungsgruppen und Vergleichsgruppen (beim Vergleich von Leistungsgruppen)

77 Natürlich werden die einzelnen GO-Positionen jeweils nur von einem unterschiedlich großen Teil der Vergleichsgruppe erbracht bzw. abgerechnet. Umfaßt die Leistungsgruppe relativ viele Leistungen oder Nichtstandardleistungen, wird die Vergleichsgrundlage zunehmend unsicherer. Die Leistungen des Arztes werden dann mit einem Gruppenfallwert verglichen, in den zwar viele Einzelpositionen einflossen, welche aber jeweils nur von einer Minderheit abgerechnet werden (z. B. Arzt 1: a, b, c, d; Arzt 2: c, d, e, f; Arzt 3: g, h; in Gruppenfallwert gehen a–h ein). Die Leistungssparten Beratungen und Besuche sind wegen der tendenziellen Zusammenfassung von Standardleistungen naturgemäß homogener als z. B. die große Sparte der Sonderleistungen und das spezielle Labor.

Der Umfang der sachlichen Streuung hängt vom Grad der Gleichartig- 78 keit der Fachgruppen ab. Allgemein- und praktische Ärzte, die entsprechend ihrem primärärztlichen Auftrag sämtliche Leistungen, soweit möglich, erbringen dürfen und im übrigen zu Spezialisten überweisen, lassen sich bei Leistungsangebot und Abrechnung von persönlichen Vorlieben und Ausbildungsschwerpunkten leiten. Ähnliches gilt für Fachgebiete, in denen faktisch viele verschiedene Spezialisierungen, Therapierichtungen und Schwerpunkte vorhanden sind, wie das der Internisten. Ein kardiologisch tätiger Internist wird mit sämtlichen anderen Internisten verglichen. Zusätzlich zum Facharzttitel erforderliche Genehmigungen und apparative Voraussetzungen, z. B. für spezielle Laboruntersuchungen, Röntgen etc., entfernen Fachgruppendurchschnitt und tatsächlichen wirtschaftlichen Aufwand ebenfalls. Weitere Streuungsursache kann die Tatsache sein, daß ein Teil der Gruppe (Chirurgen) ambulant operiert oder belegärztlich tätig ist (Abschichtungsmöglichkeit aus der ambulanten Abrechnung).

Solche Inhomogenitäten innerhalb der Vergleichs- und Leistungsgruppe 79 führen grundsätzlich nicht zur Unzulässigkeit des statistischen Vergleiches. Es genügt in der Regel (siehe sogleich) den Anforderungen an die Gruppenhomogenität, daß der Arzt nur mit Ärzten des Fachgebietes verglichen wird (BSG Urt. v. 27. 1. 1987 SozR 2200 § 368 n Nr. 45). Allerdings müssen diese von den sachkundig besetzten Ausschüssen bei der sich anschließenden Bestimmung der Schwelle des offensichtlichen Mißverhältnisses und im Rahmen der individuellen Betrachtung berücksichtigt werden. Bei großer Inhomogenität kann das eine zusätzliche Abwägungs- und Begründungspflicht auslösen.

4.3.4.3 Der Einwand der Nichtvergleichbarkeit mit der Gruppe

Viele Ärzte fühlen sich durch die Leistungsverhältnisse der Gruppe 80 nicht erfaßt. Sie halten sich für spezialisiert oder atypisch. In der Tat betont das BSG die ausreichende Vergleichbarkeit als Voraussetzung einer statistischen Gegenüberstellung (BSG Urt. v. 9. 3. 1994 6 RKa 17/92). Abgesehen von wenigen Ausnahmefällen sind Ärzte regelmäßig mit ihrer Fachgruppe vergleichbar. Selbst wenn ganz erhebliche Unterschiede der Praxisausrichtung und Arbeitsweise bestehen sollten, müssen diese bei der individuellen Korrektur – in einer die Anforderungen erfüllenden Form – als Praxisbesonderheiten dargetan werden!

81 Ein Arzt wäre nur dann nicht mehr vergleichbar, wenn er ausschließlich auf ganz bestimmte Behandlung spezialisiert ist, die die Fachkollegen nicht in nennenswertem Umfang erbringen (z. B. reine schmerztherapeutische Praxis eines Allgemeinarztes und weitergebildeten Anästhesisten, vgl. BSG Urt. v. 30. 11. 1994 6 RKa 13/93; Gynäkologe führt nur Schwangerschaftsunterbrechungen durch). Erbringen die Fachkollegen auch nur einen Teil des Leistungsspektrums, ist Vergleichbarkeit gegeben und durch Gruppenverfeinerung oder bei den Besonderheiten zu berücksichtigen.

Weicht das Leistungsspektrum des Arztes von dem sich durch Verdurchschnittlichung ergebenden Bild der Vergleichsgruppe ab, können Praxisbesonderheiten vorliegen, die aber substantiiert vom Arzt dargelegt werden müssen, sofern sie nicht anderweitig bewiesen sind. Dabei führt der bloße Hinweis auf Abweichungen nicht zum Erfolg, da regelmäßig mehrere Ursachen der Abweichung im Abrechnungsverhalten zwischen Arzt und Gruppe möglich sind, von denen eine andere Patientenzusammensetzung nur eine davon darstellt. Auf die ordnungsgemäße Darlegung (siehe unten) ist größtes Gewicht zu legen.

4.4 Verfeinerung der Vergleichsgruppe

4.4.1 Kein Anspruch auf Verfeinerung

82 Bei sehr streuenden Behandlungsnotwendigkeiten oder nur -gegebenheiten innerhalb einer Vergleichsgruppe kann eine Verfeinerung zweckmäßig sein. Dabei werden nur diejenigen Fachkollegen in die Gruppe aufgenommen, die die entscheidenden Merkmale ebenfalls besitzen. Beispielsweise nur die Chirurgen, die auch ambulant operieren, oder nur die Internisten, die die Teilgebietsbezeichnung Kardiologie führen. Die Verfeinerungsmerkmale sollten nach statistisch erfaßbaren Kriterien (Abrechnungspositionen, Praxissitz, Zusatzausbildung) bestimmbar sein.

83 Die Entscheidung, ob ein verfeinerter Vergleich durchgeführt wird, obliegt dem Beurteilungsspielraum der Prüfinstanzen. Diese können nach Beurteilung der Zweckmäßigkeit Besonderheiten bei der Vergleichsgruppe oder bei der individuellen Betrachtung berücksichtigen (BSGE 50, 84 ff.). Ein Anspruch, etwa aus Art. 3 GG, besteht nicht (mit

guten Gründen bejahend: Spellbrink, Wirtschaftlichkeitsprüfung, Rn. 524).

Es besteht jedoch ein Anspruch auf fehlerfreie Abwägungsbetätigung. Je **84** nach Sachlage müssen die Erwägungen im Bescheid erkennbar sein. Eine fehlende Darlegung zur Zweckmäßigkeit eines Spezialvergleiches in der Bescheidbegründung führt aber zur Rechtswidrigkeit erst dann, wenn die Verfeinerungskriterien klar bestimmbar, die Durchführung unschwer möglich, die verfeinerte Gruppe noch hinreichend groß und die Abrechnungsstatistik eine erhebliche Inhomogenität erkennen läßt, weil volumenmäßig gewichtige Leistungen der Sparte von der Gruppe nicht oder fast nicht abgerechnet werden.

Bilden die Prüfgremien eine verfeinerte Gruppe, ist sie Grundlage des Kostenvergleichs. Die Bestimmung der Fachgruppe als Vergleichsgrundlage durch die PV schließt die Verfeinerung nicht aus.

Gelegentlich taucht die Besprechung des Ergebnisses eines Spezialver- **85** gleiches erst nach der Feststellung eines unwirtschaftlichen Mißverhältnisses im Bescheid auf. Es handelt sich dann nicht mehr um die Durchführung eines verfeinerten Vergleichs, sondern je nach Zusammenhang um eine Beweisverstärkung einer Unwirtschaftlichkeit, und/oder um Erwägungen zur Schätzung einer Besonderheit (Differenz zwischen Gruppenfallwert und verfeinertem Gruppenfallwert).

4.4.2 Beurteilungspflicht bei Teilgebiets- und Zusatzbezeichnungen

Neben der Fachgebietsbezeichnung können Ärzte nach Berufsrecht noch **86** Teilgebietsbezeichnungen (z. B. Kardiologie) oder Zusatzbezeichnungen (z. B. Allergologie, Chirotherapie) führen, die Ausdruck einer zusätzlichen Weiterbildung sind (vgl. Anlage zur Weiterbildungsordnung der Landesärztekammer).

Grundsätzlich gibt es auch hier keinen Anspruch auf Einengung der Gruppe auf Ärzte, die die gleichen Zusatzbezeichnungen führen. Gleichwohl wird eine solche grundsätzlich zweckmäßig sein. Denn ausnahmsweise kann im Regelfall davon ausgegangen werden, daß mit dem zu Tage tretenden Abrechnungsverhalten auch ein entsprechend anderes Patientengut korrespondiert. Bei freier Arztwahl werden die nach außen wegen ihrer Bezeichnung als spezialisierte Ärzte erkennbaren Leistungserbringer verstärkt entsprechende Patienten anziehen (Sogwirkung). Gruppenabweichende Behandlungsnotwendigkeiten sind die Folge und auch wirtschaftlich. Bei sonstigen Divergenzen im Behandlungsverhalten kann zwar, muß aber nicht zwingend ein entsprechendes Klientel zugrunde liegen, die Existenz wäre vom Arzt als Besonderheit zu beweisen.

87 Die aufgrund der Zusatzbezeichnung im Regelfall zu vermutende Sogwirkung muß in die Abwägung einbezogen werden, ohne daß es einer Darlegung eines besonderen Patientenguts bedarf. Wählt das Prüfgremium nicht den Weg der Verfeinerung, müssen sachliche Gründe angeführt werden, z. B. daß die geringe Zahl an Zuweisungen und sonstige Umstände gegen eine Inanspruchnahme aufgrund der Zusatzbezeichnung sprechen. Das Fehlen der Begründung ist nur ausnahmsweise entbehrlich, etwa weil die Zusatzbezeichnung erst seit kurzem erworben wurde und eine Veränderung der Patientenstruktur ohne Darlegung des Arztes nicht vermutet werden kann; oder es werden die typischen Leistungen nicht abgerechnet. Ansonsten liegt ein zur Aufhebung führender Abwägungs- und Begründungsfehler vor.

4.5 Die Berücksichtigung der normalen Streuung

88 Die aufgezeigten Streuungen innerhalb der Gruppe und ein unvermeidbares Maß an Inhomogenität von Arzt und Gruppe erfordern es, eine gewisse Abweichung als Ausdruck der statistischen Unsicherheit von vornherein einzukalkulieren. Der Bereich der normalen, keinen Unwirtschaftlichkeitsverdacht begründende Streuungsbereich reicht nach BSG bis zu einer Überschreitung von in der Regel **20%** (SozR 2200 § 368 n Nr. 14, Nr. 49). Bis zu dieser Abweichung muß ein statistischer Mehraufwand so behandelt werden, als läge in Wirklichkeit kein Mehraufwand vor. Eine Kürzung ist hier unzulässig.

Davon unterschieden werden muß die Frage der Zulässigkeit einer Kürzung des (wesentlich höheren) Arztfallwertes in den **Streubereich** hinein. Sie wird mit Begründung für zulässig erachtet, was angesichts der Definition als zweifelhaft erscheint und zumindest eine ausführliche Darlegung erfordert, aus welchen Gründen im Einzelfall von einem niedrigeren Streubereich auszugehen ist.

4.6 Der Beweis der Unwirtschaftlichkeit

4.6.1 Ursachen der Fallwertdivergenz

89 Bisher wurden die Grundlagen und Bezugsobjekte des Vergleichs besprochen. Nämlich welche Leistungen des Arztes wem gegenübergestellt werden. Jetzt ist zu klären, auf welche Weise und ab welchem Grad der Überschreitung eine Unwirtschaftlichkeit angenommen werden

kann und welche Auswirkungen sich daraus für den geprüften Arzt ergeben können.

Ergibt die Gegenüberstellung der Fallwerte von Arzt und Arztgruppe 90 höhere Behandlungsfallkosten des Arztes, so kann die Überschreitung auf drei Ursachen – oder einer Gemengelage derselben – beruhen:

– infolge Streuung spiegelt der statistische Vergleichsgruppenfallwert nicht den objektiv wirtschaftlichen Aufwand wieder, wie das bei idealer homogener Gruppe der Fall wäre. Insoweit besteht keine Unwirtschaftlichkeit des Arztes. Der normale Umfang wird durch den Streubereich abgegolten. Steht eine größere Inhomogenität zu vermuten, muß der (Beurteilungsspielraum!) größeren statistischen Unsicherheit spätestens bei Schätzung des unwirtschaftlichen Aufwands Rechnung getragen werden,

– Behandlungsmehraufwand, dessen Notwendigkeit auf einer anderen Patientenzusammensetzung fußt, die von der durchschnittlichen Klientel der Gruppe abweicht. Nur insoweit liegen Praxisbesonderheit(en) vor. Der Arzt muß deren Vorliegen nachweisen, um die Abweichung der Fallwerte als wirtschaftlich zu erklären,

– Mehraufwand, der ursächlich mit Minderaufwand bei anderen Behandlungsleistungen oder Verordnungen verknüpft ist (was wiederum erst vom Arzt zu beweisen wäre – kausale Einsparungen),

– Mehraufwand, der auf anderen Überzeugungen, Vorlieben und sonstigem Leistungsverhalten beruht, ohne daß die Patientenschaft sich objektiv von der der Gruppe unterscheidet. Dabei handelt es sich genau um den aufzudeckenden, unwirtschaftlichen Mehraufwand, dessen Erbringung mit dem Wirtschaftlichkeitsgebot nicht vereinbar ist. Die Therapiefreiheit kann sich in der Gesamtbetrachtung nur innerhalb sehr enger, dem Leistungssystem noch zumutbarer Grenzen entfalten.

4.6.2 Die Feststellung eines offensichtlichen Mißverhältnisses und der Übergangsbereich

Eine Unwirtschaftlichkeit ist nach gefestigter Rechtsprechung zu vermu- 91 ten, wenn der Fallwert des geprüften Arztes so erheblich über dem Vergleichsgruppendurchschnitt liegt, daß sich die Mehrkosten nicht mehr durch Unterschiede in der Praxisstruktur und den Behandlungsgewohnheiten erklären lassen und deshalb zuverlässig auf eine unwirtschaftliche Behandlungsweise geschlossen werden kann (für viele: BSG Urt. v. 9. 3. 1994 B 6 RKa 18/92). Die Abweichung wird je nach Festlegung in der jeweiligen PV mit zwei verschiedenen Rechenmethoden gemessen, nämlich entweder nach relativer Abweichung (prozentualer Überschreitung) oder aufgrund der Standardabweichung zur Normalverteilung. Der die Unwirtschaftlichkeit sicher vermuten lassende Überschreitungsgrad wird als **offensichtliches Mißverhältnis** (i. f.: oM) bezeichnet. Ohne dessen explizite Feststellung durch die Prüfgremien darf eine Kürzung nicht erfolgen, da auf eine Unwirtschaftlichkeit noch nicht sicher geschlossen werden kann. Das heißt, daß niedrigere Überschreitungen, die noch kein oM annehmen lassen, mit der reinen Durchschnittswertprüfung nicht als unwirtschaftlich angegriffen werden können.

Für den Bereich einer Überschreitung oberhalb des Streubereichs, aber noch unterhalb des Beginns eines oM entwickelte sich der Begriff der „Übergangszone" (Übergangsbereich). Läßt sich das Bestehen eines oM nicht feststellen, liegt die Überschreitung mithin noch in der Übergangszone, wäre eine Durchschnittswertprüfung mit ergänzender Einzelfallbetrachtung möglich, sofern die PV dem nicht entgegensteht (siehe 6).

4.6.2.1 Die Methode relativer Überschreitung des Fachgruppendurchschnitts

92 Für den mathematisch eingerosteten Juristen besitzt diese den Vorzug der Einfachheit. Die Überschreitung wird durch die prozentuale Abweichung vom Gruppenschnitt ausgedrückt.

Errechnen sich für die Ärzte 1–4 Fallwerte von 60, 80, 160 und 180 DM, so beträgt der Gruppenfallwert (480 : 4 =) 120 DM als rechnerischer Durchschnitt der Fallwerte. Arzt 4 mit seinem Fallwert von 180 DM weist demnach eine Überschreitung von 50 % auf.

Am Beispiel zeigt sich der Ansatzpunkt der Kritik. Nicht berücksichtigt werden die Streuverhältnisse um den Durchschnittswert. Würden sich die Fallwerte der Ärzte einer Fachgruppe auf 90, 100, 110 und 180 DM belaufen, wäre der auf die Abweichung gestützte Unwirtschaftlichkeitsvorwurf wesentlich sicherer, da die innere Leistungsbreite offensichtlich einheitlicher ist (vgl. Rz. 74 ff.).

4.6.2.2 Die Methode der Randlage in der Normalverteilung

93 Diese Methode setzt an der nach einer statistischen Formel berechneten Standardabweichung an, die numerisch die Streubreite der Fallwerte um den Durchschnitt erfaßt (grundlegend: Gaus, Prüfung der Wirtschaftlichkeit). Nach der Gauß'schen Normalverteilung wird ange-

nommen, daß 68% der Ärzte innerhalb plus/minus einer Standard-abweichung liegen. Mittels der Normalverteilung wird nun die Wahrscheinlichkeit berechnet, mit der der Arzt nur zufällig vom Fach-gruppendurchschnitt abweicht. Bei geringer Wahrscheinlichkeit, kann eine Kürzung erfolgen. Anknüpfen läßt sich hier je nach PV-Inhalt an den Wert der Fehlerwahrscheinlichkeit oder auch an die Standardabwei-chung (Übersicht bei Spellbrink, Wirtschaftlichkeitsprüfung, Rn. 564 ff.; Heinz, DÄBl., 1979, 1254).

Beide Methoden sind gleich praktikabel. Die an die Standardabwei-chung anknüpfende Prüfung ist nach Ansicht des BSG nicht verläßli-cher (Urt. v. 4. 3. 1994 Az. 17/92). Aus Gründen der Anschaulichkeit wird für die weitere Darstellung von der insgesamt noch leicht dominieren-den Methode der relativen Überschreitung ausgegangen.

4.6.2.3 Die Bestimmung der Schwelle des oM

Allgemein wird eine Abweichung des Arztfallwertes von + 50% gegen- **94** über dem Gruppenwert als maßgebliche Schwelle des Vorliegens eines oM bezeichnet. Eine derartig undifferenzierte Aussage steht mit der Durchschnittswertprüfung nicht in Einklang. Ab wann ein Überschrei-tungsgrad ein offensichtliches Mißverhältnis begründet, hängt von den Besonderheiten des konkreten Falles ab und entzieht sich einer allge-mein verbindlichen Regelung (BSG Urt. v. 30.11.1994 6 RKa 23/93). Des-sen Festlegung erfordert eine auf der Erfahrung der sachverständigen Ausschüsse beruhende Wertungsentscheidung und unterfällt als Teil der Wirtschaftlichkeitsprüfung ihrem Beurteilungsspielraum. In diesen Grenzen ist sie gerichtlich nicht überprüfbar. Nur im Grundsatz muß die Entscheidung die Abwägungsgesichtspunkte erkennen lassen.

Gleichwohl wird in der Praxis meistens begründungslos das Bestehen **95** des oM festgestellt. Das BSG hat es wiederholt als vertretbar bezeichnet, wenn in Regelprüffällen, in denen auf gesicherte Erfahrungswerte zurückgegriffen werden kann und keine Besonderheiten ersichtlich sind, die Grenzziehung ohne weitere Begründung bei einer Überschrei-tung um 50% erfolgt (BSG Urt. v. 28. 10. 1992 6 RKa 38/91, BSG SozR 2200 § 368 n Nrn. 31 u. 38, BSGE 62, 24, 30). Nur für den Routinefall der Prüfung gilt somit die ohne Begründung ansetzbare 50%-Grenze. In den Fällen, in denen bereits ohne Darlegung Besonderheiten sicher erkannt sind oder deren Prüfung nicht alltäglich, daher nicht erfah-rungsbeladen ist, darf eine Begründung der Abwägung nicht fehlen, um den Bescheid nicht aufhebbar werden zu lassen. Bei Fachgebieten mit inhomogenem Patientengut, die ein weites Leistungsspektrum aufweisen – Allgemeinärzte und Internisten –, ist die Grenze höher anzusetzen, wenn keine Untergruppeneinteilung, etwa nach Fallzahl oder Überweisungsanteil erfolgt (BSG Urt. v. 2. 6. 1987 BSGE 62, 24).

96 Umgekehrt kann ohne weiteres die Schwelle bei 40 % angenommen werden, wenn durch Spezialvergleich eine Homogenisierung erfolgt oder ohnehin ein homogenes Arzt/Leistungsspektrum (Augenärzte, Leistungsgruppe Beratungen) geprüft wird (BSG Urt. v. 27. 1. 1987 MedR 1989, 154 f.; vgl. auch Rz. 100, und Rz. 150 f.). Eine Pflicht zur Angabe eines konkreten Überschreitungssatzes besteht nicht, wenn sich aus der Kürzung und der Begründung die Grenze bestimmen läßt (BSG Urt. v. 28. 10. 1992 BSGE 71, 194, 198).

4.6.2.4 Besonderheiten beim Einzelleistungsvergleich

97 Die Betrachtung der einzelnen GO-Nummer führt leichter zu Fehlinterpretationen, als die einer ganzen Sparte bzw. des Gesamtfallwertes. Der Ausgleich des Mehraufwands durch Minderaufwand bei anderen Behandlungsleistungen (z. B. zwei mögliche Untersuchungsmethoden), der zumindest innerhalb der Sparte beim Leistungsgruppenvergleich erfaßt ist, muß beachtet werden.

Die Freiheit des Arztes, bei Wahrung der Gesamtwirtschaftlichkeit zwischen mehreren Behandlungsmöglichkeiten zu wählen, bedarf hier besonderer Berücksichtigung. Der Beweis der Unwirtschaftlichkeit kann daher regelmäßig nicht allein mit Feststellung und Angabe der Überschreitungswerte geführt werden. Daneben sind die Strukturen und das Behandlungsverhalten innerhalb des spezielleren, engen Leistungsbereiches sowie die Praxisumstände des Arztes zu beleuchten, um die Eignung der Vergleichsgruppe und den Aussagewert der Vergleichszahlen beurteilen zu können (BSG Urt. v. 9. 3. 1994 6 RKa 18/92 Sozialgerichtsbarkeit, 1935, 30). Die angestellten Erwägungen müssen im Bescheid genannt werden, was für den Regelfall durch den höheren Ansatz der oM-Schwelle erfolgen kann. Hier billigte das BSG die Feststellung des oM bei einer Überschreitung um mehr als 100 % (BSG Urt. v. 9. 3. 1994 6 RKa 18/92, a. a. O.).

4.6.2.5 Die Wirkung der Feststellung des oM

98 Der (nicht zu beanstandenden) Feststellung des Vorliegens eines oM durch die Prüforgane kommt „praktisch die Wirkung eines Anscheinsbeweises zu" (BSG Urt. v. 8. 4. 1992 SozR 3-2500 § 106 Nr. 11 S. 59). Mit dieser Ausdrucksweise meint das Gericht eine Beweisvermutung, die vom Arzt durch Nachweis der Besonderheiten/Einsparungen widerlegbar ist. Im Gegensatz zum begrifflichen Anscheinsbeweis genügt eine Erschütterung des Erfahrungssatzes nicht. Gelingt die Widerlegung nicht oder nur teilweise, wird der durchschnittliche unwirtschaftliche Aufwand pro Fall geschätzt und unter Umständen eine Honorarkürzung ausgesprochen.

Die Feststellung des oM wirkt somit wie ein „Kippschalter" des Verfahrens. Erfolgt sie, wird der Gegenbeweis auf die Seite des Arztes verlagert. Die Nichtbeweisbarkeit geht zu seinen Lasten. Ein entscheidender Unterschied zur Einzelfallprüfung.

Unwirtschaftlicher Aufwand und Kürzung müssen sich nicht auf den **99** oberhalb des oM liegenden Fallwertteil beschränken. Unter bestimmten Voraussetzungen (dazu Rz. 150 ff., 162) kann in die Übergangszone oder sogar in den Streubereich hinein gekürzt werden (Beispiel: Fallwert Chirurg in Leistungsgruppe Sonderleistungen 310 DM, Fallwert Vergleichsgruppe 200 DM, Überschreitung 55 %; bei Bejahung eines oM, weil über 50 % Überschreitung, Kürzung bis zu 70 DM/Fall möglich, da wirtschaftlicher Aufwand 200 DM zzgl. 20 % Streubereich = 240 DM).

4.6.3 Ende der mehrstufigen Prüfungsfolge?

Die Voraussetzungen der Durchschnittswertprüfung sind derzeit stark **100** im Fluß, ohne daß die Neuorientierung bereits abgeschlossen ist.

Das Bundessozialgericht führt in zwei neueren Entscheidungen aus, daß die Praxisbesonderheiten und Einsparungen nicht erst auf Einwendung des Arztes hin auf der zweiten Stufe, sondern bereits auf der ersten Prüfungsstufe mit zu berücksichtigen sind. Die Durchschnittswertprüfung sei keine statistische Prüfung. Erst aufgrund der Zusammenschau der statistischen Erkenntnisse und der den Prüfgremien erkennbaren medizinisch-ärztlichen Gegebenheiten lasse sich der Schluß auf das Vorliegen eines oM und eine Unwirtschaftlichkeit rechtfertigen (BSG Urt. v. 9. 3. 1994 6 RKa 17/92 u. 18/92).

Die Aussage ist mehrfach interpretierbar. Die Berücksichtigung von **101** – vor Darlegung des Arztes – eindeutig ersichtlichen Besonderheiten/Einsparungen bei Bestimmung der oM-Grenze war schon bisher auf der ersten Stufe vorzunehmen (BSG USK 85, 190). Deutet man die Aussage dahin, daß eine Beurteilung der oM-Schwelle ohne sämtliche im Verfahren, also auch nach Darlegung des Arztes, herausgearbeiteten Besonderheiten/Einsparungen unzulässig wäre, käme das dem Ende der Prüfmethode gleich, an der das Gericht jedoch gerade festhielt (Mißerfolg des Arztes). Würde man von einem Ende des Stufensystems ausgehen (so Schneider, Die Sozialgerichtsbarkeit, 1995, 304), wäre die Statistik bloßes Aufgreifkriterium. Der Vorteil der Verlagerung der Feststellungslast hinsichtlich der Nichtbeweisbarkeit auf den Arzt könnte nur eingeschränkt durchgreifen.

102   Denn die Rechtfertigung der Feststellungslastverlagerung setzt gerade den Anschein der Unwirtschaftlichkeit voraus, der sich aber nur auf die vorherige Feststellung des Bestehens eines oM stützen kann. Sie ist nicht bloßer Rechtsreflex der Mitwirkungspflicht, sondern der Arzt trägt, wie sogleich zu zeigen sein wird (s. Rz. 105), die Folgen eines „non-liquet" auch dann, wenn es sich um nicht von ihm darzulegende, nicht erweisliche Umstände handelt (BSG Urt. v. 15. 4. 1986 SozR 2200 § 368 n Nr. 43; Spellbrink, Wirtschaftlichkeitsprüfung, Rn. 617). Dem Beschwerdeausschuß ist eine abschließende Beurteilung der individuellen Umstände durch Anwendung der Feststellungslast erst möglich, wenn zuvor das oM festgestellt wurde.

103   Die Zusammenschau von Besonderheiten/Einsparungen und statistischer Abweichung erscheint indes, beispielsweise im Rahmen einer neuen dritten Stufe, durchaus möglich (s. Rz. 150 f.). Sobald der Umfang der individuellen Besonderheit/Einsparung bewertet ist, hat sich nicht, wie bisher, die Errechnung des nicht gedeckten, unwirtschaftlichen Fallwertteils und die Kürzung anzuschließen. Statt dessen muß eine Überprüfung erfolgen, ob der zunächst primär statistisch festgestellte Unwirtschaftlichkeitsanschein noch besteht, weil nach wie vor ein oM zu bejahen ist. Die Grundlagen der dargestellten Beweisfindung der ersten Stufe werden damit nicht berührt.

104   Die dargestellte Vorgehensweise, die das oM im Wege einer nachfolgenden Überprüfung näher an die individuellen Verhältnisse heranrückt, läßt es auf der anderen Seite billigenswert erscheinen, die oM-Schwelle ohne weitere Begründung schon bei 40 % anzunehmen, sofern es sich nicht um eine inhomogene Gruppen-/Arztkombination handelt.

4.7 Die Widerlegung des Unwirtschaftlichkeitsanscheins

4.7.1 Vorbemerkung

105   Wird von den Prüfgremien ein oM festgestellt, ist die erste Stufe der statistischen Betrachtung und der offensichtlichen individuellen Umstände abgeschlossen. Daraus leitet sich der Anschein der Unwirtschaftlichkeit ab. Nunmehr hat sich als zweite Stufe die individuelle Betrachtung

anzuschließen. Faktisch kommt es hier zu einer Beweislastverlagerung auf die Seite des Arztes.

Die Abweichung des Arztfallwertes vom Gruppenfallwert läßt sich rechtfertigen, falls Praxisbesonderheiten oder Einsparungen vorliegen. Beim Versuch, diese vorzutragen, scheitern häufig der Arzt und sein Bevollmächtigter mangels Kenntnis der Inhalte. Zusammengefaßt muß auf zwei Punkte geachtet werden:

– Die Anforderungen an Darlegungsform und -inhalt der geltend gemachten Besonderheiten/Einsparungen sind zu beachten, um auf Seiten des Ausschusses Begründungsbedarf auszulösen.
– Der gesamte Sachvortrag muß rechtzeitig erfolgen.

4.7.2 Amtsermittlungs- und Mitwirkungspflicht, Darlegungs- und Beweislast

Grundsätzlich ist der im gesamten Sozialrecht geltende Untersuchungsgrundsatz (Amtsermittlungsgrundsatz) des § 20 SGB X auch im Kassenarztrecht und im Prüfverfahren anwendbar. Danach muß die Verwaltung alle Sachverhaltsumstände, die ihr bekannt oder erkennbar sind, von sich aus erforschen und ausermitteln, solange die Ermittlung naheliegend und möglich ist. Den Betroffenen treffen gewisse Mitwirkungspflichten (vgl. §§ 60 ff. SGB I, nur Sozialleistungsempfänger betr.; § 21 SGB X). **106**

Innerhalb des Prüfverfahrens erfuhr durch die (gefestigte) Rechtsprechung des BSG einerseits die Zumutbarkeitskomponente eine Schwächung. Andererseits wurde die Mitwirkungspflicht besonders akzentuiert und hervorgehoben (vgl. BSG Urt. v. 15. 4. 1986 SozR 2200 § 368 n Nr. 43; Urt. v. 22. 5. 1984 SozR 2200 § 368 n Nr. 31). Der Arzt ist nämlich verpflichtet, alle Umstände und Tatsachen, die in seinem Rechtskreis liegen, substantiiert vorzubringen, sofern diese nicht ausnahmsweise aufgrund statistischen Materials oder aus anderem Grund als feststehend bekannt sind. Die zumutbaren Ermittlungsmöglichkeiten der Ausschüsse enden dort, wo Tatsachen beurteilungsrelevant werden, die mit den von außen nicht erkennbaren individuellen Praxisgegebenheiten des Arztes zusammenhängen. Das bedeutet, daß alle bedeutsamen Umstände des Praxisbetriebes und die Zusammensetzung des Patientenklientel vom Arzt bzw. seinem Interessenvertreter vorzutragen sind. Dabei reicht ein Behaupten nicht aus. Die Prüforgane müssen auch dann nicht in die Praxis hineinermitteln. Die Mitwirkungspflicht ist gerichtet auf **umfassende Darlegung aller internen Umstände nebst deren voll-** **107**

ständiger Verifizierung. Der dabei verwendete Begriff der „substantiierten Darlegung" läuft faktisch auf eine komplette Nachweispflicht hinaus.

108 Die Gegebenheiten der Vergleichsgruppe zu ermitteln, ist hingegen nicht Aufgabe des Arztes. Allerdings führt das Fehlen einer anderswo geführten Statistik nicht zu einer Beweislastumkehr zurück auf die Prüfgremien. Soweit Umstände, auf die sich der Arzt beruft, nicht nachweisbar sind, trägt er die Feststellungslast, auch wenn diese nicht von ihm vorzutragen sind (BSG Urt. v. 15. 4. 1986 und 22. 5. 1994 a. a. O.). Der Umfang der statistischen Aufbereitung wird zwischen den Partnern der gemeinsamen Selbstverwaltung vertraglich vereinbart. Neben der Darlegungslast trägt der Arzt auch die Feststellungslast, sobald ein oM der Abrechnungswerte festgestellt ist.

4.7.3 Der Begriff der Praxisbesonderheiten

109 Unter Praxisbesonderheiten versteht man die individuellen Umstände, die eine Korrektur der statistisch dominierten Betrachtung notwendig machen. Ausgehend von der Prämisse, daß die Ärzte der Vergleichsgruppe im statistischen Durchschnitt den Versicherten genau das Maß der medizinisch gebotenen Behandlungsweise haben angedeihen lassen, können nur die Praxisumstände relevant sein, die auf eine andere Zusammensetzung des Patientengutes schließen lassen. Insbesondere ist an eine Massierung bestimmter Diagnosen oder Krankheitsbilder zu denken. Wenn der Gruppenfallwert den Umfang der wirtschaftlich gebotenen Behandlungsweise ausdrückt, kann eine Überschreitung nur wirtschaftlich sein, falls die Patienten aufgrund anderer und/oder schwererer Krankheitsbilder im Schnitt einen höheren Behandlungsaufwand rechtfertigen.

110 Eine substantiierte Darlegung erfordert daher

a) den Nachweis eines erhöhten Anteils einer bestimmten Patientengruppe dem Grunde und der Höhe nach sowie die Behauptung der Abweichung von der Zusammensetzung der Vergleichsgruppe;

b) die Darlegung, welcher Mehraufwand, d. h. welche Behandlungsleistungen darauf beruht. Im Rahmen des Möglichen sollte versucht werden, den Anteil der einzelnen Mehrleistungen zu beziffern.

Die relevanten Gesichtspunkte der Darlegung muß das Prüforgan in seine Abwägung erkennbar einbeziehen. Grob gesagt gilt: Je umfassender und substanzhaltiger der Vortrag, desto höher werden die Anforderungen an den Abwägungsumfang und die Begründung im Bescheid, deren Unterschreitung zur Aufhebung und Zurückverweisung führt.

4.7.4 Die Darlegung der häufigsten Besonderheiten und typische Fehler

4.7.4.1 Erbringungsorientierte Argumentation

Beispiel (vgl. die Statistik im Anhang 4): Allgemeinarzt Dr. A. wurde **111** vom Prüfungsausschuß in der Leistungsgruppe Sonderleistungen gekürzt, da die gewichtete Überschreitung 81,2 % beträgt. Die Anforderung Besuche (LG 02) wird dagegen anerkannt. Die Einzelleistungsstatistik deckt Überschreitungen bei den Infusionen (GO-Nr. 270 ff.), Injektionen (GO-Nr. 252), Lokalanästhesien der kleinen Wirbelgelenke (GO-Nr. 415), der Überprüfung eines neurologischen Erkrankungsverlaufes (GO-Nr. 801), der psychiatrischen Interventionen (GO-Nr. 825), der Wunderstversorgung (GO-Nr. 2003), der Kleinchirurgie (GO-Nr. 2021) und der chirotherapeutischen Leistungen (GO-Nr. 3210) auf. Im Widerspruchsverfahren trägt der bevollmächtigte Rechtsanwalt vor: „Aufgrund seiner Vorbildung (wird ausgeführt) auf kardiologischem und nephrologischem Gebiet kann mein Mandant seine Patienten umfassender und besser behandeln als dessen Kollegen. Er arbeitet auch schmerztherapeutisch, wodurch sich der Mehraufwand bei den Injektionen und Infusionen erklärt. Im Gegensatz zu den Kollegen nimmt er sich mehr Zeit für psychisch auffällige Patienten und beschränkt sich nicht auf die Verordnung von Psychopharmaka. Wie man unschwer aus der Statistik ersehen kann, kommen gehäuft Patienten mit Nekrosen und Platzwunden in die Praxis. Die Leistung der GO-Nr. 3210 wird nur von einem geringen Teil der Gruppe erbracht und muß als Besonderheit gewertet werden.

In vielfältigen Schattierungen schleicht sich die dargestellte Argumenta- **112** tion in die Begründungen ein. Der Mißerfolg ist vorprogrammiert.

Den Argumenten ist gemein, daß sie von der Seite der Leistungserbringung aus argumentieren. Daß die Leistungen vermehrt erbracht werden, ist unstrittig; darum geht es ja gerade. Es ist irrelevant, darzutun, daß andere, spezialisierte Behandlungen oder Therapieformen erbracht wurden. Leistungsangebot und Leistungserbringung sagen nichts darüber aus, ob sie auch wirtschaftlich waren. Das kann nur durch eine abweichende Patientenzusammensetzung geschehen.

Auch bei gruppenuntypischen Leistungen, d. h. solchen, die nur von **113** wenigen Ärzten der Vergleichsgruppe abgerechnet werden, gilt im Prinzip nichts anderes. Wenn die Mehrzahl der Gruppe die Abrechnungsmöglichkeit besitzt, wäre an einen fehlenden Bedarf zu denken. Nur wenn eine besondere apparative Ausstattung – besitzt also der Arzt ein Gerät, welches sich in den Vergleichspraxen nicht findet – zugrunde liegt oder nicht jeder die Ziffer abrechnen darf, läßt sich erwägen, ob der Ausschuß nicht zumindest das insoweitige Vorliegen des besonderen Klientels, das die Untersuchung auch benötigte, in seine Beurteilungen erkennbar aufnehmen muß. Zumindest unter dem Gesichtspunkt ersparter Aufwendungen sollte der Umstand Beachtung finden (zu Bes./Einsp. bei besonderer apparativer Ausstattung: BSG Urt. v. 9.5. 1985 SozR 2200 § 386 n NR. 39).

114   Völlig fehl am Platz sind alle Versuche, die eigene Behandlungsweise und die gewählten Therapien als die medizinisch eigentlich Gebotenen hinzustellen. Zu unterstellen ist, daß die Ärzte der Vergleichsgruppe eine ausreichende, zweckmäßige und wirtschaftliche Versorgung betreiben. Der Beschwerdeausschuß würde nicht rechtsfehlerhaft handeln, wenn er das Widerspruchsvorbringen des Dr. A. bei seiner Beurteilung übergeht.

4.7.4.2 Unsubstantiierte Darlegungen

115   Der Anwalt des Dr. A. trägt alternativ vor dem Beschwerdeausschuß vor: Die Überschreitung beruht zum großen Teil auf einigen schweren Fällen. Unter den Patienten finden sich vermehrt Patienten mit orthopädischen Krankheitsbildern, die chirotherapeutische Behandlungen nachfragen und benötigen. Ferner gibt es vermehrt Patienten mit phlebologischen Krankheitsbildern und Schmerzpatienten, die angesichts der Gemengelage an organischen, psychischen und psychosomatischen Beschwerden erfolglos durch andere Ärzte vorbehandelt wurden und verstärkt Schmerztherapie (Infusionen, Injektionen) und Gesprächsleistungen (GO-Nr. 820–825) benötigen. Ein überdurchschnittlich hoher Anteil der Patienten sind Rentner, die bekanntlich besonders teuer sind. I. Ü. beweisen die in der Statistik ablesbaren Einsparungen bei den Krankenhauseinweisungen die Gesamtwirtschaftlichkeit.

116   Nunmehr wird im Ansatz völlig richtig der Mehraufwand bei Einzelleistungspositionen, der in das Spartenergebnis einfließt, mit einer abweichenden Patientenzusammensetzung gerechtfertigt. Allerdings bleibt der Vortrag bei einem bloßen Behaupten stehen, und würde, um als substantiiert gelten zu können, die Existenz entsprechender gesicherter Erfahrungssätze voraussetzen, die es nicht gibt. Deshalb ist es zwingend, die abweichende, den Mehraufwand begründende Patientenzusammensetzung nachzuweisen. Im folgenden sollen am Beispiel die häufigsten Besonderheiten besprochen werden.

Schwere Einzelfälle

Es ist denkbar, daß der Fallwert durch einen überdurchschnittlich hohen **117** Anteil kostenintensiver Patienten beeinflußt wurde. Solche schweren Fälle kommen auch in den Vergleichspraxen vor. Deren Anzahl muß im Verhältnis zur Fallzahl gesehen werden, da die Kosten von z. B. 10 schweren Fällen bei größerer Fallzahl zunehmend leichter ausgeglichen werden können. Der bloße Hinweis auf viele schwere Fälle genügt nicht. Den Prüforganen ist nicht zumutbar, dazu Erhebungen anzustellen. Erforderlich ist die Nennung der betreffenden Patienten.

Anhand der Angaben auf den Behandlungsausweisen muß dann der Ausschuß beurteilen, ob nach Anteil und Schwere eine Abweichung von den Verhältnissen der Gruppe vorliegt. Bei zunehmender Anzahl und Schwere steigen die Anforderungen an die Begründungspflicht (im Falle einer Nichtanerkennung).

Betreibt der Arzt entsprechend der ihm erteilten Genehmigung als einer von wenigen z. B. Tumornachsorge (GO-Nr. 8650 ff.), wird der Ausschuß nicht begründungslos Mehraufwendungen bei Arzneiverordnungen (Chemotherapie) verneinen können, weil derartig kostenintensive Fälle in der Gruppe regelmäßig nicht vorkommen.

Massierung bestimmter Diagnosen/Krankheitsbilder

Hierbei sind vielfältige Fallgestaltungen möglich. Der Einwand, daß sich **118** häufiger, als in den Vergleichspraxen, z. B. Herzkranke oder wie im Beispiel orthopädisch, phlebologisch Erkrankte sowie Schmerzpatienten befänden, kann auf vielen Ursachen beruhen. Der Grund dafür kann z. B. in einer den Versicherten bekannten fachlichen Spezialisierung mit oder ohne Berufsbezeichnung, in der Anwendung einer bestimmten Methode (vgl. BSG Urt. v. 19. 12. 1985 Az. 6 RKa 13/84, zur Bobath-Methode eines Kinderarztes) oder in einer gruppenuntypischen Ausstattung (Arzt besitzt einziges Schilddrüsensono o. großes Labor) zu sehen sein. Die Betreuung eines Alten- und Pflegeheims wird gruppenuntypisch die Anforderung bei den Visiten (LG 01 Beratungen; GO-Ziff. 24 ff.) ansteigen lassen. Wie dargestellt, beweist die Leistungserbringung allein kein wirtschaftliches Handeln. Entscheidend ist, daß ein objektiver Bedarf bestand, weil die Patienten mit entsprechenden Indikationen (bei denen z. B. ein Schilddrüsensono veranlaßt war), den geprüften Arzt aufsuchten, sich daher die Patientenschaft insoweit von der Gruppe unterscheidet und deshalb die Mehrleistungen dennoch wirtschaftlich waren.

119 Der Nachweis der entsprechend abweichenden Patientenzusammensetzung kann erfolgen durch eine Aufstellung der Patienten mit Diagnosen
und Behandlungleistungen (Liste mit Nummern der Behandlungsausweise). Bei größerer Fallzahl bietet sich eine nach allgemeinen Kriterien
bestimmte Stichprobe an (jeder 20. Patient; die ersten 100 Behandlungsscheine etc.). Mit dem so nachvollziehbaren Vortrag muß sich der Ausschuß beschäftigen und bedarf bei Ablehnung ebenso nachvollziehbare
Gründe. Je stärker die Darlegung die Existenz einer Besonderheit nahe-
legt, desto größer werden die Anforderungen an die Begründung des
Prüforgans. Die Beurteilung, ob eine Abweichung von dem gruppentypischen Anteil der betreffenden Patienten vorliegt, der den Bereich der
normalen Streuung verläßt, unterfällt dem begründungspflichtigen
Beurteilungsspielraum, genauso wie die Einschätzung, ob und inwieweit die dort veranlaßten Behandlungsleistungen geboten waren. Deshalb sollten auch die mit dem höheren Anteil verknüpften Mehrleistungen möglichst konkret angegeben werden.

120 Behandelt der Arzt sein besonderes Patientengut mit einer besonderen
Therapieform, müßte der Ausschuß beurteilen, ob nicht die herkömmli-
che Methode ausreichend, geboten und nur insoweit Mehrbedarf anzuerkennen ist. Bei erfolglos Vortherapierten verengt sich sein im übrigen
weiter Spielraum. Die Ausübung besonderer Therapieformen rechtfertigt höhere Kosten nicht, wenn das Maß des Zumutbaren überschritten
wird (BSGE 50, 84, 87; SozR 2200 § 368e Nr. 4; zum Verh. v. Therapiefreiheit und Wirtschaftlichkeitsgebot). Ein subjektiv anspruchsvoller
Patientenkreis stellt keine Besonderheit dar. Hier liegt häufig das
Dilemma bei der Behandlung sogenannter Schmerzpatienten. Diese
haben bereits eine Reihe von Ärzten erfolglos ausprobiert und sammeln
sich letztlich bei denen, die am häufigsten Maßnahmen der Linderung
zu ergreifen scheinen. Die Beurteilung, ob und inwieweit eine wirtschaftliche, nicht erwartungsinduzierte Behandlungs- und Verordnungsweise vorliegt, wird dadurch besonders schwierig.

121 Bezieht sich die geltend gemachte Besonderheit auf eine berufsrechtlich
geregelte Teilgebiets-/Zusatzbezeichnung (Beispiel: Chirotherapie), kann
diese ausreichen, um auch ohne Nachweis einer diagnosemäßigen Massierung eine Prüfpflicht auszulösen (s. Rz. 64). Will der Ausschuß einen
Mehrbedarf ablehnen, muß er dies ausdrücklich begründen. Mit Blick,
auf die vorzunehmende Bewertung des anzuerkennenden Mehraufwands empfiehlt es sich gerade dann den Behandlungsumfang darzustellen, wenn sich der Mehraufwand (z.B. der Chirotherapie) nicht in
typischen Ziffern (vgl. GO-Nr. 3210ff.) erschöpft, sondern mittelbar

auch zu völlig üblichen Leistungen (z. B. Injektionen, psychosomatische Beh.) beiträgt.

Abweichende Altersstruktur

Häufig werden Abweichungen in der Altersverteilung angeführt, die zu **122** einer Verteuerung führen. Die meisten Prüfvereinbarungen sehen eine Gewichtung des Fallwertes nach dem Patientenanteil an Mitgliedern (versicherungspflichtige Arbeitnehmer u. freiwillig Versicherte), Mitversicherte (Ehegatten und Kinder der Mitglieder) und Angehörige der Krankenversicherung der Rentner (vgl. Statistik Anhang 4 und Rz. 50) vor. Die Teilfallwerte werden entsprechend dem Anteil des Arztes zu einem gewichteten Gruppenfallwert zusammengesetzt. Eine abweichende Altersstruktur, wie ein erhöhter Rentneranteil, wird dadurch berücksichtigt.

Eine statistische Überschreitung kann somit allenfalls auf eine besondere **123** Zusammensetzung innerhalb der drei Gruppen gestützt werden, z. B. eine besondere Massierung früher Jahrgänge innerhalb der Rentner. Die Behauptung erfordert eine Patientenanalyse nach Altersgruppen mit Gegenüberstellung der Fallwerte. Dem Prüforgan ist abgesehen von Offensichtlichkeitsfällen nicht zuzumuten, selbst Strukturabweichungen und darauf entfallenden Mehraufwand zu ermitteln. Sieht die Prüfvereinbarung keine Gewichtung vor (insbesondere bei noch anhängigen Altquartalen), kann ein erhöhter Rentneranteil geltend gemacht werden, der jedoch darzulegen ist. Mittlerweile ist das Bestehen eines Erfahrungssatzes dahingehend anzuerkennen, daß Rentner überdurchschnittliche Behandlungskosten verursachen. Bei Nachweis eines erheblich höheren Rentneranteils – geringfügige Unterschiede werden durch den Streubereich berücksichtigt – könnte der Nachweis des kausalen Mehraufwands entfallen.

Überdurchschnittlicher Frauen- oder Ausländeranteil

Zwar erscheint es durchaus denkbar, daß weibliche Patienten, noch **124** dazu bestimmter Altersgruppen, teurer sind, weil bestimmte Untersuchungs- und Behandlungsleistungen häufiger erbracht werden müssen. Ein allgemeiner Erfahrungssatz besteht jedoch nicht. Die Behauptung einer Praxisbesonderheit erfordert daher neben der Darstellung des eigenen Frauenanteils auch eine Analyse der korrelierenden Fallwerte und die Darstellung der Leistungen.

Gleiches gilt für die in Mode gekommene Behauptung eines hohen Aus- **125** länderanteils. Unverzichtbar ist auch hier die nachprüfbare Darstellung, welche Ausländergruppe aus welchem Grund welche Leistungen gehäuft benötigte, weil z. B. eine bestimmte Erkrankung öfters auftrat. Unschlüssig erscheint dagegen die gelegentlich zu hörende Behauptung, wegen Sprachbarrieren und Mentalitätsunterschieden bedürfe es häufiger Beratungen oder Untersuchungen (vgl. Bay. LSG Urt. v. 12. 2. 1992 Az. L 12 Ka 175/90).

Neu eröffnete Praxis

126 Keine Praxisbesonderheit stellt der Einwand dar, man habe als Anfägerpraxis Schwierigkeiten mit der Einschätzung des gebotenen Behandlungsumfangs gehabt. Die Unerfahrenheit des Arztes mag zwar entschuldbar sein, ist jedoch unwirtschaftlich. Zu berücksichtigen wäre der Umstand allenfalls bei der Maßnahmenauswahl und der Kürzungshöhe (s. Rz. 159 ff.).

127 Eine völlig andere, sinnvolle Argumentationsrichtung verfolgt die Darlegung eines erhöhten Anteils diagnosemäßig unbekannten Patienten. Selbstverständlich ist jeder Arzt verpflichtet, neue, unbekannte Patienten zuerst entsprechend den vorgebrachten Beschwerden und den sich ableitenden Risiken zu untersuchen (LG 03 eingeh. Unters. und LG 08 Sonderleistungen könnten betroffen sein), um dann geeignete Behandlungen und Verordnungen durchführen zu können. Mit fortschreitender Praxiseinführung tendiert der Anteil zu der gruppentypischen Fluktuationsquote. Jeden neuen Patienten routinemäßig völlig durchzuuntersuchen ist jedoch nicht erforderlich und wirtschaftlich. Im Prüfverfahren erfolgt der Nachweis am besten durch eine Liste der neuen Patienten und der jeweils vorgenommenen Untersuchungsleistung. Davon ausgehend muß das Prüforgan beurteilen, ob ein abweichender Anteil neuer Patienten vorliegt, die veranlaßten Untersuchungen angemessen waren, um ggf. den Mehrbedarf an Untersuchungen zu bestimmen.

Landpraxis

128 Auch gruppenabweichende Gegebenheiten können das Patientengut beeinflussen. Das Leistungsprofil von städtischen und ländlichen Praxen differiert erheblich. Besteht eine typische Landpraxis, kann ein Mehrbedarf an Besuchen (dürftige Verkehrsanbindung) und an kleinchirurgischen Leistungen (etwa bei weit entferntem Krankenhaus) Platz greifen. Die Besonderheit und die Auswirkung sind darzulegen. Der Umfang der Berücksichtigung wird von den Gegebenheiten der Gruppe, z. B. inwieweit diese von Landpraxen geprägt sind, abhängen.

Notfall- und Vertretertätigkeit

Übernimmt der Arzt häufiger als andere Vertretungen und Notfallbe-   **129**
handlungen (erkennbar an entsprechend gekennzeichneten Behandlungsausweisen), so kann ebenfalls ein Untersuchungsmehraufwand
(LG 03 eingeh. Unt.) der regelmäßig unbekannten Patienten bestehen.
Hier kann es ausreichen, den Anteil anzugeben und den Mehraufwand
an den Leistungen zu behaupten, da das Auffinden und die Durchsicht
der besonderen Behandlungsausweise dem Ausschuß leicht möglich
und zumutbar ist. Im Sonderleistungsbereich steht dagegen tendenziell
ein Absinken des Fallwertes zu erwarten (Verdünnungseffekt), da diese
Patienten eher nur akut versorgt und vom „eigenen" Arzt weiterbehan-
delt werden.

Niedrige Fallzahl

Wenige Patienten rechtfertigen keinen höheren Aufwand. Eine Berufung   **130**
auf die kleine Fallzahl erscheint nur relevant, wenn sie wegen der geringen Verdünnungsmöglichkeit in Verbindung mit dem Vorbringen schwerer Einzelfälle erfolgt (vgl. Rz. 68, 117).

Überlange Sprechzeiten; dauernde Erreichbarkeit

Die Behandlungsnotwendigkeiten dürften sich nicht verändern, wenn   **131**
der Arzt auch abends- oder am Wochenende zur Verfügung steht. Der
Arzt bietet lediglich seine Leistung umfänglicher an. Dennoch haben
diese Ärzte bei gruppentypischen Patientengut häufig Schwierigkeiten
mit ihren Fallwerten. Eine relevante Darlegung bestünde darin, aufzuzeigen, ob und inwieweit notwendige Behandlungen, die sonst durch
den ärztlichen Notdienst, etwa bei akuten Krankheitsschüben, hätten
erfolgen müssen, eingespart wurden. Die Behandlungsausweise, auf
denen Wochenendbehandlungen abgerechnet sind, sollten dazu aufbereitet werden.

Überweisungsfälle

Die Überweisungsquote von Patienten durch andere Ärzte ist unter-   **132**
schiedlich hoch. Diese Patienten könnten strukturell teurer sein, da sie
entweder erfolglos vortherapiert sind oder einen fachärztlich-speziellen
Bedarf haben. Eine Rolle spielt die Divergenz zwischen fachärztlichem
und allgemeinem Patientenklientel vor allem bei den häufig direkt kon-
sultierten Internisten, Allgemeinärzten mit Zusatzqualifikationen und
zum Teil bei den HNO-Ärzten. Ein allgemeiner Erfahrungssatz, der

einen generellen Mehraufwand der fachärztlichen Versorgung oder bei der Behandlung von Überweisungspatienten beinhaltet, besteht und bestand nicht. Mit Ausnahme der Zielaufträge, die aus dem Vergleich herausgenommen werden sollten oder als Praxisbesonderheiten zu werten wären (vgl. BSG Urt. v. 19. 11. 1985 USK 85215, 1148), zeichnet der übernehmende Arzt für Umfang und Auswahl der Leistungserbringung verantwortlich (vgl. zu den Überweisungsarten § 24 BMV-Ä). Es wären die einzelnen Überweisungsfälle näher zu beleuchten, um hier einen komplizierten Patientenstamm, etwa anhand einer Massierung bestimmter Diagnosebilder, herauszuarbeiten. Ist dies wegen diagnosemäßiger Vielfalt unmöglich, könnte stichprobenartig ein patientenstammbezogener Fallwert vorgetragen werden (vgl. Spellbrink, Wirtschaftlichkeitsprüfung, Rn. 674).

4.7.5 Einsparungen

133 In obigen Beispiel beruft sich der Bevollmächtigte des Dr. A. auf Einsparungen bei den Krankenhauseinweisungen, die bereits durch die Abrechnungsstatistik bewiesen seien.

Während es sich bei einer Besonderheit gerade nicht um eine mehr als notwendige Maßnahme handelt, nimmt der Arzt bei Einsparungen eine Mehrbehandlung in bezug auf den Prüfungsgegenstand in Kauf, erzielt aber gleichzeitig einen Minderaufwand in anderen Versorgungsbereichen, die den – bei isolierter Betrachtung des Prüfungsgegenstandes – nicht mehr notwendigen Aufwand bei Gesamtkostenbetrachtung als wirtschaftlich erscheinen läßt (Therapiefreiheit). Trotz zulässiger Beschränkung des Prüfungsgegenstandes ist die Gesamttätigkeit zu berücksichtigen (§ 47 Abs. 2 BMV-Ä). Bei der Sparten- und noch mehr bei der Einzelleistungsprüfung kommt der Beurteilung von Einsp. besonderer Stellenwert zu. Die Berufung auf Einsparungen bei Arzneiverordnungen und Krankenhauskosten stellt die häufigste Einwendung dar. Zu denken ist aber auch an Einsparungen bei einer anderen als der geprüften Leistungssparte (Spartenvergleich) bzw. anderen Einzelleistungen (Einzelleistungsvergleich), bei den phys.-med. Verordnungen u. ä.

134 Die von Dr. A. gewählte Form des Vortrags erweist sich als unbrauchbar. Die Statistik beweist nur einen Minderaufwand gegenüber der Gruppe und keine Einsparung. Die Unterschreitung könnte zwar tatsächlich durch den beanstandeten Mehraufwand, aber auch durch eine andere, z. B. vergleichsweise junge Klientel, durch Überweisungen der betreffenden Fälle zu Fachärzten (Abschieben) oder durch sonstige Umstände (z. B. durch Mehraufwand in einer nicht geprüften Sparte) verursacht sein.

Der Beweis der Einsparungen setzt daher nicht nur den   135

– Beweis von Minderaufwand voraus, der regelmäßig durch die Statistik geführt werden kann, sondern zusätzlich auch den

– Nachweis eines Kausalzusammenhangs mit dem beanstandeten Bereich, der anhand

– des Einzelfalls zu führen ist (BSG Urt. v. 15. 4. 1986 SozR 2200 § 368 n Nr. 43 S. 143 f.; v. 8. 5. 1985 dto. Nr. 36 S. 121 zu Verordnungen).

Bei Krankenhauseinsparungen wird es sich ohnehin nur um wenige   136 Einzelfälle handeln. Bei Medikamenteneinsparungen könnte der Kausalbeweis anhand einer größeren Stichprobe (z. B. die alphabetisch ersten 100 Fälle oder alle Rentner) erfolgen. Vom Anwalt des Dr. A. wäre zu erläutern, bei welchem Patienten, durch welche der beanstandeten Maßnahmen und aus welchem Grund eine an sich notwendige Einweisung vermieden wurde. Zu den Fällen muß der Ausschuß im Bescheid Stellung nehmen, wobei sachfremde Erwägungen zur Fehlerhaftigkeit führen.

Die Beschwerdeausschüsse vereinfachen sich gelegentlich die Beurtei-   137 lung dadurch, daß die Notwendigkeit von Einweisungen verneint wird, weil eine solche unzulässig sei, solange eine ambulante Behandlung noch möglich wäre, was ja der Fall gewesen sei. Diese Beurteilung ist unhaltbar. Sie führt dazu, daß eine ambulant durchgeführte Behandlung niemals eine Einweisung vermeidet, auch wenn der Arzt diese durch einen größeren Aufwand erarbeitet. Bei der Beurteilung, ob die Einweisung vermieden wurde, muß vom durchschnittlichen Einweisungsverhalten der Gruppe ausgegangen werden, zumal dieses als wirtschaftlich zu gelten hat.

4.7.6 Sitzung des Beschwerdeausschusses als letztmöglicher Darlegungszeitpunkt

Bei der im Wirtschaftlichkeitsprüfverfahren infolge stark ausgeprägter   138 Mitwirkungspflicht bestehenden umfänglichen Darlegungslast des Arztes muß eine zeitliche Komponente beachtet werden.

Denn der Arzt muß Einwendungen gegen den Anschein der Unwirtschaftlichkeit spätestens bis zum Schluß der mündlichen Verhandlung des Beschwerdeausschusses erheben. Mit erst im Gerichtsverfahren vorgebrachter Beweisführung ist er ausgeschlossen. Hat er beispielsweise im Widerspruchschreiben Besonderheiten behauptet, führt der dem Sozialgericht vorgelegte Beweis durch eine umfassende Darlegung der Praxisstruktur nicht zum Klageerfolg.

139 Diese nirgendwo normierte, im sozialgerichtlichen Verfahren erstaunliche faktische Präklusion kann nur durch den Beurteilungsspielraum der Prüforgane gerechtfertigt werden. Da sich die gerichtliche Überprüfung auf eine fehlerfreie Beurteilung auf der Grundlage der vorhandenen Darlegungen beschränkt, kann nachgeschobener Vortrag keine Fehlerhaftigkeit bewirken (BSG Urt. v. 8. 5. 1985 6 RKa 24/83, Urt. v. 20. 7. 1988 SozR 2200 § 368 n Nr. 57).

140 Im gleichen Urteil (Urt. v. 20. 7. 1988, a. a. O.) nahm der Senat eine Pflicht des Beschwerdeausschusses an, dem Kassenarzt zur Ergänzung seines Vortrages eine Frist zu setzen und ihn auf die Ausschlußwirkung hinzuweisen, wenn eine Ergänzung zu erwarten ist. Der Pflicht entledigen sich die Ausschüsse heute durch formularmäßigen Hinweis in der Ladung zur Sitzung. Handelt es sich um konkrete einzelne Punkte, zu denen dem Ausschuß weitere Angaben fehlen, kann der allgemeine Hinweis unter Umständen nicht mehr genügen.

141 Für den im Verwaltungsverfahren mandatierten Anwalt bedeutet dies, schon im Widerspruchsverfahren die Beweisführung vollständig aufzubereiten und darzulegen. Entschied der Beschwerdeausschuß bereits, bleibt nur noch übrig, den Bescheid anhand des mehr oder weniger sinvollen Vorbringens des Mandanten auf Fehlerhaftigkeit zu überprüfen.

4.7.7. Verzahnung von Darlegungsumfang und Begründungsintensität

142 Allgemein läßt sich die Wechselwirkung zwischen dem Umfang der Darlegung von Besonderheiten/Einsparungen einerseits und dem Umfang der Abwägung durch den Ausschuß andererseits wie folgt zusammenfassen:

Umstände, die offen liegen (Zusatzbezeichnung, Abrechnung chiroth. Leistungen), sind ohne Darlegung in die Beurteilung einzubeziehen, soweit sie erkennbar sind. Statistische Hinweise, die eine Besonderheit als möglich erscheinen lassen, sind jedoch keine sicher erkennbaren Umstände.

Umstände, die innerhalb der normalen Streuung der Fallgruppe liegen, sind vom Streubereich erfaßt und keine Praxisbesonderheiten (BSG Urt. v. 9. 5. 1985 USK 82218, S. 993 ff.). Auch bei Darlegung kann das Vorbringen unberücksichtigt bleiben.

143 Die unsubstantiierte Darlegung relevanter Umstände löst grundsätzlich keine besondere Begründungspflicht aus, da eigene Ermittlungen den Prüfgremien nicht zumutbar sind. Die Beurteilungsgrundlage beschränkt sich grundsätzlich auf eine allgemeine, stichprobenhafte

Durchsicht der Behandlungsausweise (BSG Urt. v. 9. 5. 1985 SozR 2200 § 368 n Nr. 39). Nur dann, wenn unterhalb der Schwelle eines Nachweises, Indizien für das Bestehen einer Besonderheit sprechen, kann ausnahmsweise – im Rahmen der Zumutbarkeit – im Einzelfall eine intensivere Beschäftigung mit den Behandlungsausweisen erforderlich werden (z. B. Altenheimbetreuung u. Zusatzbezeichnung, wenn entspr. GO-Nummern umfänglich abgerechnet wurden).

Substantiierte Darlegungen sind in Beurteilungen und Bescheidbegründung einzubeziehen, wobei ein innerer Zusammenhang zwischen Begründungsbedarf und Gewichtigkeit der Darlegung besteht.

4.8 Die Quantifizierung der Besonderheiten/Einsparungen

Angenommen, der Beschwerdeausschuß erkennt im Fall des Dr. A. tatsächlich Einweisungseinsparungen sowie ein schmerztherapeutisch und chirotherapeutisch geprägtes Patientengut dem Grunde nach an. Er bewertet die Einsparungen mit 10 P., die Besonderheiten mit 5 P. (Schmerzth.) und 20 P. (Chiroth.). Dadurch verbleibt ein unwirtschaftlicher Teil des Fallwerts (325,2 P.) von 290,2 P. (= 290,2 P. : 179,2 Fallw. Gr. = 61, 58 %). Die vom Prüfungsausschuß verfügte Kürzung von 20 Punkten/Fall wird bestätigt. **144**

Der Arzt konnte dem Grunde nach überzeugen. Die Problematik verschiebt sich nun zur Frage der Bemessung des anzuerkennenden Mehraufwandes hin. Wann darf geschätzt werden? Im Beispiel keimt der Verdacht der „ergebnisorientierten Hinschätzung" auf. Wie Inseln im Nebel tauchen Zahlen auf, die, einem Wunder gleich, die Bestätigung der Kürzungsmaßnahme ermöglichen.

In aller Regel wird es nicht möglich sein, die exakte Auswirkung jeder Besonderheit/Einsparung auf den Fallwert zu bestimmen. Denn häufig steht ihr Umfang nicht fest (z. B. wieviel Tage hätten die Einzuweisenden stationär verbracht?). Daneben ist nur der gruppenabweichende Mehrbedarf anzusetzen. Besteht eine Besonderheit an x- und y-Untersuchungen, kann nicht der gesamte Leistungsbedarf anerkannt werden, wenn diese auch in der Gruppe in geringerem Umfang erbracht werden. Der Arzt hatte den Umfang nicht genau dargelegt oder darlegen können. Eine Auswertung von Einzelfällen ist unzumutbar. **145**

Die Befugnis zur quantitativen Schätzung wird daher allgemein anerkannt (BSG Urt. v. 8. 5. 1985 SozR 2200 Nr. 36; Urt. v. 9. 5. 1985 a. a. O.), wobei die Bemessung dem Beurteilungsspielraum unterfällt. Allerdings muß das Prüforgan – im Rahmen des Zumutbaren – die Schätzgrund- **146** lagen so genau wie möglich angeben. Das sind die Gesichtspunkte, die der Schätzung zugrunde gelegt wurden (BSG Urt. v. 19. 11. 1985 USK 85215, 1147 ff.). Fehlt deren Angabe oder greift es auf andere Gesichtspunkte zurück, obwohl eindeutig konkretere Grundlagen vorhanden sind, so wäre das beurteilungsunterschreitend bzw. -überschreitend.

147 Die häufig anzutreffende „freie", unbegründete Schätzung kann nur dann Bestand haben, wenn keine konkreten Umstände bekannt sind, die Grundlage einer Schätzung sein könnten. Das Zusammenspiel von Abwägungs- und Begründungspflicht und Darlegungslast setzt sich hier nur fort: Sind keine Schätzgrundlagen vorhanden, u. a. weil der Arzt nicht umfassend genug mitwirkte, bleibt allein der Sachverstand der Ausschußmitglieder übrig, gestützt auf allgemeine Erfahrung eine Schätzung „im freien Raum" vorzunehmen.

148 Im Beispiel kann der chirotherapeutische Aufwand in der Abrechnungsstatistik (Nr. 3210 ff.; unter 10 % der Gruppe erbringt entspr. Leistg.) abgelesen werden. Von diesen konkreten Schätzungsgrundlagen hätte der Beschwerdeausschuß ausgehen müssen, indem er die Mehrabrechnung ansetzt oder darlegt, warum deren Umfang nicht mehr als wirtschaftlich gelten kann. Darüber hinaus liegen Umstände, an denen eine Schätzung ausgerichtet werden könnte, nicht vor, letztlich auch weil keine substantiierte Darlegung erfolgte.

149 Unzulässig ist die nicht seltene Vorgehensweise der Beschwerdeausschüsse, unter Verweis auf eine großzügig belassene Restüberschreitung den anzuerkennenden wirtschaftlichen Aufwand nicht zu beziffern (BSG Urt. v. 22. 5. 1984 USK 8424, 1242). Die Feststellung des wirtschaftlichen bzw. unwirtschaftlichen Aufwands ist unverzichtbar, da die Restüberschreitung sich auf den Gruppenfallwert bezieht und nichts darüber aussagt, inwieweit sie im Einzelfall durch Besonderheiten gedeckt ist.

4.9 Überprüfung des Unwirtschaftlichkeitsanscheins als neuer Prüfungsschritt

150 Beispiel: Der Gruppenfallwert bei den Sonderleistungen beträgt 100 Punkte; Arzt 1 fordert einen Fw. von 200 P., Arzt 2 von 139 P. an. Arzt 1 kann eine Besonderheit von 70 P. nachweisen, weil er, einem regionalen Bedürfnis folgend, als einziger die Untersuchung x erbringt. Arzt 2 kann dagegen keine Besonderheiten/Einsparungen vorweisen.

151 Für den Arztanwalt von höchstem Interesse ist die bereits oben angesprochene Rechtsprechungsänderung. Die Prüfpraxis reagierte mit einer

gewissen zeitlichen Verzögerung, was daran liegen mag, daß das BSG zwar die bisherige Vorgehensweise bemängelte, ohne zu sagen, wie richtigerweise zu verfahren sei. Die bis dahin erlassenen, nicht bestandskräftigen Bescheide der Beschwerdeausschüsse entsprechen teilweise nicht den (neuen) Anforderungen.

Das Gericht forderte mit zwei Urteilen vom 9. 3. 1994 (6 RKa 17/92 u. 18/92), bei der Beurteilung zum Bestehen eines oM sämtliche nach individueller Betrachtung anzuerkennenden Besonderheiten/Einsparungen mit einzubeziehen. Oben wurde bereits begründet, daß dies keine Änderung der Prüfungsabfolge bis zu dieser Stelle erfordert (s. Rz. 100 ff.), nunmehr aber nach der Quantifizierung der Besonderheiten/Einsparungen grundsätzlich eine nochmalige Beurteilung zum Bestehen eines oM zu verlangen ist.

Das Beispiel veranschaulicht das Problem: Arzt 1 überschreitet den **152** Schnitt um 100 %, womit er statistisch betrachtet klar im Bereich des oM liegt. Nach bisherigem Verständnis konnte nach erfolgter individueller Prüfung sogleich der nicht gedeckte Mehrbedarf von 30 P. (200 P. abzgl. 70 P. Bes.) als unwirtschaftlich gekürzt werden; mit Begründung u. U. bis zur Streubereichsgrenze (100 P. + 20 %) und darüber hinaus. Arzt 1 läuft so in eine Kürzung von bis zu 10 P. hinein, obwohl die sich nach der zweiten Stufe ergebende unwirtschaftliche Überschreitung (bereinigter Fw. 130 P. : 100 P.) nur noch 30 % beträgt. Arzt 2, der mangels Besonderheiten noch unterhalb der Schwelle des oM (Übergangsbereich) liegt und allein deswegen unauffällig bleibt, leistet sich eine zweifelhaft wirtschaftliche Überschreitung von 39 %.

Die vor Art. 3 GG nur schwer hinnehmbare Ungleichbehandlung wird **153** vermieden, wenn die Prüfgremien den statistisch fundierten Unwirtschaftlichkeitsanschein anhand des individuellen wirtschaftlichen Fallwerts nach Abschluß der zweiten Stufe überprüfen, wobei auch hier Beurteilungsspielraum und Begründungspflicht besteht. Der Schluß von einem bestimmten Ausmaß der Fallkostendifferenz (oM) auf die Unwirtschaftlichkeit ist nur dann unbedenklich, wenn die wesentlichen Leistungsbedingungen des geprüften Arztes mit denen der in der Statistik berücksichtigten Ärzte vergleichbar sind (vgl. Baader, Honorarkürzung und Schadensersatz im Kassenarztrecht, S. 10). Soweit aber besondere, abweichende Leistungsbedingungen anerkannt werden, ist insoweit die Vermutung widerlegt. Technisch muß ein Abzug vom Arztfallwert und die Bildung eines **bereinigten Fallwertes** vorgenommen werden (so bereits SG München Urt. v. 4. 5. 1993 Az S 42 Ka 806/92, Berufung eingelegt; ebenso Raddatz, WKR 6.6.8.3). Ein Zuschlag zum Gruppenfallwert wäre falsch, weil der Vergleich im Verhältnis zum als wirtschaftlich geltenden Gruppenaufwand erfolgt.

154   Einen weiteren gangbaren Weg in Gestalt der Berücksichtigung bei der Bestimmung des unwirtschaftlichen Mehraufwands (siehe sogleich) schlägt Clemens (in Schulin, Handbuch des Sozialversicherungsrechts Bd. 1, § 35 Rz. 134) vor. Er hält eine Begründung zur Umfangbestimmung des unwirtschaftlichen Fallwertteils nur dann für entbehrlich, wenn die Überschreitung nach Abzug von Besonderheiten/Einsparungen noch im oM-Bereich liegt und nicht in den Streubereich hinein gekürzt wird. Mit Einschränkung kann dem zugestimmt werden. M. E. stellt sich gerade die Frage, ob nach individueller Prüfung überhaupt noch sicher von einer Unwirtschaftlichkeit der Überschreitung ausgegangen werden kann. Zu fordern wäre eine Ja-/Nein-Entscheidung, die selbstverständlich auch beim unwirtschaftlichen Mehrbetrag erfolgen kann. Das BSG wird seine Absicht mit Sicherheit in Bälde erläutern.

155   Die verstärkte individuelle Ausrichtung des oM rechtfertigt es umgekehrt, die Schwelle des sicheren Schlusses auf die Unwirtschaftlichkeit bei niedrigeren Überschreitungssätzen anzusetzen, weil auf Besonderheiten beruhende Abweichungen nunmehr durch die Überprüfung besser korrigiert werden können. Eine große Übergangszone zur Abpolsterung von Unabwägbarkeiten erscheint nicht in dem Umfang erforderlich. Eine begründungslose Grenzziehung bei 35%–40%, zumindest bei homogenen Fachgruppen, wird nicht angreifbar sein.

156   In Zukunft muß immer dann, wenn in größerem Umfang Besonderheiten/Einsparungen anzuerkennen sind und infolge dessen der bereinigte Fallwert die Abweichung erheblich sinken läßt, eine ausdrückliche Überprüfung im Bescheid erfolgen. Die Prüfgremien könnten dann unter Umständen eine ergänzende Einzelfallbetrachtung vornehmen (s. Rz. 168). Bei Altbescheiden wird das Fehlen der Überprüfung hingenommen werden können, wenn nach Abzug der Besonderheiten die Überschreitung noch nicht die Übergangszone erreicht, wobei dessen Obergrenze bei 40% anzunehmen ist.

4.10 Feststellung des unwirtschaftlichen Mehraufwandes und Festsetzung der Prüfmaßnahme

4.10.1 Der unwirtschaftliche Mehrbetrag

157   Als bisher drittem und nach hier vertretener Auffassung viertem Schritt muß nun eine Bezifferung des unwirtschaftlichen Teils des Arztfallwerts erfolgen, wobei ebenfalls Beurteilungsspielraum besteht. Entsprechend

der Bemessung des Umfangs steigen aber die Begründungsanforderungen.

Wird (nach erfolgter Überprüfung und trotz der Höhe der bezifferten   158
Besonderheit/Einsparung) an der Feststellung des Bestehens eines oM
festgehalten, ist es beurteilungsfehlerfrei, wenn der gesamte durch
Besonderheit/Einsparung und Streubereich nicht gedeckte Mehraufwand (im Beispiel Arzt 1: 200 P. – 70 P. Bes. – 100 P. Gruppenfw. + 20 P.
Streubereich = 10 P.) ohne Begründung als unwirtschaftlich behandelt wird. Der ungedeckte Aufwand muß aber nicht in gleicher Höhe
unwirtschaftlich sein; z. B. kann eine über die normale Streuung hinausgehende Inhomogenität durch Streubereichserhöhung berücksichtigt
werden. Auch wenn der Fall Anlaß gibt, entsprechende Überlegungen
anzustellen, kann eine besondere Begründung unterbleiben, wenn der
(nach Kürzung) belassene Honorarbetrag noch im oM-Bereich (nach
Kürzung bleiben mind. 100 P. + 50 % = 150 P.) verbleibt (BSGE 71, 194,
201). Liegt dieser dagegen in der Übergangszone, muß eine Begründung
der Quantifizierung abgegeben werden. Will der Ausschuß zum Teil
auch den Mehraufwand, der innerhalb des Streubereichs liegt, als
unwirtschaftlich feststellen, muß er nachvollziehbar darlegen, aus welchem Grund im Einzelfall die normale statistische Streuung hier geringer zu bemessen ist.

4.10.2 Maßnahmen

§ 106 Abs. 5 S. 1 u. 2 SGB V und die Prüfvereinbarungen sehen als   159
Maßnahmen bei Wirtschaftlichkeitsverstößen die Beratung und eine
Kürzung des Honorars im geprüften Bereich vor. Den Prüfgremien steht
ein **Auswahlermessen** zu, welches nur auf fehlerhafte Betätigung
gerichtlich überprüfbar ist (§ 54 Abs. 2 S. 2 SGG).

4.10.2.1 Beratung

Die gezielte Beratung kann nach Ausspruch der Verpflichtung zur Teil-   160
nahme mündlich als Gespräch beauftragter Personen (wünschenswert
sind hier Fachkollegen, bei Verordnungsregreß u. U. Apotheker) mit dem
Geprüften konzipiert sein. Gerade bei Anfängern sollte diese Form viel
häufiger erfolgen. Sie kann aber auch schriftlich in Form einer Belehrung
im Bescheid erfolgen. Gelegentlich wird auch im Bescheidtenor schlicht
„eine Beratung erteilt", was einem Verweis gleichkommt. Die letzte Form
der ungezielten Beratung wird vom Wortsinn nur schwerlich erfaßt.

Gezielte Beratungen sollen weiteren Maßnahmen in der Regel vorange-   161
hen (§ 106 Abs. 5 S. 2 SGB V). Die Vorschrift ist nicht so zu verstehen,

daß die Maßnahmenauswahl ermessensfehlerhaft wird, wenn nicht bereits früher eine Beratung verhängt wurde (BSG Urt. v. 9. 3. 1994 6 RKa 17/92, den Regelungsgehalt offen lassend). Soll-Normen sind im Sozialrecht (vgl. § 48 Abs. 1 S. 2 SGB X) Muß-Vorschriften, es sei denn, es liegt ein atypischer Fall vor. Andererseits soll als weitere Einschränkung dies nur „in der Regel" gelten. Der Gesetzgeber verzichtet bei der Richtgrößenprüfung ganz auf die Beratung als Sanktion (vgl. § 106 Abs. 5a SGB V). Eine erkennbare Ermessensbetätigung wäre nur dann zu verlangen, wenn es sich um die erste Prüfung handelt, die weiteren Umstände dem Ausschuß die Prognose einer Verhaltensänderung (Anfängerpraxis; Überschreitung beruht auf wenigen Fehlern) aufdrängen und der unwirtschaftliche Mehrbetrag nicht so groß ist, daß das Sekundärziel der finanziellen Kompensation nicht mehr unbeachtet bleiben kann.

4.10.2.2 Honorarkürzung und Kürzungshöhe

162   Auch die Entscheidung zur Kürzungshöhe unterliegt dem Ermessen des Prüforgans. Grundsätzlich kann der gesamte unwirtschaftliche Mehraufwand gekürzt werden. Der Bescheid braucht Ermessensgründe nur in besonderen Fällen zu enthalten. Solche liegen vor, wenn die Kürzung in den Bereich der Übergangszone hinein erfolgt (erneut BSG Urt. v. 9. 3. 1994 6 RKa 18/92). Ganz dezidierte Erwägungen werden verlangt, wenn die Kürzung auch den Streubereich erfaßt (BSG Urt. v. 3. 6. 1987 SozR 2200 § 368n Nr. 49). Setzt sich die Kürzungshöheentscheidung zu früheren in Widerspruch, muß das ebenfalls begründet werden. So z. B. falls in einem weiteren Prüfquartal ein erheblich niedrigerer Mehraufwand umfänglicher gekürzt wird, als im Vorquartal; ein besonderer Fall ist zudem anzunehmen bei Anfängerschwierigkeiten für etwa drei Quartale (BSG Urt. v. 11. 6. 1986 SozR 2200 § 368n Nr. 44). Bei Prüfung von Einzelpositionen muß die Gesamtüberschreitung berücksichtigt werden, wobei ein unauffälliger Gesamtwert nicht a priori die Kürzung verbietet und diese auch zu einer Gesamtunterschreitung führen darf (BSGE 71, 194, 198ff.).

5 Weitere Überlegungen zur Streitbeendigung

163   Abgesehen von dem Bemühen um eine möglichst umfassende Darlegung der individuellen Praxisumstände sollten für eine optimale Vertretung des Arztes die nachstehenden Hinweise, die in den Folgekapiteln vertieft werden, in die Überlegungen einbezogen werden.

5.1 Vor- und Nachverhalten des Arztes

Bis zur rechtskräftigen Entscheidung über die erste Prüfmaßnahme **164** gehen mehrere Quartale ins Land. Nicht selten kommt es beim ersten Gerichtstermin dann zur Verhandlung über eine Bescheid- und Verfahrensserie. Die weitere statistische Entwicklung bis zum Verhandlungstermin muß daher unbedingt verfolgt werden.

Normalisierten sich die Überschreitungswerte, ohne daß hierfür eine objektive Veränderung angeführt werden kann, relativieren sich die früheren Darlegungen (angeblicher) Besonderheiten etwas. Gleichwohl ändert dies am Bestehen etwaiger Beurteilungs- und Begründungsfehler nichts. Positiv gesehen wurde das Primärziel der Verhaltenssteuerung erreicht. Die übrigen Beteiligten werden regelmäßig an einem Durchfechten nicht mehr interessiert sein, so daß eine gütliche Einigung sowohl ratsam aber auch möglich ist.

Zeigt das Abrechnungsverhalten keine Änderung, stehen weitere Prüf- **165** verfahren ins Haus, die noch verwaltungsmäßig anhängig sind, wenn die erste Bescheidserie verhandelt wird. Das anwaltliche Hauptaugenmerk muß nun auf eine streitige oder gütliche Klärung mit Blick auf die Zukunft gerichtet sein. Die Prozeßtaktik sollte von der Gewichtigkeit des Vortrages vor dem Beschwerdeausschuß abhängig gemacht werden. Erscheint dieser tragend, wäre die Entscheidung des Gerichtes zu suchen, um zukünftig den Beschwerdeausschuß zum Umdenken zu bewegen. Bei weiter fortgesetzter Unwirtschaftlichkeit nach erstmaligem Klagemißerfolg drohen Disziplinarmaßnahmen (s. Kap. 9), in Stufen bis zur Zulassungsentziehung. Dem sollte dann durch sofort einsetzende Verhaltensänderung Rechnung getragen werden.

5.2 Zeitpunkt der Mandatierung

Erfolgt die Bevollmächtigung noch rechtzeitig vor der Beschwerdeaus- **166** schußentscheidung, gebührt dem Ziel einer sauberen und umfassenden Darlegung der Besonderheiten/Einsparungen Vorrang, um Begründungsbedarf auszulösen und ihr Bestehen gerichtlich überprüfbar zu machen. Davon abgesehen, sind die Ausschußmitglieder einer überzeugenden Argumentation, auch jenseits des Beweises, zugänglich und erörterungsbereit. Bei späterer Mandatierung bleibt wegen des Ausschlusses weiteren Vorbringens nur, durch dennoch vorgebrachte Argumente, überzeugend auf die gegnerischen Beteiligten einzuwirken und zusätzlich die eigenen Chancen durch Aufspüren von Bescheidfehlern zu erhöhen.

5.3 Der gerichtliche und außergerichtliche Vergleich als Mittel der Streitbeendigung

167   Ergibt die gerichtliche Überprüfung einen Fehler bei der Beurteilungsbetätigung, führt dies zur Aufhebung bei gleichzeitiger Verpflichtung zur Neuverbescheidung gemäß der Rechtsauffassung des Gerichtes. Im nächsten Anlauf kann eine Kürzung auf niedrigerem Niveau und nicht selten mit besserer Begründung die gleiche Maßnahme noch einmal beschlossen werden. Das käme einerseits einem Phyrrus-Sieg gleich. Andererseits sind die ehren- bzw. nebenamtlich tätigen Beschwerdeausschußmitglieder in der Regel überlastet und zu einer gütlichen Einigung häufig bereit. Die wechselseitigen Zwänge sprechen für eine vergleichsweise und endgültige Streitbeendigung, wenn keine Klärung für die zukünftige Arbeit des Arztes unerläßlich erscheint.

6 Durchschnittswertprüfung mit ergänzender Einzelfallbetrachtung

168   Wegen der denkbaren Renaissance der bisher nur im zahnärztlichen Bereich nicht bedeutungslosen ergänzenden Einzelfallprüfung durch die neue Rechtsprechung des BSG (s. Rz. 150) wird die Sonderform der Durchschnittswertprüfung erst jetzt behandelt. Sie kommt in Betracht, wenn die Überschreitung in der Übergangszone (Zweifelszone) eines wirtschaftlichen Verhaltens liegt, mithin vom Bestehen eines oM noch nicht gesprochen werden kann. Sie muß von der Einzelfallprüfung mit Hochrechnung unterschieden werden. Höchstrichterliche Rechtsprechung gibt es nur wenig (BSG 9. 6. 1982 6 RKa 1/81, die grundsätzliche Zulässigkeit bejahend).

169   Der Anschein der Unwirtschaftlichkeit wird nicht auf die Feststellung des oM, sondern auf eine Überprüfung einer ausreichenden Anzahl von Einzelfällen, verbunden mit der den Streubereich überragenden Überschreitung, gestützt. Folgende Rechtmäßigkeitsvoraussetzungen sind zu fordern:

– eine quantitative und qualitative repräsentative Anzahl von Fällen

– eine Darlegung im Einzelfall, warum und in welchem Umfang Unwirtschaftlichkeiten vorliegen (vgl. Raddatz, WKR 6.3).

170   Beurteilungsspielraum und Begründungspflicht greifen auch hier Platz. Eine Einbeziehung von weniger als 20 % der Fallzahl, mindestens jedoch von 100 Fällen (vgl. Rz. 173) wäre rechtlich zweifelhaft. Die Auswahl sollte anhand allgemeiner Kriterien (größte Kasse, alphabtische Reihen-

folge etc.) erfolgen. Ein Herauspicken von Fällen ist unstatthaft. Die Anforderungen an den Nachweis der Unwirtschaftlichkeit sind weniger streng als bei der Einzelfallprüfung. Gefordert wird eine Einzelfallbetrachtung, bei der das Prüfgremium auf der Grundlage der vorhandenen Beweismittel eine eingeschränkt überprüfbare Beurteilung abgibt. Durch Ermittlung der Mehrkosten in den geprüften Fällen wird die bisher nicht sicher zu folgernde Unwirtschaftlichkeit der Überschreitung verifiziert. Der Geprüfte hat dann die Möglichkeit der Widerlegung des Anscheins.

7 Weitere Methoden der Prüfung der Behandlungsweise

Ein numerus clausus der Prüfmethoden existiert nicht. Den Partnern der 171 Selbstverwaltung und den Prüfgremien steht es frei, neue Prüfmethoden zu entwickeln und neben den explizit Genannten anzuwenden (§ 106 Abs. 3 SGB V), soweit nicht Bindungen in der PV entgegenstehen. Die Heranziehung anderer, von den Vertragspartnern nicht vereinbarter Prüfmethoden wäre dennoch zulässig und geboten, wenn die gesetzlich vorgesehen oder die vereinbarten Prüfarten ungeeignet erscheinen (BSG Urt. v. 30. 11. 1994 6 RKa 13/93). Ihre Bedeutung ist zur Zeit gering.

7.1 Die Einzelfallprüfung

Die Methode erfordert von Seiten des Prüfgremiums den vollen Beweis 172 der Unwirtschaftlichkeit der ärztlichen Maßnahmen bezogen auf den **einzelnen Behandlungsfall**. Angesichts des kaum verwertbaren Beweismittels „Patient", der als Laie zur Notwendigkeit einer Maßnahme wenig sagen kann und dem an Leistungsbegrenzung nichts liegt, sowie der als Beweisgrundlage kaum verwendbaren Arztaufzeichnungen, tritt Beweisnot auf. Die Beweisanforderungen sind hoch. In ihrer **uneingeschränkten** Form verlangt der Beweis eine Untersuchung des Patienten. Die **allein praktizierte eingeschränkte Form** unterstellt die Arztaufzeichnungen (Diagnosen, Befunde) als wahr (BSG Urt. v. 8. 4. 1992 SozR 3-2500 § 106 Nr. 10 zur eingeschränkten E.; BSGE 62, 18 ff.).

Eine gewisse Bedeutung erlangte die Prüfung der Übereinstimmung mit Richtlinien im Verordnungsbereich als eine Unterform der Einzelfallprüfung, die dort behandelt werden wird (Rz. 186 ff.).

7.2 Die repräsentative Einzelfallprüfung mit Hochrechnung

Die Durchschnittswertprüfung scheidet als Prüfmethode aus, wenn eine 173 Vergleichbarkeit der Praxis mit der Gruppe nicht mehr angenommen werden kann (vgl. Rz. 60 f.). Gleiches gilt für die streng abzugrenzende ergänzende Einzelfallbetrachtung, die als Sonderform der Durchschnittswertprüfung den gleichen Voraussetzungen unterliegt. Jene Praxen müßten nur die Kontrolle der Einzelfälle (nunmehr auch den Vertikalvergleich) fürchten. Um auch hier die Erfüllung des Wirtschaftlichkeitsgebots transparent machen zu können, kann eine Einzelfallprüfung nur auf eine Stichprobe beschränkt werden. Der ermittelte unwirtschaftliche Mehraufwand wird dann auf die Gesamtfallzahl hochgerechnet (z. B. ergibt die Prüfung von 100 der 400 Fälle zusammen 500 DM unwirtsch. Aufw., wird das Honorar um 2000 DM gekürzt). Das BSG erkannte diese Methode als grundsätzlich möglich und selbständige Form an und setzte folgende Anforderungen fest (Urt. v. 8. 4. 1992 BSGE 70, 246; nach erneuter Prüfung festhaltend Urt. v. 14. 7. 1993 6 RKa 13/91):

– Pro Quartal und (bei getrennter Prüfung von Primär- und Ersatzkassen vor dem 1.1.1993) Kassenbereich müssen mindestens 20 % der Fallzahl, zugleich wenigstens 100 Fälle geprüft werden,

– aussagekräftigere Beweismethoden dürfen nicht zur Verfügung stehen.

174 Nicht erwähnt, weil selbstverständlich, wurde, daß die Bestimmung der Stichprobe nach repräsentativen und allgemeinen Kriterien erfolgen muß, die auch im Bescheid genannt werden müssen. Ein Herausfiltern z. B. der über 60jährigen mit Hochrechnungen auf die Gesamtfallzahl wäre rechtswidrig. Die Prüfung der Fälle der Stichprobe ist Einzelfallprüfung und muß deren Beweisanforderungen genügen.

175 Häufig werden Einzelfälle aus Gründen beanstandet (und Hochrechnungsgrundlage), die eindeutig eine sachliche und rechnerische Richtigstellung begründen. Erfüllt eine Leistung nicht die nach der Gebührenordnung gestellten Abrechenbarkeitsvoraussetzungen, handelt es sich nicht um unwirtschaftliche Erbringung, sondern um Falschabrechnung, die zu berichtigen ist (vgl. Rz. 46 ff.). Werden Einzelfälle sachlich-rechnerisch berichtigt, darf auf sie keine Hochrechnung gestützt werden (BSG Urt. v. 14. 7. 1994 4 RKa 13/91).

7.3 Der Vertikalvergleich

176 Unter der Voraussetzung, daß andere Prüfarten ungeeignet sind, kann auch ein Vergleich des Prüfquartals mit den statistischen Fallwerten in früheren/späteren Quartalen vorgenommen werden (BSG Urt. v. 30. 11. 1994 6 RKa 13/93 SozR 3-2500 6106 Nr. 24). Der Anwendungsbereich ist damit eröffnet, wenn ein Vergleich mit der Arztgruppe mangels

Vergleichbarkeit unstatthaft ist. Gedanklich unterstellt dies die Wirtschaftlichkeit des früheren/späteren Abrechnungsverhaltens des Arztes.

Rechtmäßigkeitsvoraussetzungen sind (BSG Urt. 30. 11. 1994 a. a. O.):   **177**

– Mindestens vier aufeinanderfolgende Quartale müssen der Durchschnittswertbildung zugrunde gelegt werden.

– Patientengut und Behandlungsstruktur dürfen sich im Vergleichszeitraum nicht wesentlich geändert haben.

– Beim Prüfquartal darf es sich um kein Spitzenquartal handeln.

Dem ermittelten Durchschnittswert kommt die gleiche Funktion wie   **178**
beim normalen Durchschnittswertvergleich dem Gruppenfallwert zu.
Der Arzt muß entsprechend den oben dargestellten Regeln das Vorliegen von Bes./Einsp. darlegen, soll ihn nicht die Feststellungslast treffen.
D. h. er muß anhand seines Patientengutes beweisen, daß – nach
außen nicht erkennbar – doch ein Umbau des Patientenguts im Vergleich zu den eigenen Vorquartalen stattfand oder im Gegensatz zu früher kausale Einsparungen vorliegen und er daher nach wie vor wirtschaftlich arbeitet. Das Prüforgan darf sich bei Prüfung der zwischenzeitlichen Änderung auf die erkennbaren Umstände beschränken.
Mithin folgt der Vertikalvergleich – bei modifizierter Grundannahme
zur Wirtschaftlichkeit des Durchschnittes – den Regeln der Durchschnittswertprüfung. Die Prüfungseinrichtungen können zwischen der
Einzelfallprüfung (mit Hochrechnung) und dem Vertikalvergleich wählen.

7.4 Die Stichprobenprüfung

Sie ist keine selbständige Prüfart, sondern ein besonderes Aufgreifver-   **179**
fahren, welches in eine der dargestellten Prüfungen einmündet. § 106
Abs. 2 Nr. 3 SGB V normiert die Befugnis und Verpflichtung, eine Stichprobe von je 2 % der Ärzte pro Quartal zu prüfen. Der Wortlaut macht
deutlich, daß keine Stichprobe bei 2 % der Ärzte, was einer Pflicht zur
Einzelfallprüfung gleichkäme, sondern eine solche von 2 % der Ärzte,
i. S. einer Auswahl, vorgeschrieben ist. Der Einzug moderner EDV-Technik und die Existenz spezieller Statistik-Programme, die dem Arzt ein
Überschreiten von Abrechnungshäufigkeiten verhindern helfen, ließ
befürchten, daß viele Ärzte unterhalb einer Auffälligkeitsschwelle (von
40–50 %) bleiben, gleichzeitig aber bis dahin den Spielraum voll ausschöpfen, was theoretisch zu steigenden Gruppenfallwerten führt.

Nach dem Zufallsprinzip (Zufallsgenerator) werden die Abrechnungs-   **180**
und Verordnungsstatistiken von jeweils 2 % der Ärzte einem Auswahlge-

spräch von KV- und Kassenvertretern unterzogen. Diese entscheiden, ob und welche Maßnahmen, in Gestalt eines Antrages auf Durchschnittswertprüfung, Einzelfallprüfung oder Plausibilitätsprüfung (vgl. Rz. 46 ff.) eingeleitet werden (vgl. § 19 Bayr. PV). Die zum Prüfantrag führende Auswahlentscheidung stellt ein Verwaltungsinternum und keinen Verwaltungsakt dar. Etwaige Einwendungen sind durch Anfechtung des Prüfbescheides zu erheben.

8 Besonderheiten bei der Wirtschaftlichkeitsprüfung der Verordnungsweise

8.1 Ärztliche Verordnungen und Sprechstundenbedarf

181   Der Vertragsarzt verordnet entsprechend der medizinischen Erforderlichkeit dem Versicherten Arznei-, Verbands-, Heil- und Hilfsmittel. Durch Vorlage des Rezeptes bei einer Apotheke und Zuzahlung erhält der Patient das Arzneimittel als Sachleistung. Der Apotheker rechnet mit den Kassen ab. Verordnungen, die nach den Regeln der ärztlichen Kunst für die Erzielung des Heilerfolges nicht notwendig oder unwirtschaftlich sind, darf der Arzt nicht vornehmen und der Versicherte nicht beanspruchen. Dem Arzt werden die durch ihn veranlaßten Verordnungskosten mit der Abrechnungsstatistik mitgeteilt.

182   Dort wird der sogenannte **Sprechstundenbedarf** oder p.c.-Bedarf (pro communitate) gesondert ausgewiesen. Dessen wirtschaftliche Verordnung kann, sofern die PV nicht entgegensteht, eigenständig geprüft werden. Tieferer Grund einer Überschreitung ist häufig eine Begriffsverkennung. Sprechstundenbedarf darf nur der für die Gemeinschaft anfallende Bedarf sein, der nur in Notfällen für den einzelnen vorrätig zu halten ist. Die beispielsweise nach ambulanten Operationen benötigten Schmerzmittel wären zuvor dem betreffenden Patienten zu Lasten seiner Kasse zu verordnen, was zu einer unwirtschaftlichen Verordnung kleinerer Packungsgrößen führt. Die Einsparung beim sonstigen Arzneiverordnungsbereich zu berücksichtigen ist aber nur eingeschränkt möglich, da die p.c.-Verordnung zu Lasten einer Kasse abgerechnet wird, die die Kosten nur durch pauschale Umlage ausgleichen kann. Das Nähere ist in besonderen gesamtvertraglichen Vereinbarungen geregelt.

8.2 Durchschnittswertprüfung

183   Die Verpflichtung zur Überprüfung der Wirtschaftlichkeit umfaßt auch die ärztlich verordneten Leistungen (§ 106 Abs. 2 Nr. 1 und 3 SGB V).

Da seit 1993 die Höhe der Arznei- und Heilmittelausgaben aller Ärzte festgeschrieben ist, mit der Sanktion eines Rückgriffs auf das ärztliche Honorarbudget im Überschreitungsfalle (§ 84 Abs. 1 u. 2 SGB V), ist eine Verhaltensänderung der KVen bemerkbar, da nun Mehrausgaben nicht nur ein Problem der Kassen darstellen.

Am Ende steht hier als zur Honorarkürzung korrespondierende Prüfmaßnahme der **Regreß eines Teils der Verordnungskosten**. Es handelt sich um die Festsetzung eines öffentlich-rechtlichen Schadensersatzanspruches durch Verwaltungsakt. Die Grundsätze der Prüfung der Behandlungsweise – Feststellung eines oM und Darlegung eines den Mehraufwand rechtfertigenden abweichenden Patientenguts bzw. Einsparungen – gelten für den Verordnungsbereich gleichermaßen (z. B. wegen gruppenuntypischen Mehranteil an Herzpatienten müssen entsprechend häufiger – i. a. preislich teure – Herzmedikamente verschrieben werden). Daneben kann auch zur Stichprobenprüfung und zum Vertikalvergleich auf die Darstellungen zur Behandlungsweise verwiesen werden.

Einer Nachprüfung wert erscheint die Frage, ob der den Kassen einge- **184** räumte Apothekenrabatt und der Eigenanteil des Versicherten von der Regreßsumme abgezogen werden muß. Die Frage ist noch nicht endgültig geklärt (bejahend Clemens, in Schulin, Handbuch des Sozialversicherungsrechtes, § 35 Rn. 185 m. Hinw. auf LSG Bad.-Württ., Urt. v. 15. 12. 1993 L 5 Ka 1359/92). Da insoweit Kassen und Arzneimittelbudget nicht belastet werden, ist dem zuzustimmen, sofern gesamtvertragliche Regelungen nicht entgegenstehen.

In einigen KV-Bezirken erfolgte auch für Quartale ab dem 1.1.1993 eine **185** Überprüfung von Verordnungsfallwerten (insbesondere phys.-med. VO) auf der Grundlage nur der Primärkassenpatienten, was in der Regel gegen die gemeinsame und einheitliche Prüfvereinbarung verstößt (§ 106 Abs. 3 SGB V, vgl. Rz. 45). Im Ersatzkassenbereich war bisher nur eine geringere Datenmenge statistisch aufbereitet worden.

8.3 Die Prüfung der Verordnungszulässigkeit und Übereinstimmung mit Richtlinien

Dabei handelt es sich um eine Sonderform der Einzelfallprüfung. **186** Geprüft wird, ob die konkrete Verordnung von Arznei-, Heil- (Massagen, Krankengymnastik) und Hilfsmitteln (Hörgeräte, Stützhilfen) gegen Verordnungsverbote verstößt.

187 Den einfachsten Anwendungsfall stellt § 34 Abs. 1 SGB V dar, der Arzneimittel bestimmter Anwendungsgebiete (Befindlichkeitsstörungen) von der Verordnung auf Kassenrezept ausschließt. Eine Ausnahme läßt die Vorschrift nicht zu. Angesichts des Gesetzesranges sind Regresse, gestützt auf Verstöße gegen Art. 34 Abs. 1 SGB V, eine klare Sache.

Aufgrund der Ermächtigung in Art. 34 Abs. 2 SGB V erließ der Bundesgesundheitsminister eine Rechtsverordnung über unwirtschaftliche Arzneimittel in der GKV v. 21. 9. 1990 (gültig ab 1. 7. 1991, Neufassung 15. 10. 1992). Die sog. „Negativliste" schließt bestimmte Arzneimittel, die für das Therapieziel oder die Risikominderung nicht erforderliche Bestandteile enthalten oder deren Wirkung nicht sicher beurteilbar bzw. deren Nutzen nicht nachgewiesen ist, von der Verordnungsfähigkeit aus. Soweit sich das ausgeschlossene Medikament in den Ermächtigungszweck einfügt, liegt ein noramtives Verordnungsverbot vor. Ein Gegenbeweis im Einzelfall ist auch hier unmöglich.

188 Auf der Grundlage der Ermächtigung in § 92 SGB V wurden darüber hinaus durch den Bundesausschuß Ärzte und Kassen Richtlinien zur inhaltlichen Ausgestaltung des Wirtschaftlichkeitsgebots erlassen. Zu nennen sind hier vor allem die **Arzneimittelrichtlinien** (AMR) vom 31. 8. 1993 (i. d. ab 30. 9. 1994 gültigen Fassung) und die **Heil- und Hilfsmittelrichtlinien** vom 26. 2. 1982 (i. d. F. v. 25. 5. 1994).

189 Der Normcharakter der Richtlinien, Rechtsgrundlage eines belastenden Eingriffs sein zu können, wird häufig bestritten. Zunehmend setzt sich allerdings die Auffassung durch, daß es sich um untergesetzliche Normen handelt, die unmittelbare Geltung beanspruchen, sofern sie nicht auf falscher Auslegung höherrangigen Rechts beruhen oder ihr Inhalt sachlich unvertretbar ist (BSG Urt. v. 16. 12. 1993 4 RK 5/92). In Hinblick auf die gesetzliche Ermächtigung und die Ausgestaltung als Selbstverwaltungsaufgabe ist dem zuzustimmen. Würde man dem nicht folgen, ließe sich die Prüfmaßnahme rechtlich auf die gesetzliche Festschreibung des Wirtschaftlichkeitsgebots stützen, wobei die Richtlinien als „antizipiertes Sachverständigengutachten" zu würdigen wären.

190 Davon abgesehen, bleibt im Einzelfall zu ermitteln, welchen Grad der Verbindlichkeit die Richtlinie sich selbst beimißt. Grundsätzlich konkretisieren die Richtlinien den Wirtschaftlichkeitsgrundsatz. In der Praxis spielen zur Zeit nur die Ziff. 17.1 und 17.2 AMR eine Rolle. Die Ziff. 17.1 AMR sieht ein grundsätzliches Verordnungsverbot vor, legt aber Ausnahmen fest. Der Arzt muß das Vorliegen des Ausnahmefalles beweisen.

Ziff. 17.2 macht die Verordnungsfähigkeit von engen Voraussetzungen abhängig. Ob die Ausnahmetatbestände nur durch erhöhte Mitwirkungspflicht des Arztes zu klären sind oder eine Beweislastumkehr durchgreift, kann dahinstehen. Den übrigen Vorschriften der AMR mangelt es in der Regel an Bestimmtheit, um im Einzelfall Grundlage eines konkreten Verhaltensvorwurfs sein zu können.

8.4 Die Richtgrößenprüfung

8.4.1 Gesetzliche Vorgaben

Die Prüfmethode auf der Grundlage von Richtgrößen ist als zweite Form **191** der Auffälligkeitsprüfung neben dem Durchschnittswertvergleich in § 106 Abs. 2 Nr. 1 SGB V festgeschrieben. Bis heute konnte die Ermächtigung noch nicht umgesetzt werden, was sich aber zumindest mittelfristig ändern könnte.

Auf Landesebene haben KV und Kassenverbände für ein Kalenderjahr **192** sogenannte Richtgrößen für das Volumen der je Arzt verordneten Leistungen von Arznei-, Heil-, und Hilfsmittel zu vereinbaren (Richtgrößenvereinbarung). Es handelt sich um Soll-Vorgaben für die Verordnungskosten pro Patient, die sich an den einzelnen Arzt richten. Vorgegeben ist eine einheitliche arztgruppenspezifische Ausgestaltung, die bei Arzneimittel zudem indikations- und wirkstoffbezogen (i. ü. indikationsbezogen) sein muß. Außerdem sind Versichertenzahl und Altersstruktur zu berücksichtigen (§ 84 Abs. 3 SGB V). Bei Überschreitung in bestimmter Höhe, deren Prozentsätze zusätzlich zu vereinbaren sind, hat zunächst eine Prüfung ohne Antragstellung zu erfolgen. Festzulegen ist auch ein Überschreitungssatz, ab dem ein durch Praxisbesonderheiten nicht gedeckter Mehraufwand zu einem Regreß führt (§ 106 Abs. 3 S. 4 SGB V; vgl. § 3 der bayer. Vereinb.: beispielhafte Einzelfallprüfung bei Überschreitung über 30 % bis 40 %, darüber Regreß). Ist die besondere Prüfvereinbarung geschlossen worden, gehen die festgelegten Überschreitungssätze denen des § 106 Abs. 5 a SGB V vor. Richtgrößenprüfung und Durchschnittswertprüfung schließen sich gegenseitig aus (§ 106 Abs. 2 S. 5 SGB V), so daß ab einer bekanntgegebenen Entscheidung des Prüfungsausschusses aufgrund Durchschnittswertvergleich ein Wechsel unzulässig wäre.

Der nachdrückliche Auftrag des Gesetzgebers zur Durchführung der **193** neuen Methode muß in Zusammenhang mit der Einführung und Überwachung des Arznei- und Heilmittelbudgets gesehen werden. Angestrebt ist die Ausgabenstabilisierung innerhalb des Anstiegs der beitragspflichtigen Einnahmen. Bei Budgetüberschreitung muß die betroffene KV den Ausgleich durch geeignete Maßnahmen sicherstellen (§ 84 Abs. 2 S. 4 SGB V). Das bedeutet nichts anderes als eine „kollektive Haftung" der Ärzte, die dem Honorartopf entnommen werden muß. Die kollektive Budgethaftung wurde so durch einen individuellen Bezug in Gestalt der Richtgröße ergänzt.

8.4.2 Unvollständige Umsetzung der gesetzlichen Vorgaben

194   Soweit bisher Richtgrößen vereinbart wurden, sind diese zwar nach Fachgruppen und Altersstruktur differenziert, jedoch ohne Indikationsbezug festgelegt. Der Indikationsbezug könnte nach Feststellung des Bedarfs für jedes Indikationsgebiet, etwa auf der Basis der Tagesdosen, durch Gewichtung der Segmentwerte entsprechend dem durchschnittlichen fachgruppenspezifischen Verordnungsprofil erfolgen (zu den inhaltlichen Gestaltungsansätzen: Spellbrink, Wirtschaftlichkeitsprüfung, Rn. 815 ff.; Schmeinck, Richtgrößen für Arzneimittel realisierbar, Die Betriebskrankenkasse, 8–9/94, S. 482, 489). Die Datengrundlagen zur Beurteilung des indikationsgerechten Bedarfs sind derzeit noch nicht vorhanden, so daß eine Umsetzung noch nicht möglich war.

Die nichtindikationsbezogene Richtgröße ist qualitativ aber nichts anderes als der Arztgruppenfallwert der Durchschnittswertprüfung mit der Besonderheit, daß sie sich nicht aus dem durchschnittlichen Arztverhalten ergibt, sondern festgesetzt wird.

8.4.3 Verstoß gegen höherrangiges Recht

195   Der Indikationsbezug ist m. E. zwingende gesetzliche Voraussetzung der Richtgrößenausgestaltung, um Grundlage einer Wirtschaftlichkeitsprüfung sein zu können. Gerade weil der Gesetzgeber in § 84 Abs. 4 S. 2 SGB V – nur – für die Jahre 1993 und 1994 eine Ausnahme von den Anforderungen des Abs. 3 S. 2, darunter auch der Indikationsbezogenheit, zuließ, ist zu schließen, daß die Gestaltungsvorgaben heute nicht nur Regelbeispiele darstellen, sondern bindend sind. Eine auf Richtgrößenüberschreitung gestützte Prüfmaßnahme, die einen Zeitraum ab 1.1.1995 betrifft, wäre rechtswidrig, da eine solche Richtgrößenvereinbarung gegen höherrangiges Recht verstieße (nach § 3 Abs. 1 bayr. Vereinb. wird nur bei Budgetüberschreitung geprüft; eine Zusatzvereinb. läßt aber Ausnahmen zu). Die Festlegung gewillkürter Fallwerte deckt das Gesetz nicht.

Eine andere Beurteilung könnte sich bei Überschreitung des Arznei- oder Heilmittelbudgets ergeben. Denn nun geht es nicht nur um Ausgabenbegrenzung und Wirtschaftlichkeitskontrolle, sondern um die Aufteilung des den Kassen gegenüber auszugleichenden Mehrbetrages auf die einzelnen Ärzte, somit um die Aufteilung der Haftungssumme im Innenverhältnis. Die Vorgaben des § 84 Abs. 3 SGB V beziehen sich nur auf die Wirtschaftlichkeitsprüfung. Wie die Honorarverteilung obliegt es den Ärzten als alleinige Selbstverwaltungsaufgabe, für den Ausgleich durch Aufteilung Sorge zu tragen (§ 84 Abs. 1 S. 4 SGB V). Eine verursacherbezogene Verteilung ist gegenüber einer fachgruppenpauschalen Aufteilung sicherlich sachgerechter. Eine in Satzungsrecht zu gießende Rechtsgrundlage könnte zu einer Prüfung des Verordnungsvolumens anhand von Richtgrößen mit der Möglichkeit einer individuellen Korrektur ermächtigen und diese Aufgabe den Ausschüssen übertragen, solange mangels Indikationsbezogenheit § 106 Abs. 1 Nr. 1 i. V. m. § 84 Abs. 3 SGB V als Befugnisnorm nicht zur Verfügung steht.

Kapitel 3

Das Verfahren aus der Sicht des Arztes und Anwaltes

Vorbereitende Maßnahmen, das Verwaltungsverfahren, das Gerichtsverfahren

Grundsätze – Informationsbeschaffung – Klient und Arztanwalt

1 Übersicht

Die Praxis der Wirtschaftlichkeitsprüfung wird in den folgenden Kapiteln in jedem „Teilschritt" aus Sicht der hiermit befaßten „Beteiligten" dargestellt. Kapitel 3 kann dabei beinahe als summary der sich hieran anschließenden Kapitel aus Sicht des und für den Arztanwalt(es) verstanden werden. Er erhält über Grundsätzliches, das Mandantengespräch, die Begründung bis hin zur Verhandlung vor Prüfinstanz und Sozialgerichten komprimiert einen Ein- und Überblick. An den entscheidenden Punkten wird auf die ausführlichen Darstellungen in den nachfolgenden Kapiteln verwiesen.

1

2 Grundsätzliches

2.1 Allgemeines

Das Sozialrecht gehört nie zu den Leidenschaften der Jurastudenten und daher ist es nicht verwunderlich, daß es ebenso später nur eine kleinere Gruppe von Rechtsanwälten interessiert. Denkt man an Sozial-

2

recht, wird das Kassenarztrecht meist übersehen. Unfallversicherungsrecht, Rentenversicherungsrecht und andere stehen im Vordergrund. Dabei müßten Verfahren im Bereich des Vertragsarztrechtes gerade das Interesse der Anwaltschaft wecken: Es handelt sich um interessante Sachverhalte, akademisch gebildete Klienten, materiellrechtlich interessante Fragestellungen (allerdings nicht immer) und die Honorarnote bemißt sich, anders als im übrigen Sozialrecht, nach Gegenstandswert (s. Kap. 4, Rz. 10).

3   Nicht unerwähnt bleiben kann, daß es sich beim gesetzlichen Krankenversicherungssystem um ein komplexes System unterschiedlicher Abhängigkeiten handelt. Die entscheidenden Grundlagen bilden das Fünfte Sozialgesetzbuch (SGB V), die aufgrund der im SGB V enthaltenen Ermächtigungen geschlossenen öffentlich-rechtlichen Verträge sowie der untergesetzlichen Normen (s. Kap. 2, Rz. 24). Aufgrund der Vertragsermächtigung des § 106 SGB V wird die Wirtschaftlichkeitsprüfung in Deutschland in materieller wie formeller Hinsicht und dies in unterschiedlicher Weise aufgrund von 23 Prüfvereinbarungen geregelt (Ehlers, Die Wirtschaftlichkeitsprüfung im Vertragsarztrecht, Anhang). Der Arzt als Klient, betroffen von einer Honorarkürzung oder einem Arzneimittelregreß, wird dem Anwalt die notwendigen „Spezialunterlagen" in den seltensten Fällen direkt liefern können. Obwohl der Vertragsarzt mit Aufnahme seiner vertragsärztlichen Tätigkeit alle Informationen von der Prüfvereinbarung über die Arzneimittelrichtlinien bis zum Einheitlichen Bewertungsmaßstab (EBM) erhält, fortlaufend konkretisiert, hat er meist davon keine Kenntnis genommen und sie nicht selten bereits unwiederbringlich verlegt.

2.2 Der Arzt als Klient

4   Ärzte/Zahnärzte sind eine besondere Klientel, auf die man sich psychologisch einstellen muß. Der Arzt versteht sich als Behandler, dem juristische und ökonomische Denkweisen bereits aufgrund des unterschiedlichen Denkansatzes suspekt sind. Er selbst versteht sich als frei entscheidenden Therapeuten, allenfalls verpflichtet dem wissenschaftlichen Standard und sonst nichts. Aus dieser Position heraus wird er zur Orientierung für den Kranken (s. Kap. 4, Rz. 13). Das völlige Fehlen entsprechender Ausbildungsabschnitte wie Jurisprudenz und Ökonomie im Medizinstudium, die tendenziell apolitische Einstellung und damit häufig fehlende Bereitschaft, sich mit dem System auseinanderzusetzen, reduzieren die Kooperationsbereitschaft, aktiv den Anwalt bei Wirtschaftlichkeitsprüfungen zu unterstützen. Nicht selten wird daher

der Anwalt die Erfahrung machen (müssen), daß der Arzt am liebsten nach kurzem vorlaufenden Telefonat ohne Kommentar einen Wust von nicht sortierten Unterlagen, Briefwechseln, Bescheiden und Statistiken dem Anwalt zur weiteren Bearbeitung übersendet.

Dies führt im Kanzleibetrieb und bei der Fristüberwachung oft zu einer **5** mittelschweren Krise. Die Unterlagen können einen Umfang von mehreren Aktenordnern ausmachen, so daß alleine die kurzfristige Sichtung des Materials, um laufende Fristen zu erkennen, die eine oder andere Minute in Anspruch nehmen wird. Wir **empfehlen** daher, den zukünftigen Mandanten bereits bei der ersten Kontaktaufnahme auf die zwingende Erforderlichkeit gut sortierter Unterlagen hinzuweisen. Um das Interesse des Mandanten am vernünftigen Einsatz begrenzter zeitlicher Anwaltsressourcen zu erhöhen, wird von den schwerpunktmäßig in diesem Gebiet tätigen Anwälten meist eine Honorarvereinbarung unter Abdingung der BRAGO mit dem Arzt getroffen.

Nur in den wenigsten Fällen wird der Anwalt ohne substantielle Kennt- **6** nis der spezifischen Patientenklientel, der diagnostischen und therapeutischen Vorgehensweise des Arztes, seiner Persönlichkeitsstruktur und der internen und externen Praxisbesonderheiten ein Verfahren gewinnen können (s. Kap. 4, Rz. 16).

Betroffen von Wirtschaftlichkeitsprüfungen sind alle Fachgebiete, wobei **7** proportional zur Anzahl der im Fachgebiet tätigen Ärzte auch Prüfungen im Honorarbereich anfallen. Im Regreßbereich (speziell Arzneimittelverordnungen) werden die verordnungsstarken Fachgebiete wie Allgemeinärzte, Praktiker und hausärztlich tätige Internisten überproportional häufig betroffen.

2.3 Der Arztanwalt

Die Bearbeitung von Kürzungen und Regressen im vertragsärztlichen **8** Bereich setzt beim Anwalt die Bereitschaft voraus, sich mit Enthusiasmus in die spezifisch sachliche Fragestellung einzuarbeiten. Das Vertrauen darauf, daß der Arzt die notwendige medizinische Argumentation zur Einarbeitung in Widerspruchs- und Klagebegründung beibringen oder auch mündlich in umfassender Weise im Rahmen der Sitzung des Beschwerdeausschusses vortragen wird, geht an der Realität vorbei. Aufgrund des ärztlichen Denkansatzes wird dieser in typischer Weise vom Einzelfall aus argumentieren. Dieser Begründungsansatz verspricht keinen Erfolg. Es geht um den Beweis von Praxisbesonderheiten und kausal kompensatorischen Einsparungen. Die Einzelfallprüfung stellt die Ausnahme dar (weiterführend Kap. 2, Rz. 18 ff., 171 ff.; Kap. 4, Rz. 12; Kap. 6, Rz. 23 ff., 36 ff.). Damit obliegt es dem Anwalt im Rahmen einer ordnungsgemäßen Mandatsbetreuung, den Arzt auf den richtigen Weg zu bringen.

2.4 Notwendige Literatur

9   Medizin-, Pharma-, Gesundheits- und speziell das Vertragsarztrecht sind nicht nur wegen des komplexen Systems, einer „unübersichtlichen" Zahl von Gesetzen, öffentlich-rechtlichen Verträgen, Richtlinien etc. problematisch, sondern vor allen Dingen auch wegen des Sachgebiets als solchem. Ohne eine gewisse einschlägige Fachliteratur ist eine Bearbeitung schwer.

Eine solide Grundausstattung stellt die Literatur im Literaturverzeichnis dieses Werkes dar. Zu empfehlen wären aber darüber hinaus:

- Pschyrembel, Klinisches Wörterbuch, in der aktuellen Ausgabe.
- Roche, Lexikon Medizin, in der aktuellen Ausgabe.
- Die Rote Liste, Verzeichnis von Fertigarzneimitteln für die Mitglieder des Bundesverbandes der Pharmazeutischen Industrie e. V., in der aktuellen Ausgabe.
- Gegebenenfalls einschlägige medizinische Fachliteratur beispielsweise aus der Thieme-Reihe.
- Aus der im Literaturverzeichnis angegebenen juristischen Spezialliteratur zur Wirtschaftlichkeitsprüfung im Vertragsarztrecht kann als weiterführende und dennoch Grundliteratur besonders empfohlen werden: Jörg, M., Das neue Kassenarztrecht, 1993, Raddatz, Die Wirtschaftlichkeit der Kassenärztlichen und Kassenzahnärztlichen Versorgung in der Rechtsprechung, 1995, Spellbrink, W., Wirtschaftlichkeitsprüfung im Kassenarztrecht, 1994, und Ehlers, Loseblattsammlung, Die Wirtschaftlichkeitsprüfung im Vertragsarztrecht, Stand 2/95 wegen der dort abgedruckten 23 Prüfvereinbarungen in Deutschland.

3 Die Besprechung mit dem Mandanten

10   Nicht immer ist eine persönliche Besprechung mit gemeinsamer Sichtung der Unterlagen mit dem Mandanten möglich und notwendig. Gerade bei kleineren Honorarkürzungen und Arzneimittelregressen wäre dieses Vorgehen unter betriebswirtschaftlichen Gesichtspunkten kaum vertretbar. Andererseits kann nur der Arzt selbst die erforderlichen Informationen liefern. Sollte sich der Kontakt zwischen Mandant

und Anwalt zunächst nur auf das Telefongespräch beschränken, müßten dennoch alle wesentlichen Fragen abgeklärt werden. Hierzu empfiehlt sich das standardisierte Vorgehen nach einer Checkliste, die gegebenenfalls dem Mandanten zur Beantwortung und Übersendung der Unterlagen im Vorfeld übermittelt werden kann (*Anhang II*).

Die Mandantenbesprechung in der Societät oder auch in der Praxis des **11** Arztes bietet dahingegen große Vorzüge. Aufgrund der Vorbereitung des Arztes können mit ihm die wesentlichen Facetten seiner Patientenklientelstruktur und der Arbeitsweise herausgearbeitet werden. Hierbei sind die Statistiken ein unverzichtbares Instrument. Für jedes Quartal erhält der Arzt die Leistungs- und Verordnungsstatistik, die bis ins einzelne die Praxissituation des Arztes nachzeichnet – im Vergleich zur Fachgruppe (s. Kap. 2, Rz. 52 ff., Anhang 4). Der Anwalt sollte zudem seinen Mandanten präventiv dafür sensibilisieren, die Leistungs- und Verordnungsstatistiken als Führungsinstrument zu begreifen.

Mittels der Checkliste (Anhang 2) können mit dem Arzt die überbrach- **12** ten Unterlagen sortiert respektive selektiert werden. Primär kommt es darauf an, mit dem Arzt zu prüfen, welche Honorarkürzungen und Regresse noch nicht bestandskräftig geworden sind. Alle bestandskräftigen Verfahren dienen allenfalls zur Illustration des Hintergrundes. Die noch nicht rechtskräftig abgeschlossenen Verfahren sind dahingehend zu prüfen, inwieweit sich Widerspruch, Klage, Berufung oder Revision unter finanziellen Gesichtspunkten lohnen. Die Höhe der gekürzten oder in Regreß gestellten Summen ergibt sich nicht zwingend und direkt aus dem Bescheid selbst. Typisch ist vielmehr, daß die Angaben in Prozent erfolgen. Der Anwalt muß daher aufgrund der vom Arzt vorgelegten Statistiken des betreffenden Quartales den Kürzungsbetrag oder die Regreßsumme konkret berechnen. Da die Punktwerte des Quartales meistens nicht vorliegen, hat sich eingebürgert, den Betrag auf der Basis von 10 Pfennig zu berechnen. Die auf diese Weise in Kauf genommenen Schwankungsbreiten können erheblich sein. Steht ausreichend Zeit zur Verfügung, können die Punktwerte bei der Abrechnungsstelle der Kassenärztlichen Vereinigung abgefragt werden. Handelt es sich um einen einmaligen Bescheid ohne anschließende weitere Prüfmaßnahmen in den folgenden Quartalen, und ist der Kürzungs- oder Regreßbetrag in einem Bereich unter 2500 DM angesiedelt, sollte im Interesse der Kosten auf eine Vertretung im gesamten Verfahren durch den Anwalt verzichtet werden. Der Arzt sollte über die ihm zur Verfügung stehenden Möglichkeiten und die substantiierte Begründung (s. Kap. 6, Rz. 35 ff.) in Kenntnis gesetzt werden. Bei den anderen Konstellationen, vor allen Dingen aber bei

Kürzungen und Regressen in mehreren fortlaufenden Quartalen, ist die kontinuierliche Betreuung durch den (kundigen) Anwalt zu empfehlen.

4 Gliederung des Materials, Mandatsbezeichnung und Fristberechnung

13 Das Gespräch mit dem Mandanten und die Analyse des vorgelegten und hoffentlich vollständigen Materials führt zur Selektion der bereits rechtskräftig gewordenen Bescheide, die dem Anlageteil der Akte vorbehalten bleiben sollten. Da Prüfbescheide jeweils quartalsbezogen ergehen, sollten sich alle wesentlichen Quartalsstatistiken ebenso dort finden. Der Gerichtsteil der Akte umfaßt Prüfantrag, Prüfbescheid, gegebenenfalls Widerspruchsbescheid, Urteil und Beschlüsse. Darüber hinaus sollten im Teil „Schriftverkehr" alle einschlägigen Briefwechsel im Vorfeld mit Prüfinstanzen absortiert werden.

14 Hat der Mandant bereits eigene Erhebungen zu Praxisbesonderheiten und kompensatorischen Einsparungen beispielsweise durch Stichproben angestellt, sollten diese ebenfalls im Anhangsteil der Akte abgelegt werden.

15 Dringend gewarnt wird davor, mehrere oder sogar alle Prüfbescheide für unterschiedliche Leistungsarten und Quartale in einer Akte zusammenzufassen. Prinzipiell hat ein Prüfbescheid in einer Leistungssparte eines Quartales als eigenes Verfahren zu gelten. Anderes gilt nur dann, wenn es später zur Klageverbindung oder -trennung kommt (s. Kap. 5, Rz. 90 ff.) Um Auffinden und Zuordnung von und in Verfahrensakten zu erleichtern, hat es sich bewährt, in der Mandatsbezeichnung die Leistungssparte, für Altquartale die Kassenzugehörigkeit, Quartal und Jahr aufzunehmen. Beispiel: Dr. A /HON PKK II/87 (Bedeutung: Mandant – Dr. A; HON – Honorarkürzung; PKK – bei den Primärkrankenkassen; II/87 – im zweiten Quartal des Jahres 1987) oder : Dr. A /Arz 1/95 (Bedeutung: Mandant – Dr. A; Arz – Arzneimittelregreß; 1/95 – im ersten Quartal 1995). Die Angabe der Primär- oder Ersatzkasse entfällt hier, da mit Einführung des Gesundheitsstrukturgesetzes im Gegensatz zu der bis zum 31. 12. 1992 geltenden Regelung des § 106 Abs. 1 und 7 SGB V in der Fassung des Gesundheitsreformgesetzes ab 1. 1. 1993 eine gemeinsame Prüfung auf der Grundlage einheitlicher Verfahrensvorschriften stattfindet (s. Kap. 2, Rz. 42).

16 Sind die Unterlagen soweit sortiert und rechtskräftige Bescheide aussortiert, gilt der nächste Schritt der Fristenkontrolle und Überprüfung der rechtmäßigen Antragstellung durch eine Krankenkasse, einen Kassenverband oder die KV. Der Prüfantrag ist formelle Voraussetzung, um ein Prüfverfahren einzuleiten (s. weiter: Kap. 2, Rz. 38).

In Abhängigkeit von der einschlägigen Prüfvereinbarung wird der   17
betroffene Arzt vor Erlaß des Prüfbescheides aufgefordert, eine Stellungnahme (häufig in der Frist von vier bis sechs Wochen) zu Praxisbesonderheiten und kompensatorischen Einsparungen und damit zur Gesamtsituation in der Praxis abzugeben. Während viele Prüfvereinbarungen bei Honorarkürzungen eine Stellungnahme vor Erlaß des Bescheides nicht vorsehen (der Honoraranspruch entsteht nur bei geprüftem Honorar), ist dies bei Regressen unverzichtbare Voraussetzung (weiterführend s. Kap. 4, Rz. 21 ff.; Kap. 2, Rz. 38 f.).

Um der Mitwirkungspflicht des Arztes im Prüfverfahren Rechnung zu   18
tragen, sollte der Arzt auf gravierende Besonderheiten in der Patientenklientel bereits mit der Quartalsabrechnung (im Vorfeld einer Prüfung) – den Prüfungsausschuß – aufmerksam machen. Auf jeden Fall muß der Arzt in einer Stellungnahme nach Antragstellung substantiiert auf die spezifische Situation eingehen. Hierdurch wird es der Prüfinstanz ermöglicht, umfassend die Situation zu bewerten und gegebenenfalls auf einen Bescheid zu verzichten.

Die Verfahrensbeteiligten können mit aufschiebender Wirkung inner   19
halb Monatsfrist nach Bekanntgabe des Bescheides Widerspruch einlegen. Entsprechendes gilt für die Klage (s. Kap. 2, Rz. 38 f.; Kap. 5, Rz. 30 ff.).

Nicht unerwähnt darf bleiben, daß (beispielsweise im Bereich der KV   20
Schleswig-Holstein) Ärzte Budgetregresse (gemäß § 84 SGB V in Verbindung mit § 14 HVM der KV Schleswig-Holstein) erhielten, die nicht die äußere Form eines Verwaltungsaktes aufwiesen. So fehlte beispielsweise die Rechtsbehelfsbelehrung. Von den Ärzten wurden aufgrund hochgerechneter Verordnungszahlen des ersten Quartales 1995 Budgetregresse in sechsstelliger Höhe eingefordert (mit einstweiliger Anordnung untersagt – Beschluß SG Kiel, RPG 1/1995, 39–44). Die Konsequenz für den Arztanwalt: Jede schriftliche Äußerung der KV ist hinsichtlich der Verwaltungsakteigenschaft zu prüfen.

Widerspruch und Klage müssen schriftlich oder zur Niederschrift bei   21
der Geschäftsstelle erhoben werden (s. Kap. 2, Rz. 38 f.; Kap. 5, Rz. 31 ff.). Für die Begründung ist hingegen in der Regel keine Frist vorgesehen. Es ist aber denkbar, daß Prüfungs- respektive Beschwerdeausschuß oder Gericht eine Frist setzen, die zu beachten wäre. Da im

Rahmen des ersten Mandantengespräches oft nicht festgestellt werden kann, wie groß die Erfolgsaussichten eines Widerspruches oder später der Klage sind, empfiehlt es sich, fristwahrend tätig zu werden. Die Analyse der Praxissituation, die Sichtung der relevanten Dokumentationsunterlagen, Statistiken, Behandlungsscheine und Verordnungsblätter und die Berechnung gerechtfertigter Mehrkosten nehmen einen Zeitraum in Anspruch, der nicht selten über die Monatsfrist hinausreicht. Die Entscheidung zur fristwahrenden Einlegung von Widerspruch und Klage wird durch eine ungünstige Kostenregelung nicht „erschwert" (s. Kap. 4, Rz. 97 ff.).

22   Wirtschaftlichkeitsprüfungen können Jahre bis zur rechtskräftigen Entscheidung dauern. Somit ist für den Klienten nicht nur entscheidend, ob er Recht bekommt, sondern auch wann und welche finanziellen Folgen hiermit verbunden sind. Im Widerspruchsverfahren ist der betroffene Arzt aufgrund der aufschiebenden Wirkung des Widerspruchs gemäß § 106 Abs. 5 S. 5 SGB V geschützt. Dies gilt zumindest für Regresse. Bei Honorarkürzungen wird fast durchgehend in der Bundesrepublik nur das bereits gekürzte Honorar ausgezahlt (s. Kap. 4, Rz. 63 ff.). Spätestens aber mit Erlaß des Widerspruchsbescheides wird der Arzneimittelregreß einbehalten. Daher ergibt sich je nach Fall die Frage des vorläufigen Rechtsschutzes, der aufgrund der verfassungsmäßigen Garantie effektiven Rechtsschutzes (Art. 19 Abs. 4 GG) auch im sozialgerichtlichen Verfahren geboten ist. Diese Frage sollte bereits im ersten Mandantengespräch geklärt werden (zur weiteren Erläuterung: s. Kap. 5, Rz. 40 ff.).

5 Erste Maßnahmen nach Mandatsübernahme

23   Es versteht sich von selbst, daß die ordnungsgemäße Mandatsbearbeitung nur aufgrund einer standardgemäßen Mandats-/Prozeßakte (auch in der EDV) gewährleistet werden kann. Gerade bei Wirtschaftlichkeitsprüfungen, in denen aus verschiedensten Quellen unterschiedlichstes Material sehr unterschiedlicher Qualität zusammengeführt wird, ist konsequente Aktenordnung und -kontrolle unverzichtbar. Sollte ein Arzt in ein Wirtschaftlichkeitsprüfverfahren „hineingeraten", folgen meist die nächsten Quartale weitere Bescheide. Da weitere unterschiedliche Leistungssparten betroffen sein können (vom Honorar über den Praxisbedarf bis zur Arzneimittelverordnung), können Ärzte durchaus in mehr als fünf bis acht eigenständige Wirtschaftlichkeitsprüfungen involviert sein.

Befindet sich das Verfahren noch auf der Ebene der Anhörung/Stellung- 24
nahme, ist die sofortige Bestellung unter Vollmachtsvorlage beim Prüfungsausschuß empfehlenswert. Gleichzeitig sollte Akteneinsicht beantragt werden. Dies gilt in entsprechender Weise für die Fälle, in denen
bereits Widerspruch oder Klage erhoben wurde. Die Geschäftsstellen
der Prüfinstanzen führen zu jedem Verfahren Prüfakten, in denen sämtliche Unterlagen, die Gegenstand der Prüfentscheidung sind, erfaßt
werden. Die gesamten Unterlagen der Prüfgremien unterliegen der
Akteneinsicht gemäß § 14 SGB X (s. Kap. 4, Rz. 57 ff.).

Sollte eine Rechtsschutzversicherung bestehen, ist diese in üblicher 25
Weise über das Verfahren, die Erfolgsaussichten und die erwogenen
Maßnahmen in Kenntnis zu setzen. Die Deckungszusage ist zu erbitten.
Fast alle Versicherer erteilen allein die Deckungszusage für das Sozialgerichtsverfahren. Die Übernahme auch des Vorverfahrens ist eher
die Ausnahme, gegebenenfalls wird pauschaliert (in Höhe von meist
500 DM) honoriert.

Da eine substantiierte Widerspruchsbegründung, die vor der Sitzung 26
des Beschwerdeausschusses möglichst schriftlich vorliegen sollte, und
analog eine Klagebegründung ohne aktive Mithilfe des Mandanten nicht
möglich ist, sollte der Mandant spätestens vier Wochen nach Mandats-
übernahme – bei immer noch fehlenden Unterlagen – aufgefordert werden, diese fertigzustellen und zu übersenden. Ist nicht bereits in der
Mandantenbesprechung die Checkliste (Anhang 2) abgearbeitet worden, gehört diese – ausgefüllt – zu den zu übersendenden Unterlagen,
genauso wie die theoretische Erörterung der spezifischen Praxissituation und kompensatorischen Einsparungen, die Stichproben, exem-
plarische Einzelfälle und weitere einschlägige Ausführungen dazu.
Immer wieder ist leider die Erfahrung zu machen, daß die Mitarbeit des
Mandanten sehr zu wünschen übrig läßt, so daß schließlich Mandant
und Anwalt relativ unvorbereitet zum Termin des Beschwerdeausschusses oder Sozialgerichts erscheinen. Wird das Verfahren schließlich
wegen unzureichenden Vortrages verloren, versucht der Mandant die
Schuld dem Anwalt zuzuschieben. Nur wegen der fehlenden Wider-
spruchs-/Klagebegründung sei das Verfahren oder der Prozeß verloren
worden. Ohne Unterlagen des Mandanten ist ein substantiierter Vortrag nicht möglich. Um juristische Auseinandersetzungen mit dem eigenen Mandanten zu vermeiden, sollte die wiederholte Aufforderung,
Unterlagen vorzubereiten und zu übersenden, schriftlich dokumentiert
werden.

6 Der Mandant und seine aktive Mithilfe im Verfahren – bei der Begründung und im Termin

27   Anders als in anderen Mandaten ist gerade bei der Wirtschaftlichkeitsprüfung die Mithilfe des Arztes unverzichtbar. Nur er kennt seine Praxis, seine Klientel, seine spezifischen diagnostischen und therapeutischen Ansätze und die Konsequenzen und Auswirkungen für und auf Behandlungs- und Verordnungskosten. Dabei machen wir immer wieder die Erfahrung, daß sich der Arzt primär auf die Behandlung von seinen Patienten konzentriert. Management in der Arztpraxis, Kontrolle der von der KV übersandten Unterlagen (Quartalsstatistiken als Führungsinstrument) und die Auseinandersetzung mit den rechtlichen Vorschriften sind ihm eine Last und daher zuwider. Es wird im wesentlichen darauf ankommen, inwieweit der Anwalt in der Lage ist, seinen Mandanten zur aktiven Unterstützung zu motivieren. Sicherlich keine leichte Aufgabe!

28   Motivierend kann vielleicht wirken, daß bei einem Obsiegen die Prüfinstanzen zukünftig, selbst wenn jedes Quartal eine neue Situation schafft, einmal festgestellte Praxisbesonderheiten oder kompensatorische Einsparungen bei gleichbleibender Klientel und Praxissituation zu beachten haben. Dies gilt vor allen Dingen unter Berücksichtigung der neueren Rechtsprechung des BSG zur Ergänzung der statistischen Prüfung durch die sogenannte „intellektuelle" Prüfung (s. Kap. 2, Rz. 100 ff.).

29   Es ist nicht Aufgabe des Anwaltes, allein und ohne Unterstützung des Arztes aufgrund der Statistiken und allenfalls theoretischer Ausführungshinweise die substantiierte Begründung zu erarbeiten.

30   Damit stellt sich für den Arzt die Aufgabe, die Abrechnungs- und Verordnungsstatistiken in extenso zu prüfen und die spezifische Situation der Praxis herauszuarbeiten. Die Abrechnungs- und Verordnungsstatistiken enthalten wertvolle Hinweise und Angaben auf und für die gesamte Tätigkeit (zum Inhalt der Abrechnungs- und Verordnungsstatistiken s. Kap. 2, Rz. 52 ff.).

31   Aufgrund der spezifischen Situation bei Wirtschaftlichkeitsprüfungen, der Beweislastverteilung und der Präklusion des einstweiligen oder weiteren Vortrags erst im Sozialgerichtsverfahren ist es entscheidungserheblich, bereits im Beschwerdeverfahren eine umfassende Widerspruchsbegründung vorzulegen (s. zur weiteren Auseinandersetzung: Kap. 2, Rz. 27 ff., besonders aber auch 105 ff.; Kap. 4, Rz. 69 ff.;

Kap. 5, Rz. 83ff. und umfassend zu den Anforderungen der Begründung Kap. 6, Rz. 1ff.). Die notwendige Begründung kann daher nur substantiiert aufgrund des vom Arzt beigebrachten Materials gefertigt werden.

Die Aufgabe des Arztanwaltes hingegen ist die Argumentation aus recht- **32** licher Sicht und die Überprüfung des Mandantenvortrages aus sachlicher Sicht im Hinblick auf Schlüssigkeit und Relevanz.

Jeder Termin, zu dem der betroffene Arzt persönlich erscheinen kann, **33** sollte wahrgenommen werden. Es demonstriert die Kooperationsbereitschaft. Nur auf diese Weise kann der Mitwirkungspflicht umfassend Rechnung getragen werden. Trotz schriftlicher Begründung, die möglichst schon vor der Sitzung übermittelt werden sollte (s. Kap. 4, Rz. 51), gelingt es nicht selten aufgrund der persönlichen Anwesenheit, einzelne Facetten der Argumentation deutlicher zu machen. Vor allen Dingen aber kennt der betroffene Vertragsarzt seine Kollegen, Konkurrenten und deren Fachqualifikation. Er kann sehr viel leichter feststellen, ob die Prüfinstanz sachkundig besetzt ist und gegebenenfalls der Verdacht der Befangenheit geäußert werden muß (s. Kap. 4, Rz. 40ff.). Selbst wenn der Arzt wegen Arbeitsüberlastung oder nicht selten aus Angst vor prüfähnlichen Situationen die Teilnahme am Termin vermeiden möchte, wir raten hier zu.

7 Die Begründung bei Stellungnahme, Widerspruch und Klage

Obwohl eine Begründungsfrist in der Regel nicht vorgesehen ist, sollte **34** die schriftliche Begründung nach Vorliegen aller relevanten Unterlagen möglichst so frühzeitig fertiggestellt werden, daß es den Prüfinstanzen oder auch dem Sozialgericht möglich ist, den Vortrag ausreichend zu würdigen. Nur auf diese Weise können Unklarheiten noch bei Zeiten ausgeräumt werden.

Erfolgversprechend ist vor allen Dingen die Argumentation mit belegba- **35** ren – nicht nur theoretischen – Praxisbesonderheiten und/oder auch kausalen kompensatorischen Einsparungen. Häufiger Fehler ist, daß Ärzte über den Einzelfall, die Qualität der Methode oder auch die allein statistisch nachweisbaren Einsparungen argumentieren. Gerade dies ist eben nicht erfolgreich (s. Kap. 4, Rz. 16ff.; Kap. 2, Rz. 105ff.). Der Begriff Praxisbesonderheit ist terminologisch irreführend, da es weniger um die Praxisbesonderheiten interner Art (Ausstattung, Lage, Qualifikation von Arzt und Team, Dauer der Sprechstunden etc.) geht, sondern allein um den gerechtfertigten Mehrbedarf aufgrund einer besonderen Patientenklientel. Nur das gehäufte Auftreten (quantitativ) einer besonderen Patientenklientel, die zwar nur einen geringfügigen Mehrbedarf an ärztlichen und/oder ärztlich verordneten Leistungen (qualitativ) hat, oder wenige Patienten, die einen extremen Mehrbedarf mit relevanten Auswirkungen auf die statistische Situation aufweisen, kann (können) eine Überschreitung des statistischen Fachgruppendurchschnitts rechtfertigen. Es geht um den Beweis gerechtfertigter Mehrkosten aufgrund einer besonderen Patientenklientel (s. Kap. 2, Rz. 109 ff.).

36 Ein weiterer Ansatzpunkt sind die sogenannten kompensatorischen Einsparungen. Aus der Verpflichtung der Prüfinstanzen, die Gesamtwirtschaftlichkeit des Arztes im Auge zu behalten, müssen sie berücksichtigt werden. Allein statistische Unterschreitungen des Fachgruppendurchschnittes sind unbeachtlich. Es wird darauf abzustellen sein, inwieweit Einsparungen in Leistungssparten aufgrund spezifischer diagnostischer und therapeutischer Eigenheiten des betroffenen Arztes erzielbar sind. Bewiesen werden muß damit primär die Kausalität zwischen Überschreitung des Fachgruppendurchschnitts und Einsparung in einer anderen Leistungssparte (s. Kap. 2, Rz. 133 ff.).

Die schriftliche Begründung von Widerspruch und Klage hat keinen über das Übliche hinausgehenden formalen Aspekten Rechnung zu tragen. Der Beweis selbst erfolgt über das sogenannte Fünfstufen-Modell (s. Kap. 2, Rz. 42 ff.; Kap. 6, Rz. 83 ff.).

37 Im Vorverfahren ist in der Regel die Aufhebung des Bescheides des Prüfungsausschusses vom ... zu beantragen (hinsichtlich der Kosten s. Kap. 4, Rz. 103 ff.). Der Klageantrag wird in den meisten der Fälle dahingehen, „... den Bescheid des Beschwerdeausschusses vom ... aufzuheben und den Beklagten zu verpflichten, gemäß der Rechtsauffassung des Gerichts erneut zu entscheiden". (Bei den Sozialgerichten Deutschlands gibt es hier differenzierte Ansichten, so daß auf Kap. 2, Rz. 41 ff. und Kap. 5, Rz. 126 ff. verwiesen wird. Hinsichtlich der Kosten s. Kap. 4, Rz. 103 ff. und Kap. 5, Rz. 139 ff.)

38 **Die substantiierte Begründung sollte spätestens einige Tage vor dem Termin der Prüfinstanz vorliegen. Ein Vorbringen, möglicherweise erst im Rahmen der Klagebegründung, ist verspätet und kann nicht mehr berücksichtigt werden** (s. Kap. 2, Rz. 138 ff; Kap. 5, Rz. 83 ff.).

8 Die Verhandlung – Prüfinstanz, Sozialgericht

Die Besetzung von Prüfungsausschuß und Beschwerdeausschuß ergibt 39
sich aus § 106 SGB V in Verbindung mit der jeweils geltenden Prüfvereinbarung (Ehlers, a. a. O., *Anhang*). Entscheidende Vorgaben sind die
paritätische Besetzung mit je drei Vertretern der Kassenärztlichen Vereinigung und der Krankenkassen bei wechselndem Vorsitz zuzüglich Protokollführung. Die Prüfinstanz muß sachkundig sein oder einen Sachverständigen extern hinzuziehen.

Aufgrund der meist ehrenamtlichen Tätigkeit der Vertreter der Kassen- 40
ärztlichen Seite finden die Verhandlungen in aller Regel Mittwochs
nachmittags, aber auch Samstags statt.

Die Qualität der Verhandlung der Ausschüsse ist in Deutschland recht
unterschiedlich. So versuchen manche Prüfinstanzen bereits bei der Ter-
minvereinbarung Rücksicht auf die Interessen von Arzt und Anwalt zu
nehmen. Andere hingegen terminieren gleich mehrere zu prüfende Vertragsärzte auf den gleichen Zeitpunkt, so daß Wartezeiten bis zu zwei
Stunden denkbar sind.

Auch die Verhandlung selbst kann von einem kollegialen Gespräch mit 41
ausreichendem Zeitbudget bis hin zu einem „Tribunal" gehen. Es ist
sicherlich in dem einen oder anderen Fall Verständnis dafür aufzubringen, daß nach einem langen Verhandlungstag und vielen Verfahren die
Prüfinstanz schlußendlich „genervt ist" und möglichst die letzten Verfahren innerhalb von wenigen Minuten abhandeln möchte. Aber:
Immerhin geht es um eine Prüfung mit erheblichen finanziellen Auswirkungen für den Vertragsarzt. Darüber hinaus können Wirtschaftlichkeitsprüfungen über mehrere Quartale hinweg schließlich Grundlage
für ein Disziplinarverfahren aufgrund der Satzung der jeweiligen Kassenärztlichen Vereinigung sein. Der Arzt hat Anspruch auf eine sachverständige Prüfung, die umfassend den spezifischen Gegebenheiten der
Patientenklientel unter Berücksichtigung des Wirtschaftlichkeitsgebotes
Rechnung zu tragen hat (s. Kap. 4, Rz. 16 ff.). Um sicherzustellen, daß
die Prüfinstanz ausreichend sachkundig ist und auch Befangenheits-
gründe ausgeschlossen sind, sollten Arzt und Anwalt auf Information
über die Zusammensetzung der Prüfinstanz und deren Sachkunde
bestehen. Inzwischen sind manche Prüfinstanzen dazu übergegangen,
Namensschilder mit Fachgebietsbezeichnungen zu verwenden. Gegebenenfalls muß überlegt werden, ob ein Antrag auf Hinzuziehung eines
externen Sachverständigen oder auch ein Befangenheitsantrag zu stellen
sind. Inwieweit dies tatsächlich sinnvoll ist, kann nur im Einzelfall beur-

teilt werden. Allein die Tatsache, daß ein prüfender Arzt in unmittelbarer Umgebung des betroffenen Arztes praktiziert und ein gewisses Konkurrenzverhalten an den Tag legt, ist zwar einerseits Grund für die Annahme der Befangenheit, muß sich aber nicht tatsächlich zum Nachteil des Arztes auswirken. Vielleicht spricht gerade dieser Kollege bei der Entscheidung für ihn.

42   In Abhängigkeit von den Regelungen in der Prüfvereinbarung wird zunächst seitens des Vorsitzenden der Prüfinstanz oder eines extra hierfür berufenen Prüfarztes der Sachverhalt – unter Umständen unter Einbeziehung rechtlicher Aspekte und des schriftlichen Vortrages des betroffenen Arztes – vorgetragen. Anschließend können Arzt und Anwalt in Erwiderung hierzu ausführen. Nur wenn der Inhalt der schriftlichen Begründung des Arztes nicht ausreichend bekannt ist, sollte dieser Vortrag insofern wiederholt werden. Sollte die Prüfinstanz letztlich unbekannte Aspekte einführen, auf die nicht ohne weitere Prüfung reagiert werden kann, ist Antrag auf Vertagung zu stellen.

43   Aufgrund der Amtsermittlungspflicht (s. Kap. 2, Rz. 106 ff.) ist der gesamte Sachverhalt umfassend zu analysieren. Es kommt ganz wesentlich darauf an, daß alle Facetten der ärztlichen Tätigkeit und Verordnung einerseits und andererseits der besonderen Patientenklientel im Rahmen der Verhandlung vor der Prüfinstanz herausgearbeitet werden. Alles was spätestens auf dieser Ebene noch nicht vorgetragen worden ist, würde im Sozialgerichtsverfahren als verspätet anzusehen sein. Hat der Arzt auf eine schriftliche Begründung verzichtet, muß bedacht werden, daß die von der Prüfinstanz geführten Protokolle gemäß der Prüfvereinbarung fast ausschließlich Ergebnisprotokolle sind. Kommt es auf bestimmte Aspekte des Vortrages des betroffenen Arztes entscheidend an, ist gegebenenfalls Antrag auf Wortprotokoll zu stellen. Das Ergebnisprotokoll allein ist für das Sozialgericht nicht sehr aufschlußreich.

44   Die Entscheidung ergeht aufgrund geheimer Beratung. Der Bescheid wird schriftlich zugestellt.

45   In den Fällen, in denen nicht mit an Sicherheit grenzender Wahrscheinlichkeit Wirtschaftlichkeit oder Unwirtschaftlichkeit festgestellt werden kann, ergibt sich die Frage nach einem Vergleich. Gerade bei singulären Honorarkürzungen und Arzneimittelregressen, vor allen Dingen in moderaten Höhen, sollte ein Vergleichsangebot wohlwollend geprüft werden. Aber: Ein Vergleich hat keine präjudizierende Wirkung. Er gilt einzig und allein für das betroffene Quartal. Eine zugunsten des Arztes ergehende Entscheidung hingegen ist in zukünftigen Quartalen bei

gleichbleibender Patientenklientel und Behandlungssituation seitens der Prüfinstanzen in die Überlegung hinsichtlich der Wirtschaftlichkeit einzubeziehen (s. Kap. 4, Rz. 16 ff., Kap. 2, Rz. 167; Kap. 5, Rz. 116 ff.).

Die Gerichte der Sozialgerichtsbarkeit sind in allen Instanzen mit Berufs- **46** richtern und ehrenamtlichen Richtern besetzt (§§ 3, 12, 33, 40, 41 SGG). Bei den Sozialgerichten sind eigene Kammern für Streitigkeiten aus den Beziehungen zwischen Ärzten, Zahnärzten und Krankenkassen gebildet. Bei den Wirtschaftlichkeitsprüfungen sind die Kammern der Sozialgerichte mit je einem ehrenamtlichen Richter aus den Kreisen der Krankenkassen und Kassenärztlichen Vereinigung besetzt (Zum weiteren s. Kap. 5, Rz. 6 ff.). Gemäß § 106 Abs. 2 SGG ist der Rechtsstreit durch den Vorsitzenden nach Klage soweit vorzubereiten, daß er möglichst in einer mündlichen Verhandlung erledigt werden kann (s. Kap. 5, Rz. 66). Gemäß § 103 S.1 SGG hat das Gericht alle entscheidungserheblichen Tatsachen von Amts wegen zu ermitteln (s. Kap. 5, Rz. 83 ff.).

Die mündliche Verhandlung selbst läuft regelmäßig „ungleich informel- **47** ler ab als beispielsweise im Zivilprozeß''. Aufgrund der Amtsermittlungsmaxime wird der Richter versuchen, den Sachverhalt umfassend aufzuklären und dabei auch durch gezielte Fragen an Kläger und Beklagte den Prozeß zu steuern (s. Kap. 4, Rz. 19).

Der Rechtsstreit kann nichtstreitig oder streitig erledigt werden, wobei **48** hinsichtlich des Vergleichs entsprechend die obigen Ausführungen zu gelten haben (s. Kap. 5, Rz. 107 ff.).

9 Strategische Überlegungen nach Abschluß von Verwaltungs- und Gerichtsverfahren

Da eine rechtskräftig gewordene Honorarkürzung oder auch der rechts- **49** kräftige Arzneimittelregreß gleichzeitig als Beweis der Unwirtschaftlichkeit anzusehen ist, muß vom Grundsatz her dem Arzt als Klient empfohlen werden, auch bei primär zunächst zu seinen Ungunsten ergehenden Entscheidungen auf der Verwaltungs- oder auch Sozialgerichtsebene weiterhin die Gerichte zu bemühen. Nur in den Fällen, in denen es sich um einmalige Wirtschaftlichkeitsprüfungen mit Kürzung oder Regreß in nicht erheblicher Höhe handelt, kann unter Kosten-Nutzen-Gesichtspunkten auf ein weiteres Vorgehen verzichtet werden. Dies gilt auch für die Fälle, in denen er tatsächlich unwirtschaftich arbeitet.

50 Fortgesetzte Honorarkürzungen und Arzneimittelregresse über mehrere Quartale hinweg werden in ständiger Rechtsprechung als schwerwiegende Verstöße gegen vertragsärztliche Pflichten angesehen. Dieses hat zunehmend die Einleitung von Disziplinarverfahren zur Folge (s. Kap. 9, Rz. 1 ff.). Die Abwehr solcher Disziplinarverfahren ist außerordentlich schwierig, wenn der Arzt bis zu diesem Zeitpunkt Honorarkürzungs- und Arzneimittelregreßbescheide stets hingenommen hat. Ein Verstoß gegen vertragsärztliche Pflichten mit der Folge von Disziplinarverfahren (s. Kap. 9, Rz. 4 ff.) wird nach verbreiteter Ansicht bereits dann angenommen, wenn Honorarkürzungen in mindestens drei Quartalen in fortgesetzter Folge erfolgt sind (s. Kap. 9, Rz. 9 ff.).

51 Um diese gravierenden Folgen zu vermeiden, sollte der Arzt auf die Einhaltung des Wirtschaftlichkeitsgebots gemäß § 12 SGB V hingewiesen und entsprechend strategisch beraten werden. Der Arzt muß seine ärztlichen und ärztlich verordneten Leistungen dem Fachgruppendurchschnitt anpassen, wenn er sich mit seiner Ansicht von bestehenden Praxisbesonderheiten und/oder kausal kompensatorischen Einsparungen nicht durchsetzen konnte.

Kapitel 4

Das Verfahren aus der Sicht der Kassenärztlichen Vereinigungen und Prüfinstanzen

1 Übersicht

Das Gesetz gebietet Wirtschaftlichkeit in der vertragsärztlichen Versor- **1**
gung (§ 12 SGB V; vgl. dazu ausführlich Spellbrink, Wirtschaftlichkeitsprüfung im Kassenarztrecht nach dem Gesundheitsstrukturgesetz,
Rz. 87 ff. und Raddatz, Die Wirtschaftlichkeit der Kassenärztlichen und
Kassenzahnärztlichen Versorgung, 1.2) und sieht als Kontrollinstrument
die Wirtschaftlichkeitsprüfung vor (§ 106 SGB V).

Die Wirtschaftlichkeitsprüfung erlangt in dem Dreiecksverhältnis zwi- **2**
schen Kassenärztlicher Vereinigung – Kassen – Vertragsarzt eine besondere Bedeutung, da die drei Verfahrensbeteiligten von diesem Instru-
mentarium Unterschiedliches erwarten. Trotz der uneinheitlichen Inter-
essenlage hat sich jedoch im Laufe der Zeit eine Verwaltungspraxis
eingestellt, die weitgehend akzeptiert ist und zu Grundsatzentscheidun-
gen des BSG oder zu Reformüberlegungen nur noch wenig Anlaß gibt.
Eine gesicherte Rechtsprechung markiert klare Grenzen.

Die Rechtsgrundlagen der Wirtschaftlichkeitsprüfung sind in Kapitel 2, **3**
die Verfahrensfragen in Kapitel 5 dargestellt. Die wesentliche Rechtsprechung zur Prüfung der Wirtschaftlichkeit der Behandlungs- und
Verordnungsweise in einer Vertragsarztpraxis ist in Kapitel 8 zusammengefaßt. In dem folgenden Kapitel werden einige materiellrechtliche und
verfahrensrechtliche Fragen ergänzend aus der praktischen (zum Teil
einseitigen) Sicht von Kassenärztlichen Vereinigungen und Prüfgremien
beleuchtet. Vorangestellt sind einige Anmerkungen zum Spannungsverhältnis der Beteiligten im Prüfverfahren und Hinweise für den Anwalt,
der erstmals mit Verfahren zur Wirtschaftlichkeitsprüfung befaßt ist.
Wiederholungen und zum Teil auch unterschiedliche Akzentsetzung

sind nicht ausgeschlossen. Die unterschiedlichen Bewertungen ergeben sich aus der unterschiedlichen Sichtweise einer Kassenärztlichen Vereinigung und der Prüfeinrichtungen.

4   Die Wirtschaftlichkeitsprüfung in der vertragsärztlichen Versorgung war nach und nach durch Richterrecht entstanden, ist nunmehr aber durch das GRG in § 106 SGB V hinreichend normiert. Einige Formen der Wirtschaftlichkeitsprüfung (insbesondere Richtgrößenprüfung § 84 SGB V; aber auch Stichprobenprüfung § 106 Abs. 2 Satz 1 Nr. 3 SGB V) sind zwar gesetzlich vorgesehen, spielen in der Praxis aber keine oder noch keine Rolle.

5   Zum 1. 1. 1996 wurde ein neuer Einheitlicher Bewertungsmaßstab (EBM) für vertragsärztliche Leistungen eingeführt. Er enthält u. a. Komplexgebühren (z. B. Ordinationsgebühr, Konsiliarpauschale und hausärztliche Grundvergütung), um bisher einzeln bewertete Leistungen zu einer Gebühr zusammenzufassen. Der neue EBM staffelt auch die Bewertung gerätebezogener Leistungen ab. Dadurch soll einer ansonsten drohenden weiteren Leistungsausweitung vorgebeugt werden. – Fallzahlabhängige Leistungen (insbesondere hausärztliche Grundvergütung und Ordinationsgebühr) werden einer Wirtschaftlichkeitsprüfung nach § 106 SGB V künftig strukturell nicht mehr zugänglich sein. Leistungen, deren Bewertung abhängig von der Anwendungshäufigkeit abgestaffelt oder die arztbezogen budgetiert sind, werden demgegenüber zwar weiterhin der Wirtschaftlichkeitsprüfung unterliegen; der Nachweis einer Unwirtschaftlichkeit im individuell-konkreten Fall ist jedoch erheblich erschwert. Der Anwendungsbereich der statistischen Vergleichsbetrachtung ist daher künftig mengenmäßig erheblich eingeschränkt. Zum Nachweis der Unwirtschaftlichkeit wird daher verstärkt auf eine Einzelfallprüfung (mit erheblichem Mehraufwand) zurückgegriffen werden. – Die Prüfung der Wirtschaftlichkeit der Verordnungsweise und auch die Richtgrößenprüfung werden unverändert bleiben, in ihrer Bedeutung vielleicht sogar zunehmen.

6   Nach den gegenwärtigen Reformüberlegungen auf Bundesebene (3. Stufe der Gesundheitsreform) zeichnet sich eine grundlegende Änderung ab. Sowohl die ärztliche als auch die gemeinsame Selbstverwaltung sollen gestärkt werden. Der Gesetzgeber wird daher möglicherweise § 106 SGB V in der bisherigen Form aufheben und die Regelung der Wirtschaftlichkeitsprüfung der Gemeinsamen Selbstverwaltung überlassen. Es bleibt abzuwarten, ob der Gesetzgeber der Selbstverwaltung diesen Vorrang tatsächlich einräumen wird und wie die einzelnen Kassenärztlichen Vereinigungen mit den Krankenkassen diesen Freiraum der Selbstregulierung ausfüllen werden. – Da das derzeit praktizierte System der Wirtschaftlichkeitsprüfung Unzulänglichkeiten enthält und die Qualitätssicherung nach den gesetzlichen Vorgaben zunehmend Bedeutung erlangen soll, hat die Kassenärztliche Vereinigung Bayerns – unabhängig von den Reformüberlegungen des Gesetzgebers – ein System zur Gesamtprüfung entworfen. Qualitätssicherung und Wirtschaftlichkeitsprüfung sollen dabei zu einem einheitlichen Prüfvorgang zusammengefaßt werden. Ziel ist es, durch die Prüfung der Gesamttätigkeit alle Umstände aufzudecken, die die Handlungsweise eines Vertragsarztes erklären. Ergebnisse der Wirtschaftlichkeitsprüfung bisheriger Art, der Plausibilitätsprüfung und der Qualitätssicherung werden zu einem einheitlichen Gesamtergebnis zusammengefaßt. Die Gesamtprüfung soll sich auf einen längeren Zeitraum (z. B. vier Quartale) erstrecken. Da nicht alle Ärzte gleichzeitig geprüft werden können, soll in periodischen Abständen geprüft werden. Voraussetzung für dieses Konzept ist, daß die gesetzlichen Rahmenbedingungen (§§ 75, 83, 106, 136 und 294 ff. SGB V) geändert werden.

2 Die Wirtschaftlichkeitsprüfung im Spannungsverhältnis zwischen gesetzlichen Aufgaben der Kassenärztlichen Vereinigung und Erwartungshaltung des geprüften Arztes

Die Wirtschaftlichkeitsprüfung wird zusammen mit den Krankenkassen 7 in sogenannter „Gemeinsamer Selbstverwaltung" verwirklicht. Nach der Gesetzeskonstruktion müßten die Prüfeinrichtungen äußerst konsequent vorgehen und jede Unwirtschaftlichkeit aufdecken, um dann Honorare zu kürzen oder Regresse auszusprechen; denn jeder Honorarvorteil des einen Arztes aufgrund unwirtschaftlicher Behandlungsweise ist zugleich Honorarnachteil für alle übrigen Ärzte, da durch die unwirtschaftlichen Leistungsanforderungen der Punktwert und folglich die Honorare der Ärzte sinken. Der „unwirtschaftlich" behandelnde Arzt greift mithin letztlich bildlich gesprochen in die Taschen der „wirtschaftlichen" Ärzte.

Dennoch ist die Wirtschaftlichkeitsprüfung nicht bis ins letzte perfektio- 9 niert. Dies hat mehrere Gründe:

– Kosten für veranlaßte Leistungen (z. B. Arzneimittelverordnungen) 10 oder auch die Folgekosten einer Überweisung an den Facharzt oder gezielte Aufträge werden bei Prüfung nach Durchschnittswerten nicht systematisch dem jeweiligen Verursacher im Rahmen einer Gesamtbe-

trachtung der Praxisführung zugeordnet, sondern bei der Wirtschaftlichkeitsprüfung in der Regel außen vor gelassen: eine systematische
Ungenauigkeit.

11 – Ärztliche Mitglieder der Prüfgremien verstehen sich zum Teil nicht als
„Vollzugsorgan" gegenüber dem geprüften Kollegen, sondern sind
bemüht, seine Interessen gegen die Forderungen der Kassenvertreter
zu verteidigen. Sie empfinden die Wirtschaftlichkeitsprüfung als
nachgerade wesensfremd in der ärztlichen Selbstverwaltung. Der zu
prüfende Arzt bedarf nach ihrer Erwartung der Unterstützung seiner
Kassenärztlichen Vereinigung gegen die Kürzungs- und Honorarforderungen der Kassen, so daß sie vorrangig nach entlastenden Begründungen für den Arzt suchen und weniger nach Beweisen für die
Unwirtschaftlichkeit der Praxisführung.

12 – Der Vertragsarzt erwartet bei dem Stichwort „Wirtschaftlichkeitsprüfung" eine individuell-konkrete Überprüfung seiner Behandlungs-
und Verordnungsweise. Die Rechtsprechung hat anerkannt, daß dies
bei der großen Zahl der Vertragsärzte (verwaltungsmäßig) nicht zu
verwirklichen ist. Die statistische Vergleichsbetrachtung, die davon
ausgeht, daß alle Vertragsärzte nach inhaltsgleichen Regeln der ärztlichen Kunst verfahren und ihre Praxis wirtschaftlich führen (§ 12
SGB V), so daß aus den Durchschnittswerten einer geeigneten Vergleichsgruppe bei einer hinreichend großen Zahl von Ärzten auf die
Wirtschaftlichkeit der Behandlungs- und Verordnungsweise geschlossen werden kann, ist daher als ausreichend angesehen worden
(grundlegend BSGE 11, 102 [104 f.]; 17, 79; 19, 123; durch GSG mittlerweile normativ anerkannt; s. BSG SGb 1995, 301 f.; s. dazu auch Spellbrink, a. a. O. Rz. 424 m. w. N.; s. Kap. 2, Rz. 65). Die Überprüfung
anhand einer statistischen Ausgangsberechnung führt in der Praxis
zu einer vereinfachten und teilweise schematisierten Prüfung. Nur so
läßt sich das Massengeschäft in der Praxis bewältigen (ca. 10 % der
Vertragsärzte durchlaufen eine Wirtschaftlichkeitsprüfung). Die (aufwendige) wirkliche Einzelfallprüfung ist in der Praxis die deutliche
Ausnahme. Gerade sie wäre aber beispielsweise angezeigt, um eventuelle Unwirtschaftlichkeiten auch bei einem durchschnittlich oder
gar unterdurchschnittlich abrechnenden Vertragsarzt auszumachen.

Der Schematisierung in der Wirtschaftlichkeitsprüfung nach Durchschnittswerten hat neuerdings das BSG weiter entgegengewirkt,
indem es über die statistische Betrachtung hinaus eine „intellektuelle
Wirtschaftlichkeitsprüfung" gefordert hat (SGb 1995, 309 ff. gegen die
bisherige Linie in BSGE 50, 84 [87] und SozR 2200 § 368 n Nr. 31; der

„intellektuellen Wirtschaftlichkeitsprüfung" zustimmend Schneider SGb 1995, 304, 305 f.).

– Zur Bewältigung der Verfahren hat die Verwaltung eine Routine mit **13** Eigendynamik entwickelt, die in erster Instanz nicht jedem Einzelfall gerecht werden kann. Die Auswirkung beim Vertragsarzt ist negativ: Schon den Prüfantrag empfindet er als diskriminierend; das Prüfergebnis überzeugt ihn häufig nicht; die fehlende, pauschale oder gar falsche Begründung einer Prüfmaßnahme veranlassen ihn, eine Entscheidung nicht hinzunehmen, sondern Widerspruch einzulegen. Unzufriedenheiten aus den Verfahren der Wirtschaftlichkeitsprüfung werden teilweise in das Arzt-Patienten-Verhältnis als Belastung übertragen. Allgemein wird der Vorwurf erhoben, nicht etwa die Wirtschaftlichkeit der Praxisführung werde geprüft, sondern lediglich die Übereinstimmung mit den Durchschnittswerten, auf deren Höhe der einzelne geprüfte Arzt keinen Einfluß hat. Das zum Teil negative Image der Kassenärztlichen Vereinigungen bei den Ärzten ist durch Unzuträglichkeiten bei der Wirtschaftlichkeitsprüfung maßgeblich mitgeprägt, wobei Mängel einseitig der Kassenärztlichen Vereinigung und nicht etwa beiden Trägern der Prüfgremien (Kassen und Kassenärztlichen Vereinigungen) zugerechnet werden.

– Die Wirtschaftlichkeitsprüfung, die vom Gesetzgeber zur Kontrolle **14** des Wirtschaftlichkeitsgebotes und zur Kostenbegrenzung konzipiert ist, erweist sich in der Praxis als enorm verwaltungsaufwendig. Mehr als 1000 Mitarbeiter sind bundesweit haupt- oder nebenamtlich mit diesen Aufgaben betraut. Der „wirtschaftliche Ertrag" der Wirtschaftlichkeitsprüfung (= Kürzungssumme bzw. Regreßbetrag) ist relativ gering (0,5 % bis 1 % des gesamten Honorars) und – wenn überhaupt – gerade mal kostendeckend.

– Bei einer begrenzten Gesamtvergütung fließen Kürzungssummen **15** nicht den Kassen, sondern der Allgemeinheit aller Ärzte zu. Das Interesse der Kassen an einer verschärften Wirtschaftlichkeitsprüfung der Behandlungsweise müßte daher gering sein. Auch in Zeiten einer begrenzten Gesamtvergütung dürfen sie aber nach dem Gesetz an der Wirtschaftlichkeitsprüfung mitwirken. – Elementarer ist ihr Interesse an einer konsequenten Prüfung der Verordnungsweise; denn Regreßbeträge kommen nicht der jeweiligen Kassenärztlichen Vereinigung, sondern den Kassen zu.

3 Empfehlungen für den Anwalt bei Verfahren zur Wirtschaftlichkeitsprüfung

16   Nicht alle Anwälte in der Bundesrepublik sind für Verfahren vor den Prüfgremien und die anschließenden sozialgerichtlichen Verfahren spezialisiert. Betreut ein Anwalt erstmals solche Fälle, wird er geneigt sein, das übliche Repertoire anwaltlicher Verhaltensweisen aufzurollen. Sein Erfolg in den Prüfverfahren ist dann nicht sicher. Der „Neuling" ist für die Ausschußmitglieder und später für den Sozialrichter leicht erkennbar. Insbesondere die aus Strafverfahren entlehnten Verhaltensmuster von Anwälten überzeugen in den Verwaltungs- und Sozialgerichtsverfahren in der Regel nicht. Unter Sozialrichtern und bei den Mitgliedern der Prüfinstanzen wird daher häufig das Gerücht verbreitet: Wäre der Arzt ohne (unkundigen) Anwalt erschienen, wäre das Verfahren für ihn günstiger ausgegangen. Ausschuß und Gericht helfen dem rechtsunkundigen Arzt im Verfahren sehr häufig (kompensatorischer Gesetzesvollzug), verzichten aber darauf, wenn der Arzt durch einen Anwalt vertreten wird.

17   Vorbereitende Gespräche und Vergleichsbereitschaft im Verwaltungsverfahren (zweite Instanz) oder bei Gericht empfehlen sich bei der Wirtschaftlichkeitsprüfung. Da die Wirtschaftlichkeitsprüfung in den meisten Fällen auf statistische Vergleiche reduziert ist (Folge der Rechtsprechung; s. Kap. 2, Rz. 65), sollte vorrangig mit Statistiken argumentiert werden (z. B. Hinweis auf überdurchschnittlichen Rentneranteil, Berechnung kompensatorischer Minderaufwendungen; zu den von der Rechtsprechung anerkannten Einwendungen des Arztes vgl. oben Kap. 2, Rz. 107 ff.; vgl. auch Kap. 6, Rz. 19 ff. und 35 ff.). Klassischer Fehler vieler Neulinge ist es, im Anschluß an das Gespräch mit dem Mandanten die Qualität der ärztlichen Behandlung im Einzelfall (Kasuistik) oder die Wirksamkeit und Sparsamkeit einer speziellen Behandlungsmethode hervorzuheben, also auf Einzelfälle einzugehen, ohne zu versuchen, die statistische Vergleichsbetrachtung der Gremien zu erschüttern (zu ungeeigneten Einwendungen s. auch Kap. 2, Rz. 115 ff.).

18   Ohne Zahlen (statistische Vergleiche) läßt sich in den meisten Prüfverfahren jedoch nicht erfolgreich argumentieren. Die Zahlen für die Gegenargumentation muß der Arzt entweder selbst beschaffen (unter Umständen schwierigster Teil der Mandantenbetreuung; gefordert sind z. B. Patientenlisten mit Behandlungsdaten und Leistungsumfang); Mitarbeiter der Kassenärztlichen Vereinigungen (Sachbearbeiter aus den Geschäftsstellen der Prüfgremien) sind überwiegend sehr hilfsbereit,

wenn ergänzende Informationen erbeten wurden. Eher ablehnend sind sie dagegen, wenn die gesamte Grundlage der Wirtschaftlichkeitsprüfung (vgl. dazu Gaus, Prüfung der Wirtschaftlichkeit der Behandlungs- und Verordnungsnachweise des Kassenarztes) als ungeeignet eingestuft und zum Nachweis hierfür umfassendes Material begehrt wird.

Mündliche Verhandlungen bei den Prüfgremien und bei den Kassen- **19** arztkammern der Sozialgerichte laufen regelmäßig ungleich informeller ab als beispielsweise im Zivilprozeß. Z. T. gewinnt man den Eindruck eines kollegialen Gespräches, wobei weniger von einem Über- und Unterordnungsverhältnis ausgegangen wird. Der Richter versucht im Rahmen der Amtsermittlungsmaxime den Sachverhalt umfassend aufzuklären und prozeßleitende Fragen zu stellen.

Eine gedeihliche Atmosphäre herrscht, wenn Mandant und/oder Anwalt **20** sachkundig (mit Statistiken oder medizinisch) argumentieren. Nachgerade ablehnend reagieren Mitglieder der Prüfgremien und auch das Gericht, wenn sich der Anwalt auf allgemeine Rechtsgrundsätze aus anderen Rechtsgebieten bezieht, Verfassungsverstöße moniert oder pauschal die Ungeeignetheit der Wirtschaftlichkeitsprüfung beklagt.

4 Die einzelnen Stationen des Verwaltungsverfahrens zur Wirtschaftlichkeitsprüfung

4.1 Prüfantrag

4.1.1 Antragserfordernis

Seit 1. 1. 1989 setzt das Prüfverfahren einen Antrag voraus. Antragsbe- **21** rechtigt sind die Kassenärztlichen Vereinigungen, die Kassen und seit 1. 1. 1993 auch deren Verbände (§ 106 Abs. 5 S. 1 SGB V i. d. F. v. Art. 1 Nr. 63 e aa GSG). Nur ausnahmsweise ist eine Prüfung von Amts wegen vorgesehen (§ 84 Abs. 3 – Richtgrößenüberschreitung, die in der Praxis jedoch bisher keine Bedeutung hat).

Der Antrag muß nicht unterzeichnet sein, der Urheber des Antrags **22** (Kasse oder Kassenärztlichen Vereinigung) jedoch erkennbar sein. In der Praxis werden in der Regel Formulare verwendet. Gemeinsame Prüfanträge von Kassenärztlicher Vereinigung und Kassen sind vielfach üblich (jedenfalls bei der Prüfung der Behandlungsausweise).

4.1.2 Antragsbegründung

Das Gesetz selbst sieht eine Pflicht zur Begründung des Prüfantrages **23** nicht vor; die Prüfvereinbarungen verpflichten den Antragsteller in der

Regel jedoch, seinen Antrag zu begründen. Eine solche Begründungspflicht erscheint rechtlich bedenklich, da der Gesetzgeber weder für
Klage noch für Berufung (§§ 87, 151 SGG), sondern nur für die Revision
(§ 160 Abs. 2 SGG) eine Begründungspflicht vorgesehen hat.

24 Dennoch ist eine Begründung des Prüfantrages nicht nur zweckmäßig
(so Raddatz, a. a. O., 4.2), weil eine Begründung der besseren Information dient, so daß das Verfahren beschleunigt wird. Die Pflicht zur
Begründung des Antrages ist rechtlich auch zulässig (so auch Raddatz,
a. a. O., 4.2 unter Auswertung der BSG- und LSG-Rechtsprechung; ausf.
dazu auch Schroeder-Printzen, Betriebskrankenkasse 9/1989, S. 492 ff.);
sie folgt aus allgemeinen rechtsstaatlichen Grundsätzen, zu denen auch
der Anspruch des Arztes auf rechtliches Gehör zählt. Nur wenn dem
Arzt die Gründe für den Prüfantrag bekanntgegeben werden, kann er
dazu auch sachkundig Stellung nehmen (i. d. S. auch ausdrücklich Bossmann, Vertragsarztrecht und Wirtschaftlichkeit, S. 41 m. w. N.).

25 An die Begründung des Prüfantrages sind jedoch nur geringe Anforderungen zu stellen. Die mangelnde Qualität einer Antragsbegründung
gibt daher in der Regel keinen Anlaß, den Prüfantrag als unzulässig zu
rügen. Der Prüfantrag bestimmt jedoch auch den Umfang der Wirtschaftlichkeitsprüfung; die Prüfgremien sind an den Prüfantrag in ihrer
Entscheidung gebunden. Ist beispielsweise die Überprüfung der Wirtschaftlichkeit im Laborbereich beantragt, so darf die Entscheidung nicht
mit einer Honorarkürzung wegen überdurchschnittlicher Besuchsfre-
quenzen enden. Insoweit wäre zunächst eine Erweiterung des Antrages
erforderlich.

4.1.3 Bekanntgabe des Prüfantrages

26 Der Antrag ist dem betroffenen Arzt zuzuleiten, damit er im Rahmen
des rechtlichen Gehörs dazu Stellung nehmen kann.

27 Wird **quartalsgleich** geprüft, so kann der Prüfungsausschuß vor seiner
Entscheidung eine Stellungnahme des Arztes nicht abwarten. Die
Honorarbescheide würden sich dadurch erheblich verzögern. Dem
Erfordernis des rechtlichen Gehörs ist indessen Genüge getan, wenn
dem Arzt mit dem Prüfantrag auch mitgeteilt wird, daß er im Widerspruchsverfahren Einwendungen gegen den Prüfbescheid erheben
kann. In dem Abhilfeverfahren werden sodann seine Gegenargumente
(z. B. Praxisbesonderheit) geprüft. Es handelt sich dabei um eine pauschale Prüfung ohne mündliche Verhandlung. Das Abhilfeverfahren ist
ein schriftliches Verfahren. Ausreichend rechtliches Gehör ist gewährt,
wenn der Arzt seine Einwendungen schriftlich vortragen kann.

Sieht die Prüfungsordnung eine **quartalsversetzte** Prüfung vor, besteht 28
für den Arzt die Möglichkeit, nach Bekanntgabe des Prüfantrages noch
vor einer Entscheidung des Prüfungsausschusses über den Antrag Einwendungen zu erheben.

4.1.4 Auswahlgespräch

Zur sachkundigen Vorbereitung der Prüfanträge haben sich Kassenärzt- 29
liche Vereinigungen und die jeweiligen Kassen in den Prüfvereinbarungen meist darauf verständigt, sogenannte **Auswahlgespräche** zu führen.
Hierbei soll lediglich festgelegt werden, ob in einem konkreten Fall ein
Prüfantrag zu stellen ist oder nicht. Grundlage sind die aktuellen
Abrechnungszahlen des Arztes. In einem informellen Vorverfahren wird
geprüft, ob eine prüfungsbedürftige Abrechnung vorliegt oder nicht.
Maßstab sind sogenannte **Auswahlkriterien**, die die Träger der Wirtschaftlichkeitsprüfung in den Prüfvereinbarungen festgelegt haben. Es
handelt sich dabei um Überschreitungswerte, deren Höhe für die einzelnen Leistungsbereiche unterschiedlich ist. Diese Überschreitungskrite-
rien sind nicht gleichzusetzen mit dem sogenannten offensichtlichen
Mißverhältnis (dazu Kap. 2, Rz. 94 ff. und Kap. 6, Rz. 15 ff.), aus dem
sich der Anschein der Unwirtschaftlichkeit einer Praxisführung ableiten
läßt. Der Vorteil des Auswahlverfahrens ist, daß Prüfanträge nach einheitlichen Gesichtspunkten und nur in kürzungsträchtigen Fällen gestellt
werden. Zur Bewältigung des „Massengeschäftes" bei der Wirtschaftlichkeitsprüfung hat sich diese Verwaltungsvereinfachung bewährt.

Wird in dem Auswahlverfahren, an dem Bevollmächtigte der Kassen- 30
ärztlichen Vereinigungen und der Landesverbände der Krankenkassen
oder Kassen teilnehmen, keine Einigung erzielt, so bleibt es den
Antragsberechtigten überlassen, Einzelanträge zu stellen. In der Regel
werden jedoch gemeinsame Anträge bei der Prüfung der Behandlungsweise (Honorarprüfung) angestrebt.

4.1.5 Antragsfristen

Das Gesetz sieht für Prüfanträge keine Fristen vor. Die Prüfvereinbarun- 31
gen enthalten in der Regel jedoch zeitliche Begrenzungen (zulässig nach
BSGE 38, 201 [202] und BSGE 41, 275 [277]), wobei diese Fristen mit dem
Eingang der notwendigen Unterlagen bei der Kassenärztlichen Vereinigung oder der Krankenkasse beginnen. Die ursprüngliche Auffassung
des BSG, wonach ein „Prüfanspruch" gegen den Arzt innerhalb von
zwei Jahren verjährt (vgl. BSGE 68, 97, 98 ff. und BSGE 69, 147 149 ff.),
ist inzwischen aufgegeben (BSGE 72, 271, 272 ff.). Allerdings hat das

BSG im Anschluß an die im Sozialrecht übliche vierjährige Verjährungsfrist (aus Gründen der Rechtsklarheit) eine Ausschlußfrist für Prüfverfahren von vier Jahren festgestellt (BSG, a. a. O.).

4.1.6 Rechtliches Gehör

32 Die Entscheidungen der Prüfgremien sind Verwaltungsakte i. S. d. § 31
SGB V. Da die Entscheidung in die Rechte des betroffenen Arztes ein-
greift, muß ihm grundsätzlich Gelegenheit gegeben werden, sich zu
dem Prüfantrag und den Tatsachen, die für die Entscheidung erheblich
sind, zu äußern (§ 24 Abs. 1 SGB X). Etwas anderes gilt, wenn ausnahmsweise Tatbestände vorliegen, die eine Anhörung entbehrlich
machen (§ 24 Abs. 2 SGB X).

4.1.6.1 Überprüfung der Verordnungsweise

33 Ist Antrag auf Überprüfung der Verordnungsweise gestellt, so wird der
Antrag dem Arzt vor einer Entscheidung der Prüfgremien zugeleitet. Er
hat Gelegenheit, zu dem Prüfantrag (schriftlich) Stellung zu nehmen.

4.1.6.2 Überprüfung der Behandlungsweise

34 Wird die Behandlungsweise der Ärzte auf ihre Wirtschaftlichkeit **quartalsgleich** überprüft, so wird der einzelne Arzt vor einer Honorarkürzung nicht angehört. Dies hat zwei Gründe:

35 – Liegen die Abrechnungszahlen der Kassenärztlichen Vereinigung vor,
ist das Honorar des Arztes unverzüglich in einem Honorarbescheid
festzusetzen. Der Festsetzung geht allerdings die Prüfung der Wirtschaftlichkeit voraus. Hierfür steht nur eine kurze Zeit zur Verfügung,
soll quartalsbezogen geprüft werden.

36 Liegen die Abrechnungszahlen vor, so müssen Kassen und Kassenärztliche Vereinigungen unverzüglich entscheiden, ob sie einen Prüfantrag stellen. Ist Prüfantrag gestellt, haben die Prüfgremien lediglich
wenige Tage Zeit, um Überschreitungswerte, Praxisbesonderheiten,
kompensatorische Minderaufwendungen etc. zu überprüfen. Die
Erkenntnisse aus den Vorquartalen werden hierbei in der Regel mitberücksichtigt. Hat ein Arzt also in den vergangenen Quartalen durch
die Prüfgremien oder aufgrund von Gerichtsentscheidungen bestimmte Überschreitungswerte zugestanden bekommen, so werden
diese auch bei dem laufenden Quartal beachtet. In diesem Stadium
bestünde nicht die Möglichkeit, auch noch alle weiteren Anregungen,
Anträge und Einwendungen des Arztes mit in die Prüfung einzubeziehen.

– Unter rechtlichen Gesichtspunkten ist diese Vorgehensweise nicht zu **37**
beanstanden. Sie bedeutet keine Beeinträchtigung des rechtlichen
Gehörs des Arztes. Die Kassenärztliche Vereinigung schuldet dem
jeweiligen Arzt nämlich ein Honorar nur jeweils insoweit, als die
angemeldeten Leistungen dem Wirtschaftlichkeitsgebot entsprechen
(s. BSGE 74, 44, 47). Der Honoraranspruch entsteht also erst nach der
Wirtschaftlichkeitsprüfung (und nach der sachlich-rechnerischen
Berichtigung); bis dahin sind Zahlungen nur Abschläge der Kassenärztlichen Vereinigung. Das Wirtschaftlichkeitsprüfverfahren ist inso-
weit ein besonderes Verfahren, in dem der Honoraranspruch des
Arztes rechtsverbindlich festgestellt wird. Vor Abschluß dieses Verfah-
rens besteht kein bezifferbarer Honoraranspruch, der einklagbar
wäre. Insofern wird auch vor Abschluß des Verfahrens nicht in die
Rechte des Arztes eingegriffen (ständige Rechtsprechung; vgl. LSG
NRW v. 24. 4. 1992 [L 11 Ka 117/90] und LSG Stuttgart v. 8. 4. 1981
[L 10 Ka 1142/80]; zur Vorläufigkeit des Honorarbescheides s. auch
BSG SozR 1200 § 34 Nr. 8, S. 38).

– Bei der **quartalsversetzten** Prüfung (Prüfantrag betrifft frühere **38**
Abrechnungszeiträume) erhält der Arzt zunächst nur Honorarab-
schläge; in das laufende Prüfverfahren können seine Einwände gegen
den Prüfantrag ohne Zeitverlust einbezogen und vor einer Entscheidung berücksichtigt werden.

4.2 Die Prüfgremien

Krankenkassen und Kassenärztliche Vereinigungen bilden bei den Kas- **39**
senärztlichen Vereinigungen Prüfgremien (§ 106 Abs. 1 SGB V; für die
Ersatzkassen gilt gleiches – § 106 Abs. 7 SGB V). Die Gremien beider
Instanzen sind paritätisch mit Vertretern der niedergelassenen Ärzte
und der Krankenkassen besetzt.

4.2.1 Zusammensetzung der Prüfgremien

Die Vertreter der Ärzte werden von den jeweiligen Organen der Kassen- **40**
ärztlichen Vereinigungen (Vertreterversammlung/Abgeordnetenver-
sammlung) gewählt (Grundlage: die jeweiligen Satzungen). Die Kassenärztlichen Vereinigungen entsenden in der Regel praxiserfahrene Ärzte,
die sie schriftlich und durch Informationsveranstaltungen auf ihre
Rechte und Pflichten in den Prüfverfahren vorbereiten. Bei der Auswahl
der Vertreter wird darauf geachtet, daß in den Prüfgremien insbesondere die Fachgruppen repräsentiert sind, die auch am häufigsten
geprüft werden (Allgemeinmediziner und Internisten). In die Gremien

zweiter Instanz werden in der Regel Ärzte gewählt, die zuvor über längere Zeit Erfahrungen als Mitglied in den Prüfgremien erster Instanz gesammelt haben. Die meisten Satzungen der Kassenärztlichen Vereinigungen sehen vor, daß die Mitglieder der Prüfgremien Vertragsärzte sein müssen. Endet die Niederlassung des Arztes (aus welchen Gründen auch immer), endet folglich auch die Mitgliedschaft im Prüfgremium.

41 Die Kassen werden in den Prüfgremien regelmäßig durch verwaltungserfahrene Mitarbeiter vertreten, die auf die Tätigkeit in den Prüfgremien ebenfalls vorbereitet werden. Wer als Mitarbeiter einer Krankenkasse oder eines Verbandes mit dem Prüfverfahren gegen einen Arzt schon befaßt war (z. B. Antragstellung), ist wegen dieser Vorbefassung nicht als Mitglied der Prüfgremien ausgeschlossen (vgl. § 16 Abs. 2 i. V. m. Abs. 1 Nr. 5 SGB X).

42 Der niedergelassene Arzt hofft sowohl in der ersten als auch in der zweiten Instanz auf eine medizinische Argumentationshilfe seiner Kollegen in den Prüfgremien. Viele ärztliche Mitglieder verstehen ihre Aufgabe auch als „anwaltliche" Tätigkeit zugunsten des zu prüfenden Arztes, obgleich sie zur Neutralität verpflichtet sind.

43 Eine andere Gruppe von Ärzten befürchtet kollussives Zusammenwirken zwischen den ärztlichen Mitgliedern und den Kassenvertretern in den Prüfgremien. Ein Schulterschluß zwischen Kassenärztlicher Vereinigung und Kassen wird argwöhnisch beobachtet.

44 In Wirklichkeit sind die Vertreter beider Seiten verpflichtet, die Prüfanträge nach Gesetz und Recht unter Berücksichtigung der Rechtsprechung zu bearbeiten. Erfahrungsgemäß können dabei nicht sämtliche auch geringfügige Auffälligkeiten überprüft und beanstandet werden. Wegen der großen Zahl der Prüfverfahren, die in kurzer Zeit zu erledigen sind (da ansonsten die Prüfanträge aus dem Folgequartal schon anstehen), beschränken sich Beanstandungen in der Regel auf eklatante Unwirtschaftlichkeiten. Eine Bagatellgrenze (z. T. in der Prüfvereinbarung ausdrücklich festgelegt) wird in der Regel beachtet.

4.2.2 Sachverständiger/Gutachter

45 Die Prüfgremien erster und zweiter Instanz sind erfahrungsgemäß nicht in allen Spezialgebieten sachkundig. Ist beispielsweise die Wirtschaftlichkeit einer neuen Spezialuntersuchung, die des Einsatzes eines medizinisch-technischen Großgerätes bedarf, zu überprüfen, so ziehen die Prüfgremien zur Beurteilung häufig Spezialisten hinzu. Es handelt sich

insoweit um Sachverständige. Gutachter werden zum Teil auch dann schon herangezogen, wenn das jeweilige Fachgebiet, dem der zu prüfende Arzt angehört, in dem Prüfungsausschuß durch einen Fachkollegen nicht vertreten ist.

Die Funktion dieser Gutachter/Sachverständigen ist zum Teil umstritten. **46** Sie werden oft als bloße Referenten bezeichnet und sollen sich auf einen bloßen Sachvortrag nach Auswertung der Prüfunterlagen beschränken. Sie werden insoweit als Hilfspersonal des Ausschusses verstanden. Juristisch handelt es sich jedoch auch dann um Gutachter/Sachverständige mit einem allerdings nur beschränkten Aufgabengebiet; für bloße manuelle Hilfsdienste ohne inhaltliche Bewertung wäre die Hinzuziehung eines Arztes unverhältnismäßig und damit unwirtschaftlich.

Der Sachverständige hat lediglich zu beraten. Ihm kommt keine Entscheidungskompetenz zu. Wird ein Sachverständiger jedoch über längere Zeit für Spezialfragen hinzugezogen, so hat er insbesondere neuen Mitgliedern der Prüfgremien gegenüber aufgrund seines Vorsprunges im Wissen eine faktische Dominanz, die auf die Entscheidung der unabhängigen Prüfgremien durchaus durchschlagen kann. Ob bzw. inwieweit ein solcher Einfluß im Verfahren tatsächlich besteht, hängt sehr stark von der Persönlichkeit des hinzugezogenen Gutachters/Sachverständigen und des Vorsitzenden ab. Der Gutachter/Sachverständige sollte sich jedoch auf alle Fälle eines Vorschlages zum Ob und zum Wie einer Kürzungsmaßnahme oder eines Regresses enthalten. Hiergegen wird in der Praxis häufig verstoßen. Für den betroffenen Arzt ergibt sich daraus kein Rügerecht, das den Prüfbescheid unwirksam machen würde. In der Regel wird in den Prüfbescheiden auch nicht dokumentiert, daß der Ausschuß die Ansicht des Sachverständigen übernommen hat.

An den (geheimen) Beratungen und an der Beschlußfassung des Prüf- **47** gremiums darf der Sachverständige/Gutachter nicht teilnehmen. Hat der Gutachter vor seiner mündlichen Anhörung im Termin eine schriftliche Stellungnahme ausgearbeitet und dem Prüfgremium vor zugeleitet, hat der Arzt keinen Rechtsanspruch auf Einsichtnahme in dieses Gutachten schon vor dem Termin (LSG Baden-Württemberg 8. 4. 1981 – L 10 Ka 1142/90); denn entscheidend sind nicht vorbereitete schriftliche Texte, sondern die (mündliche) Ausführungen in der Sitzung selbst, die von dem Gutachten abweichen können.

4.2.3 Sitzungsvorbereitung

Die Geschäftsstelle bereitet die Sitzungen der Prüfgremien verwaltungs- **48** mäßig vor. Die Unterlagen für die Prüfung (insbesondere Häufigkeitsstatistiken und auch Unterlagen über die Abrechnungen in früheren Quartalen – sogenannte Spiegelkartei) werden für die Verfahrensbeteiligten von der Geschäftsstelle zusammengestellt. Die Geschäftsstelle ordnet auch bestimmten Sitzungen bestimmte Vertreter der Ärzteschaft und der Kassen zu. Diese erhalten neben der Ladung die jeweiligen Unterlagen. Der betroffene Arzt wird ebenfalls geladen.

49   In zahlreichen Kassenärztlichen Vereinigungen wird dem Arzt ein sogenannter Prüfreferent benannt. Es handelt sich dabei um ein Mitglied des Ausschusses oder um einen externen Sachverständigen, der die Unterlagen für die Sitzung vorbereitet und dort referiert. Der Arzt hat die Möglichkeit, vor der Sitzung mit diesem Referenten Kontakt aufzunehmen. In der Praxis hat sich diese Verfahrensweise bewährt. Im Vorfeld können so Fragen beantwortet und Probleme bereinigt werden, die anderenfalls zu förmlichen Widerspruchs- und Klageverfahren führen könnten.

4.2.4 Mündliche Verhandlung

3.2.4.1 Erste Instanz

50   In der ersten Instanz stehen die Prüfgremien unter einem erheblichen Zeitdruck. Sie müssen die Abrechnungen der Ärzte prüfen, damit unverzüglich ein Honorarbescheid erstellt und das ärztliche Honorar ausbezahlt werden kann. Da pro Sitzung zum Teil mehr als 100 Fälle zu bearbeiten sind, beschränkt sich die Prüfung pro Fall zum Teil nur auf Minuten. Ausgangspunkt sind die Überschreitungswerte und die bisher schon bekannten Praxisbesonderheiten. In einigen Kassenärztlichen Vereinigungen wird die Sitzung durch den Einsatz elektronischer Datenverarbeitung unterstützt. Formale Gleichbehandlung und auch Beschleunigung der Verfahren sind dadurch gewährleistet.

In der ersten Instanz ist die Anwesenheit des geprüften Arztes (jedenfalls bei quartalsbezogener Prüfung) durch die Prüfvereinbarungen ausgeschlossen. Sachverständige können demgegenüber hinzugezogen werden. Oft wird ein Mitglied des Prüfgremiums gebeten, schon vor der Sitzung Fälle vorzubereiten und vorzutragen. Dies verkürzt die Sitzungszeit.

4.2.4.2 Zweite Instanz

51   In der Sitzung des Beschwerdeausschusses steht zur Überprüfung der Widersprüche in der Regel mehr Zeit zur Verfügung. Arzt und Anwalt sind im Zweifel gut beraten, ihre Einwendungen gegen den Prüfbescheid erster Instanz schon vor der Sitzung schriftlich vorzutragen. Die

Stellungnahme ist allen Mitgliedern des Beschwerdeausschusses zuzuleiten. In der Praxis wird hiergegen zum Teil verstoßen. Ist nachgewiesen, daß den Mitgliedern der Beschwerdeinstanz nicht sämtliche Unterlagen zur Verfügung standen, kann dies im Gerichtsverfahren gerügt werden.

Trägt ein Gutachter/Sachverständiger in der Verhandlung mündlich vor, **52** ist der Arzt berechtigt, diesen Vortrag zu hören, um darauf entgegnen zu können. Diese Waffengleichheit (Folge des Grundsatzes des rechtlichen Gehörs) sollte stets eingefordert werden.

In der Sitzung trägt entweder der Vorsitzende oder ein dafür ausgewähl- **53** tes Mitglied den jeweiligen Fall vor. Ergänzend referiert dann der Sachverständige oder Gutachter. Fragen der Ausschußmitglieder beider Seiten und Antworten des Arztes schließen sich an. Der Arzt kann sich dabei eines Rechtsbeistandes bedienen. Die meisten Prüfvereinbarungen sehen auch die Möglichkeit vor, daß der Arzt ergänzend eine Person seines Vertrauens hinzuzieht.

Die Beratung und Beschlußfassung sind geheim. Entsendet die Kassen- **54** ärztliche Vereinigung Vertreter in die Sitzung, so dürfen auch diese an der Beratung und Beschlußfassung nicht teilnehmen (ausgenommen: Protokollführung).

Der Beschwerdeausschuß hat die Entscheidung der ersten Instanz nicht **55** nur zu überprüfen, sondern eine (eigene) Entscheidung zu treffen, die das Verwaltungsverfahren abschließt. Er muß folglich eigene Erhebungen anstellen und die Wirtschaftlichkeit der Praxisführung selbst beurteilen. Er überprüft mithin nicht nur die Rechtmäßigkeit der Entscheidung des Prüfungsausschusses (BSG SozR 2200 § 368n Nr. 36, S. 118; BSG 59, 211 [215]; BSG 62, 24, 30f.; BSG 72, 214, 220f.). Gegenstand einer späteren Klage vor dem Sozialgericht ist nicht der Bescheid des Prüfungsausschusses, sondern des Beschwerdeausschusses. Dieser ist auch Beklagte.

4.2.4.3 Sitzungsniederschrift

In der Praxis bereitet die Sitzungsniederschrift zum Teil Schwierigkeiten **56** und gibt Anlaß zu Kontroversen bis in das Gerichtsverfahren. Nach den Prüfvereinbarungen ist über die Sitzung jeweils ein Protokoll zu erstellen. Das Protokoll kann kein Wortprotokoll sein, es muß aber dem Außenstehenden den Verlauf der Sitzung in seinen wesentlichen Stationen widerspiegeln; es muß daher Angaben enthalten mindestens zu:

– Ort, Dauer und Zusammensetzung des Prüfgremiums (auch der Sachverständige ist aufzuführen)

– dem wesentlichen Ablauf der Verhandlung (Dies bedeutet, daß nicht etwa ein Wortprotokoll zu führen ist; nur die tragenden Gesichtspunkte der Argumentation sind zu dokumentieren; auch verfahrensleitende Anträge und die Beschlüsse dazu sind zu erfassen.)
– dem Ergebnis der Beratungen.

4.3 Akteneinsicht

57 Die Geschäftsstelle der Prüfgremien führen zu jedem Prüfverfahren, Verfahrensakten, sobald der Prüfantrag gestellt ist. Zu den Prüfakten sind sämtliche Unterlagen zu nehmen, die Gegenstand der Prüfentscheidung sind. Neben dem Prüfantrag gehören dazu sämtliche Abrechnungsunterlagen sowie die schriftliche Stellungnahme des Gutachters/Sachverständigen und des Arztes sowie seines Anwalts. Zum Teil werden schriftliche Aufzeichnungen des Gutachters als private Notizen gekennzeichnet und nicht zu den Prüfakten genommen. Sobald eine ausgearbeitete Stellungnahme eines Gutachters jedoch zu den Unterlagen der Geschäftsstelle der Prüfeinrichtungen gelangt ist, ist sie zwangsläufig Aktenbestandteil und muß mithin auch der Einsicht des Arztes unterliegen sowie später als Teil der Verwaltungsakte mit an das Sozialgericht weitergegeben werden. Dies bedeutet in der Praxis, daß sich die Prüfgremien mit den schriftlichen Bewertungen des Sachverständigen eingehend auseinandersetzen und ihre Ansicht in der Begründung des Prüfbescheides auch hinreichend dokumentieren müssen.

58 Die Unterlagen der Prüfgremien unterliegen der Akteneinsicht nach § 14 SGB X. Der Anwalt hat allerdings kein Recht auf vorübergehende Übersendung der Akten. Abschriften sind möglich. In der Regel stellen die Prüfgremien jedoch Kopien der Prüfunterlagen (meist sogar ohne Kostenerstattung) zur Verfügung.

4.4 Die Prüfentscheidung

4.4.1 Allgemeines

59 Nach der (geheimen) Beratung faßt das Prüfgremium einen Beschluß. Die Entscheidung selbst wird als Verwaltungsakt den Beteiligten zugestellt. Dieser hat Wirkung für den Rechtskreis „Kassenärztliche Vereinigung – Kasse" und den Rechtskreis „Kassenärztliche Vereinigung – Arzt".

60 – Lehnt das Prüfgremium eine Prüfmaßnahme (Beratung, Kürzung, Regreß) ab, so ist hierüber ein Bescheid zu erteilen. Dem Antragsteller (Kasse, Verband oder Kassenärztliche Vereinigung) steht gegen diesen

Bescheid ein Rechtsmittel zu (Widerspruch oder nach einer Entscheidung der zweiten Instanz Klage vor dem Sozialgericht; s. Kap. 2, Rz. 40f.).

– Hält das Prüfgremium die Behandlungs- oder Verordnungsweise für **61** unwirtschaftlich, so hat der Ausschuß

– – bei unwirtschaftlicher Behandlungsweise eine förmliche Beratung oder eine Kürzungsmaßnahme auszusprechen

– – bei unwirtschaftlicher Verordnungsweise Beratung oder einen Regreß vorzusehen (Kap. 2, Rz. 157 ff.).

Waren Arzt und/oder Anwalt bei der mündlichen Verhandlung anwe- **62** send, so teilen Prüfgremien nach der Beschlußfassung das Ergebnis der Beratungen häufig mündlich mit. Dies bedeutet jedoch noch nicht die förmliche Bekanntgabe des Prüfbescheides. Fristen für Widerspruch oder Klage beginnen, erst ab förmlicher Zustellung des Prüfbescheides zu laufen.

4.4.2 Folgen des Widerspruchs gegen den Prüfbescheid

Arzt und Antragsteller können einer Prüfmaßnahme widersprechen, **63** dabei der Arzt mit dem Ziel der Aufhebung oder zumindest der Verbesserung der Entscheidung für ihn, die Antragsteller mit dem Ziel einer Verschärfung der Maßnahme (Erhöhung des Kürzungs- oder Regreßbetrages).

4.4.2.1 Aufschiebende Wirkung des Widerspruchs bei Arzneimittelregreß

Kommt der Prüfungsausschuß zur Unwirtschaftlichkeit bei der Verord- **64** nung, so wird in einem Regreßbescheid (Verwaltungsakt) ein Rückzahlungsbetrag festgesetzt. Sowohl der Arzt als auch die Krankenkassen können dem Arzneimittelregreß widersprechen. Nach § 106 Abs. 5 S. 5 SGB V hat der Widerspruch aufschiebende Wirkung. In den Prüfvereinbarungen wird dies meist ergänzend ausdrücklich festgehalten. Der Arzt muß mithin den festgesetzten Regreßbetrag nicht bezahlen, bis über den Widerspruch in der zweiten Verwaltungsinstanz bestandskräftig entschieden ist. Bleibt der Widerspruch erfolglos, so ist Klage hiergegen möglich. Zu diesem Zeitpunkt muß der Arzt den festgesetzten Regreß begleichen, da seine Klage gegen den Widerspruchsbescheid keine aufschiebende Wirkung hat (§ 106 Abs. 5a S. 3 SGB V).

4.4.2.2 Keine aufschiebende Wirkung des Widerspruchs bei Honorarkürzung

65 Stellt der Prüfungsausschuß eine unwirtschaftliche Behandlungsweise fest, so erläßt er einen Kürzungsbescheid, gegen den ebenfalls Widerspruch möglich ist. Ob der Widerspruch aufschiebende Wirkung hat oder nicht, richtet sich nach der näheren Fallgestaltung (zur aufschiebenden Wirkung s. auch Kap. 5, Rz. 42 ff.).

66 Hat die Kassenärztliche Vereinigung einen Honorarbescheid schon **vor** dem Prüfbescheid (Honorarkürzung) erlassen und das ärztliche Honorar ausbezahlt (sogenannte quartalsversetzte Wirtschaftlichkeitsprüfung), so hat der Widerspruch aufschiebende Wirkung. Der Arzt muß mithin den schon ausbezahlten Honorarteil, der der Kürzung unterliegt, nicht zurückzahlen. Der rechtskräftige Abschluß des Verwaltungs- und evtl. anschließenden Sozialgerichtsverfahrens ist abzuwarten (s. Spellbrink, a. a. O., Rz. 320).

67 Ergeht der Kürzungsbescheid vor oder mindestens zeitgleich mit dem Honorarbescheid, hat der Arzt also das Honorar noch nicht erhalten, kommt dem Widerspruch gegen den Honorarbescheid keine aufschiebende Wirkung zu (BSGE 56, 116 ff.). Die Begründung hierfür liegt darin, daß die Entscheidung des Prüfungsausschusses die Anwartschaft des Arztes, Honorar für vertragsärztliche Tätigkeit zu erhalten, konkretisiert; der Prüfbescheid ist mithin erst Voraussetzung dafür, den Honoraranspruch festzustellen. Mit seiner Entscheidung greift der Prüfungsausschuß also nicht in eine Rechtsposition des Arztes ein. Mit Recht hat das LSG Berlin (NJW 1968, 2319; s. dazu Hauck NJW 1969, 1596) festgestellt, daß die aufschiebende Wirkung eines Widerspruchs einen vollziehbaren Verwaltungsakt voraussetzt. An einem solchen fehlt es hier. Von der Literatur wird diese Auffassung überwiegend geteilt (Kass-Komm/Hess, § 106 SGB V, Rz. 58; jetzt auch Raddatz, a. a. O., 4.2; im Ergebnis so auch Spellbrink, a. a. O., Rz. 323).

68 Das LSG Schleswig-Holstein folgt dieser gefestigten Rechtsprechung nicht. Es mißt dem Widerspruch gegen den Kürzungsbescheid aufschiebende Wirkung bei, wenn der Honorarbescheid der Kassenärztlichen Vereinigung den Kürzungsbescheid des Prüfungsausschusses schon mitberücksichtigt hat (MedR 1994, 415; i. d. S. auch der erneute Beschluß in MedR 1995, 515 – gegen SG Kiel MedR 1995, 292 f. und SG Kiel 30. 5. 1995 – S 8 KaS 9/95). Danach hat der Arzt Anspruch auf das ungekürzte Honorar, wenn er dem Kürzungsbescheid widerspricht. Maßgeblicher Gesichtspunkt für das Gericht war, daß der Honorarbescheid von der Kassenärztlichen Vereinigung, der Kürzungsbescheid vom Prüfungsausschuß erlassen wird (kritisch zur bisherigen Rechtsprechung auch Schroeder-Printzen/Peikert MedR 1993, 225 f. und Hollman, Arztrecht 5/1995, 128 f.). Die Ansicht überzeugt vor dem Hintergrund der bisherigen BSG-Rechtsprechung und der systematischen Begründung nicht. Sie führt in der Praxis zu unbefriedigenden Ergebnissen.

4.5 Begründung der Prüfentscheidung

Die Begründung einer Prüfentscheidung bereitet in der Praxis zum Teil **69** Schwierigkeiten und gibt dem Betroffenen am ehesten Anlaß, die Entscheidung der Prüfgremien gerichtlich überprüfen zu lassen. Die Prüfentscheidung selbst treffen die Ärzte und Vertreter der Krankenkassen nach inhaltlicher Beratung des Antrages als Mitglieder der Prüfeinrichtung. Die Begründung für die Entscheidung wird in den meisten Fällen jedoch nicht von den Entscheidungsträgern, sondern von Mitarbeitern der Geschäftsstelle der Prüfgremien formuliert. In diesem Zusammenspiel zwischen Mitgliedern der Prüfeinrichtungen und Mitarbeitern der Geschäftsstellen ergeben sich gelegentlich Defizite. Selbst erfahrene und mit dem Abfassen von Prüfbescheiden vertraute Mitarbeiter der Geschäftsstellen vermögen häufig insbesondere bei kontroversen Diskussionen nicht zu erkennen, welches letztlich die tragenden Gesichtspunkte bei einer Prüfentscheidung waren. Strukturiert der Vorsitzende die Sitzung nicht klar, so läßt sich eine zusammenhängende Begründung nur schwer formulieren. Dies erweist sich bei Wirtschaftlichkeitsprüfungen als problematisch, da den Prüfgremien weitgehende Beurteilungs- und Ermessensspielräume zustehen (z. B. schon bei der Auswahl der Prüfmethode) (vgl. grundlegend BSG SozR 2200 § 368 n Nr. 33, S. 103; BSGE 62, 18, 20 ff.).

§ 35 Abs. 1 SGB X regelt, welche Begründung ein Prüfbescheid enthalten **70** muß. Danach sind die wesentlichen tatsächlichen und rechtlichen Gründe zu dokumentieren, die die Prüfgremien ihrer Entscheidung zugrunde gelegt haben. Insbesondere müssen dabei all die tragenden Gesichtspunkte erkennbar sein, die in eine Ermessensentscheidung miteingeflossen sind (s. Kap. 6, Rz. 33 ff.).

Die Prüfbescheide unterliegen zwar nur eingeschränkt einer gerichtlichen Kontrolle. Die eingeschränkte Überprüfbarkeit durch das Gericht **71** führt allerdings zu erhöhten Anforderungen an die Begründung des Prüfbescheides. Das BSG hat die Begründungspflicht daher als notwendiges Gegenstück zu den Beurteilungs- und Ermessensspielräumen der Prüfgremien gesehen (BSGE 69, 138 [142]).

72 Damit nachprüfbar ist, ob eine Entscheidung sachgerecht oder willkürlich ist, sind alle für die Entscheidung erheblichen Tatsachen und rechtlichen Beurteilungen im Prüfbescheid mitanzugeben. Dies betrifft:

4.5.1 Die Prüfmethode

73 Gegen das Erfordernis, die Prüfmethode (Einzelfallprüfung, Prüfung anhand statistischer Vergleichsbetrachtung und Mischformen; vgl. statt aller Raddatz, a. a. O., 5.1–5.3) anzugeben und durchgehend anzuwenden (so eindeutig BSGE 55, 110 [111]; BSGE 69, 138 [142 f.]; BSG 71, 194 [196]), wird trotz der eindeutigen Rechtsprechung zu dieser Frage in der Praxis immer wieder verstoßen. Bei den Sachverhaltsschilderungen werden zum Teil statistische Vergleiche angeführt, während in der Begründung nur auf die Auswertung von Einzelfällen zurückgegriffen wird, wobei die Einzelfälle nicht nur Beispielscharakter haben und insoweit die statistische Vergleichsbetrachtung ergänzen, sondern einzige Begründung sind. Nach gefestigter Rechtsprechung (vgl. Nachweise bei Raddatz, a. a. O., 5.1) ist jedoch eine bestimmte Prüfmethode anzugeben und durchgehend anzuwenden. Die zweite Instanz kann allerdings von der Prüfmethode der ersten Instanz abweichen.

4.5.2 Vergleichsgruppe und statistischer Vergleich

74 In der Begründung eines Prüfbescheides sind die zur Beurteilung der Praxiswerte herangezogenen Werte der Vergleichsgruppe (s. Kap. 2, Rz. 74 ff., Raddatz a. a. O., 6.2) näher zu beschreiben. Dabei muß auch angegeben werden, aus welchem Grund die Vergleichsgruppe so und nicht anders zusammengesetzt wurde. Nur so kann kontrolliert werden, ob die Vergleichszahlen zur Beurteilung der Praxiswerte des Arztes geeignet sind oder nicht (BSGE 71, 194, 197; BSG SozR 3/2500 § 106 Nr. 11, S. 58 ff.).

4.5.3 Rückkoppelung mit dem Gesamtfallwert

75 Die statistische Vergleichsbetrachtung ergibt bei isolierter Betrachtung häufig ein – rechnerisch betrachtet – offensichtliches Mißverhältnis, so daß eine Unwirtschaftlichkeit naheliegt. Das BSG hat als Korrektiv gefordert, auch den Gesamtfallwert und seine Überschreitung im Verhältnis zum Durchschnitt der Vergleichsgruppe zu berücksichtigen. Die ergänzenden Überlegungen sind im Prüfbescheid ebenfalls zu dokumentieren, da der Wirtschaftlichkeitsprüfung die gesamte Tätigkeit des Vertragsarztes unterliegt und der Gesamtfallwert ein wichtiger Indikator für die Wirtschaftlichkeit einer Praxis im Vergleich zur Fachgruppe ist (s.

insbesondere BSGE 69, 138 [143 f.]; BSGE 71, 190, 199 und neuerdings BSG, SGb 1995, 301 ff. m. Anm. von Schneider; zu den Ausnahmen von diesem Erfordernis s. BSGE 55, 110, 112 f. und BSGE 69, 138, 144 f.).

4.5.4 Praxisbesonderheiten

Einer der Haupteinwände der Ärzte gegen die Beachtung von Durch- 76
schnittswerten sind ihre besonderen Behandlungsmethoden, das besondere Patientenklientel, die besondere Patientenstruktur, generell: sogenannte Praxisbesonderheiten (zu den typischen Einreden eines Arztes, die Praxisbesonderheiten darstellen, s. Kap. 2, Rz. 109 ff. und Kap. 6, Rz. 19 ff. und 36 ff. und die Übersicht bei Spellbrink, a. a. O., Rz. 650–678 sowie Raddatz, a. a. O., 6.6). Der Arzt kann dabei in der Tat häufig auf medizinische Besonderheiten bei Patienten, die besondere, vom Durchschnitt abweichende Struktur seiner Praxis hinweisen (z. B. kleine Fallzahl, hoher Rentneranteil, Ausländeranteil etc). Die Prüfgremien sind dann in einem Begründungszwang in doppelter Richtung:

– Wird eine Praxisbesonderheit nicht anerkannt, so ist die Praxisbesonderheit zu beschreiben und der Grund anzugeben, warum sie im Rahmen der Wirtschaftlichkeitsprüfung nicht berücksichtigt werden kann.

– Erkennt das Prüfgremium eine Praxisbesonderheit an, so ist sie zu beschreiben und die Auswirkung zu quantifizieren. Es ist mithin auch anzugeben, welcher Mehraufwand dadurch gerechtfertigt ist (vgl. BSGE 60, 69, 73; grundlegend schon BSG SozR 2200 § 368 n Nr. 31, S. 98 und Nr. 39, S. 128).

4.5.5 Offensichtliches Mißverhältnis

Die Rechtsprechung hat Grenzwerte zur Festlegung des sogenannten 77
offensichtlichen Mißverhältnisses erarbeitet (vgl. Kap. 2, Rz. 91 und Kap. 6, Rz. 15 ff.; Raddatz, a. a. O., 6.2 sowie Spellbrink, a. a. O., Rz. 594 ff.). Die Prüfgremien haben in ihren Prüfbescheiden auch zu dokumentieren, wann das offensichtliche Mißverhältnis beginnt. Dabei ist nicht zwangsläufig eine bestimmte Prozentzahl erforderlich; vielmehr reicht es aus, einen Überschreitungsrahmen zu benennen. In der Praxis fehlt es erfahrungsgemäß häufig selbst daran. Bei diesem Mangel ist ein Prüfbescheid anfechtbar.

4.5.6 Kürzungsumfang/Regreßbetrag

Die Prüfgremien müssen den Umfang einer beschlossenen Honorarkür- 78
zung näher begründen (Grundlage: §§ 33 Abs. 1, 35 Abs. 1 SGB X). Das

Prüfgremium muß also nicht nur die Höhe des Kürzungsbetrages benennen oder so kennzeichnen, daß der Arzt den Kürzungsumfang durch die Angabe von Punktzahlen oder Prozentzahlen selbst errechnen kann (BSGE 69, 138 [146 f.]). Der Prüfbescheid muß vielmehr auch Angaben darüber enthalten, warum gerade dieser Betrag und nicht ein anderer sachangemessen ist (s. dazu auch Kap. 2, Rz. 157 ff.; Spellbrink, a. a. O., Rz. 713 ff.). Jedenfalls müssen Gesichtspunkte erkennbar sein, die bei der Ermessensausübung berücksichtigt wurden. Ergibt sich dagegen aus dem Bescheid, daß das Prüfgremium seinen Ermessensspielraum nicht gesehen und folglich nicht ausgeübt hat, so ist der Bescheid schon wegen dieses Mangels anfechtbar (BSG SozR 2200 § 368 n Nr. 49, S. 167 f.; s. a. BSGE 62, 24 [31] und BSGE 71, 194 [201 f.]). § 106 Abs. 3 Satz 7 SGB V erlaubt im Falle wiederholter Unwirtschaftlichkeit (zur Verfahrenserleichterung; vgl. BT-Drucks. 12/3608, S. 100 zu Buchst. c) zwar „pauschalierte Honorarkürzungen"; diese Erleichterung ersetzt allerdings nicht eine Quantifizierung des Kürzungsumfanges, sondern erlaubt allenfalls, auf Berechnungen in Vorquartalen zurückzugreifen (i. d. S. auch KassKomm/Hess, § 106, Rz. 50).

79 Bei der Ermittlung des Kürzungsbetrages sind auch ursächliche kompensatorische Minderaufwendungen (vgl. Kap. 2, Rz. 133 ff. Raddatz, a. a. O., 6.5) gegenzurechnen. In der Praxis fließen solche Gesichtspunkte in die Entscheidungen der Prüfeinrichtungen zwar ein; die Prüfbescheide enthalten jedoch die maßgeblichen Gesichtspunkte oft nur unvollständig. Hier bieten sich für den Arzt und seinen Anwalt Ansätze, den Bescheid wegen eines Begründungsmangels aufheben zu lassen. Im Ergebnis führt dies jedoch nur zur Zurückverweisung und Pflicht zur Neubescheidung, wobei dann in dem Folgeverfahren dasselbe Ergebnis mit nunmehr ausreichender Begründung beschlossen werden kann. Aus diesem Grund streben Anwälte bei mangelhaft begründeten, im Ergebnis letztlich aber richtigen (also richtig begründbaren) Fällen häufig einen Vergleich an. Die Gremien ersparen sich dadurch die Arbeit einer Neubescheidung; der Arzt erhält im Gegenzug zumindest einen Teil der Kürzungen erlassen.

80 Auch der Regreßbetrag ist zu quantifizieren und näher zu begründen. Er addiert sich rechnerisch aus den Kosten der einzelnen unwirtschaftlichen Verordnungen. In der Regel wird der Regreßbetrag mit einem Sicherheitsfaktor als Prozentsatz der gesamten Verordnungen angegeben (zu den Auswirkungen einer dauernden Unwirtschaftlichkeit s. unten Kap. 9).

4.6 Verfeinerte statistische Vergleichsbetrachtung

Der niedergelassene Arzt ist aufgrund seiner Ausbildung und prakti- 81
schen Tätigkeit gewohnt, kasuistisch zu denken. Eine typisierende
Betrachtungsweise ist ihm in der Regel fremd. Statistische Vergleichsbe-
trachtungen scheinen ihm daher grundsätzlich ungeeignet zu sein, die
Besonderheit seiner Praxis zu erfassen. In dem Mandantengespräch
spielt die Vermittlung der durch die Rechtsprechung gesicherten Grundlagen und Regeln der Wirtschaftlichkeitsprüfung daher eine zentrale
Rolle. Dennoch unterliegt der Anwalt häufig der Versuchung, umfangreiche Schriftsätze zu Einzelfällen vorzutragen, obgleich es nach der
höchstrichterlichen abgesicherten Rechtsprechung bei der Überprüfung
der Behandlungsweise überwiegend auf eine statistische Vergleichsbetrachtung ankommt (dazu eingehend Kap. 2, Rz. 65; Raddatz, a. a. O.,
6.2 ff.). Der „Durchschnitt" ist mithin der Hauptmaßstab, wobei allerdings nicht jede Überschreitung der Durchschnittswerte Unwirtschaftlichkeit beweist (zu der „intellektuellen Wirtschaftlichkeitsprüfung" mit
statistischen Ausgangsdaten s. vor allem BSG SGb 1995, 301 ff. mit Anm.
Schneider 304 ff.).

Ansatzpunkt für eine Kritik an dem Ergebnis der statistischen Ver- 82
gleichsbetrachtung bildet gelegentlich die Vergleichsgruppenbildung
(BSGE 50, 84; BSG SozR 2200 § 368 e Nr. 8; BSG SozR 2200 § 368 n
Nr. 45 und 48; erg. s. Kap. 2, Rz. 82 ff. und den umfassenden Überblick
bei Raddatz, a. a. O., 6.2 ff. mit umfangreicher Rechtsprechungskasui-
stik). Vergleichsgruppe war nach der Rechtsprechung zunächst die
jeweilige Fachgruppe, der der zu prüfende Arzt angehört. Da Fachgruppen zum Teil sehr inhomogen sind (z. B. Internisten mit und ohne Röntgen), hat die Rechtsprechung die Bildung von Untergruppen zugelassen, um den Besonderheiten der einzelnen Praxis möglichst gerecht zu
werden (s. Kap. 2, Rz. 77 ff. und 82 ff.). In den Verwaltungs- und Gerichtsverfahren begehren Ärzte und Anwälte mittlerweile eine noch
weitere Differenzierung in der Hoffnung, daß die Durchschnittswerte
einer so verfeinerten Vergleichsgruppenbildung nicht überschritten werden. Die Rechtsprechung folgte den zum Teil überzogenen Forderungen
nach einer immer differenzierteren und damit auch zahlenmäßig immer
kleineren Vergleichsgruppe in der Regel nicht (s. Kap. 2, Rz. 82 ff.; zu
den Praxisumständen, die zu einer Verfeinerung der Vergleichsgruppe
führen können [ableitbar aus Art. 3 Abs. 1 GG], s. mit Rechtsprechungs-
nachweisen statt aller Spellbrink, a. a. O., Rz. 515 bis 543). Auch die Kassenärztlichen Vereinigungen sehen sich nicht in der Lage, zu jedweder
Untergliederung die erforderlichen Zahlen zur Verfügung zu stellen.
Hinzu kommt folgendes: je kleiner die Untergruppe ist, desto homoge-

ner wird diese Vergleichsgruppe; je homogener eine Vergleichsgruppe ist, desto geringer ist der Überschreitungsspielraum für den einzelnen Arzt. Das offensichtliche Mißverhältnis beginnt mithin schon bei deutlich geringeren Überschreitungswerten. Eine Praxis ist also unwirtschaftlich schon dann, wenn ihre Werte die Durchschnittswerte einer sehr kleinen und homogenen Vergleichsgruppe nur geringfügig überschreitet.

4.7 Zu den Grenzen der Wirtschaftlichkeit einer Praxisführung

83 Das Wirtschaftlichkeitsgebot (§ 12 SGB V) ist nicht etwa alleinige Richtschnur vertragsärztlicher Versorgung, sondern wird von Rechten (z. B. Therapiefreiheit) und weiteren Pflichten (z. B. Haftung) überlagert.

4.7.1 Wirtschaftlichkeitsgebot und Therapiefreiheit

84 In den Prüfverfahren und den anschließenden Gerichtsverfahren argumentiert der Arzt daher erfahrungsgemäß häufig nicht mit statistischen Vergleichen oder Rechnungen zum kompensatorischen Minderaufwand, sondern weist auf kritische Einzelfälle hin, die eine bestimmte Behandlung und/oder Medikation medizinisch unabweisbar erfodern. Dahinter steht die Vorstellung, seine Therapiefreiheit könne nicht durch das Wirtschaftlichkeitsgebot eingeschränkt werden. Dies ist jedoch nicht der Fall (aus der vielfältigen Rechtsprechung zu diesem Spannungsverhältnis s. BSG SozR 2200 § 368 n Nr. 19, S. 53; BSGE 50, 84 [88]; BSG SozR 2200 § 368 n Nr. 31, S. 105 ff.; Nr. 49, S. 168; BSGE 69, 138, 144; BSG 71, 90, 92 und zuletzt wieder BSGE 73, 66, 70 ff.). Es nützt also wenig, in den Verwaltungs- und Gerichtsverfahren anhand von Einzelfällen zu demonstrieren, daß durch die Einhaltung des Wirtschaftlichkeitsgebotes die Behandlung lebensbedrohlicher Krankheiten unterlassen oder auf ein medizinisch nicht vertretbares Niveau begrenzt werden müsse. Gesetzgeber und Rechtsprechung gehen davon aus, daß der einem Arzt zur Verfügung stehende Leistungsrahmen ausreicht, um vor allen Dingen „kritische" Fälle ausreichend zu versorgen. Erforderlichenfalls müsse in dem Übergangsbereich gespart werden; dieser Graubereich ist erfahrungsgemäß so groß, daß ohne Schaden für den Patienten die eine oder andere Behandlung oder Verordnung auch unterlassen werden kann, so daß genügend „Wirtschaftlichkeitsreserve" gerade für kritische Fälle besteht, zumal eine auffällige Häufung leistungsintensiver Behandlungsfälle auch als Praxisbesonderheit anerkannt werden kann.

85 Entsprechendes gilt auch für Budgets und Teilbudgets auf der Ebene der Gesamtvergütung, die der Gesetzgeber als Mittel zur Ausgabenbegrenzung eingeführt hat (z. B. §§ 71, 86 Abs. 2, 141 Abs. 2 SGB V). Diese entbinden den Arzt nicht davon, medizinisch Notwendiges zu tun.

4.7.2 Kollision zwischen Wirtschaftlichkeitsgebot und Haftungsrecht

Unterläßt der Arzt medizinisch Notwendiges, bleibt er strafrechtlich und **86** auch haftungsrechtlich verantwortlich. Auch die Budgetgrenze, die auf der oberen Ebene der vertragsärztlichen Gesamtvergütung eingeführt ist, gibt keine Rechtfertigung dafür, im Einzelfall Patienten nicht ausreichend medizinisch zu versorgen.

Das Wirtschaftlichkeitsgebot ist also nachrangig (i. d. S. auch Clemens, **87** a. a. O., Rz. 17 m. w. N.; a. A. KassKomm/Hess § 106 SGB V Rz. 2). In der Praxis kollidieren Wirtschaftlichkeitsgebot und Arzthaftungsrecht jedoch selten, und zwar weder bei der sogenannten Einzelfallprüfung noch bei der statistischen Vergleichsbetrachtung (s. ausführlich Clemens, a. a. O., Rz. 19–25 m. w. N.).

Die Wirtschaftlichkeit einer Praxisführung ist in § 70 Abs. 1 SGB V defi- **88** niert. Damit sind der vertragsärztlichen Versorgung Grenzen gesetzt. Andererseits ist der Vertragsarzt verpflichtet, dem Patienten eine gründliche, sorgfältige und ärztliche Versorgung zuteil werden zu lassen (BSGE 22, 218, 220). Gestützt wird diese Auffassung durch § 76 Abs. 4 SGB V, wonach der Arzt „zur Sorgfalt nach den Vorschriften des Bürgerlichen Vertragsrechts" verpflichtet ist.

Da Richtgrößen und Budgets durch finanzielle Begrenzungen den **89** Handlungsspielraum des Vertragsarztes (weiter) einengen, wird zu Recht jedoch neuerdings stärker hinterfragt, ob der Durchschnitt der Ärzte zwar noch wirtschaftlich handelt, aber den Maßstab des straf- und zivilrechtlich Erforderlichen möglicherweise nicht (mehr) erfüllen kann (s. Clemens, a. a. O., Rz. 66; anders noch das BSG SozR 2200 § 368 n Nr. 31, S. 99; vgl. auch BSG SozR 2200 § 368 n Nr. 3, S. 11 und BSGE 62, 24 [26], wonach die Annahme berechtigt ist, daß der Durchschnitt der Fachgruppe sowohl das straf- und zivilrechtlich Erforderliche leistet und auch wirtschaftlich handelt). Gegenwärtig ist allerdings davon auszugehen, daß eine Budgetgrenze **keine** Rechtfertigung dafür abgeben kann, im Einzelfall das medizinisch Notwendige zu unterlassen.

„Die Standards im Zivil- und Strafrecht haben die Funktion, Verhaltens- **90** pflichten und Beschaffenheitsanforderungen bei der ärztlichen Behandlung im Einzelfall zu konkretisieren. Sie bestimmen den Inhalt der vom Arzt geschuldeten Leistung. Verstöße begründen insbesondere Schadensersatzansprüche und die Möglichkeit der Bestrafung. Die Standards dienen damit der ärztlichen Individualsteuerung". – „Das SGB V bezweckt, die Leistungen zu bestimmen, die den Versicherten von den Krankenkassen zur Verfügung gestellt werden. Die Außengrenzen der Leistungsansprüche sind durch zivil- oder strafrechtliche Standards nicht zu verrücken. Dementsprechend verpflichtet die Übernahme der Behandlung dem Versicherten gegenüber zur Sorgfalt nach den Vorschriften des Bürgerlichen Vertragsrechts (§ 76 Abs. 4 SGB V). Das Wirtschaftlichkeitsgebot (§ 12 SGB V) ... zielt auf Effizienz, nicht auf Ausschluß von dem Notwendigen. Dies harmonisiert mit den zivil- und strafrechtlichen Standards". „Angst vor Regressen wegen Budgetüberschreitung rechtfertigt nicht, die Individualstandards zu unterschreiten" (so Hauck auf einer Veranstaltung am 5. 9. 1995 in München).

4.8 Prozeßvertretung der Prüfgremien

91 Nach § 106 Abs. 4 SGB V sind die Prüfgremien **bei** den Kassenärztlichen Vereinigungen einzurichten. Diese Einrichtungen sind organisatorisch mithin den Kassenärztlichen Vereinigungen angegliedert; in ihren Entscheidungen sind sie autonom und auch berechtigt, Verwaltungsakte zu erlassen (rechtlich verselbständigte Einrichtungen der Gemeinsamen Selbstverwaltung). Die Prüfgremien sind mithin auch aktiv und passiv legitimiert.

92 Die Mitarbeiter der Geschäftsstelle der Prüfgremien sind bei den jeweiligen Kassenärztlichen Vereinigungen angestellt. Die Kosten der Prüfgremien werden von ihren Trägern (Kassen und Kassenärztliche Vereinigungen) je hälftig getragen.

93 Klagen gegen Widerspruchsbescheide des Beschwerdeausschusses richten sich gegen den Beschwerdeausschuß selbst. Der Beschwerdeausschußvorsitzende kann vorbereitende Schriftsätze selbst anfertigen oder sich der Unterstützung von Mitarbeitern der Geschäftsstelle bedienen. Er kann auch einen niedergelassenen Rechtsanwalt mit der Prozeßführung beauftragen. Hiervon wird in der Praxis zunehmend Gebrauch gemacht.

94 Früher war es üblich, die Justitiare der Kassenärztlichen Vereinigungen mit der Prozeßvertretung der Prüfgremien zu beauftragen. Dies ist rechtlich zulässig, da die Justitiare insoweit keine fremden Rechtsangelegenheiten besorgen (s. SG Dortmund Beschluß vom 26. 5. 1992 – S 22 Ka 212/91; Urteil vom 20. 6. 1993 – S 22 Ka 232/92; zustimmend LSG NRW 7. 12. 1994 – L 11 Ka 148/93; i. d. S. auch SG Hamburg vom 21. 4. 1993 – 3 Ka 102/91). Die Prüfgremien sind zwar eigenständige Gremien

der Gemeinsamen Selbstverwaltung. Da sie jedoch nach § 106 Abs. 4
S. 1 SGB V bei den Kassenärztlichen Vereinigungen gebildet werden,
übernehmen die Kassenärztlichen Vereinigungen die Geschäftsführun-
gen der Ausschüsse und sind daher auch berechtigt, die Prozeßvertretung für die Prüfgremien wahrzunehmen. Auch eine denkbare Interessenkollision macht diese Prozeßvertretung nicht unzulässig. Für eine
Zurückweisung des KV-Juristen besteht daher keine Rechtsgrundlage.
Ein Zurückweisungsgrund kann auch nicht aus § 75 Abs. 2 S. 1 SGB V
i. V. m. der jeweiligen Satzung der Kassenärztlichen Vereinigung entnommen werden. Dort ist lediglich geregelt, daß die Kassenärztlichen
Vereinigungen die Rechte der Vertragsärzte gegenüber den Krankenkassen wahrnehmen. Dies bedeutet jedoch nicht, daß die Kassenärztliche
Vereinigung auch die Rechte der Vertragsärzte gegenüber den Prüfgremien vertreten müssen (so ausdrücklich Beschluß SG Dortmund v.
31. 3. 1992 – S 22 Ka 173/90).

Vertreten Rechtsanwälte die Prüfgremien in den Sozialgerichtsverfahren, **95**
so dient deren Hinzuziehung in der Regel der zweckentsprechenden
Rechtsverfolgung. Unterliegt der Kläger, so sind die Anwaltskosten in
Prüfgremien nach dem Gegenstandswert zu erstatten (§§ 116 Abs. 2, 118
BRAGO).

Unter berufspolitischen Gesichtspunkten liegt es nahe (ist aber rechtlich **96**
nicht zwingend), die Prüfgremien durch Rechtsanwälte und nicht durch
die Justitiare der Kassenärztlichen Vereinigungen vertreten zu lassen.
Der Vertragsarzt, Mitglied einer Kassenärztlichen Vereinigung, sieht sich
in der mündlichen Verhandlung nämlich ansonsten dem Justitiar seiner
Kassenärztlichen Vereinigung als Gegner gegenüber, obgleich Beklagter
in Wahrheit der (paritätisch besetzte) Beschwerdeausschuß ist. Vertritt
der Justitiar der Kassenärztlichen Vereinigung sowohl die Kassenärztliche Vereinigung als auch die Prüfgremien, so kann er in Einzelfällen in
einen Interessenkonflikt geraten, und zwar in den Fällen, in denen nicht
nur der Arzt, sondern auch die Kassenärztliche Vereinigung mit der Entscheidung des Beschwerdeausschusses nicht einverstanden ist. Der
Justitiar müßte dann für den Beschwerdeausschuß die eine und zugleich
für die Kassenärztliche Vereinigung eine andere Meinung vertreten. Dieser (seltene) Konflikt kann freilich im Einzelfall am ehesten dadurch vermieden werden, daß der Justitiar dann nur eine Partei (in diesem Fall:
Kassenärztliche Vereinigung) vertritt, während ein Anwalt oder der Vorsitzende selbst die Interessen des Beschwerdeausschusses wahrnimmt.

4.9 Kostenerstattung im Vorverfahren

4.9.1 Kostenerstattung nach § 63 SGB X

97   Nach § 106 Abs. 3 S. 1 SGB V gilt für das Verfahren vor den Prüfgremien die Kostenregelung aus § 63 SGB X. Danach sind Kosten, die zur zweckentsprechenden Rechtsverfolgung oder Verteidigung notwendig sind, dem Arzt zu erstatten, soweit sein Widerspruch erfolgreich ist.

98   In früheren Prüfvereinbarungen war die Kostenerstattung z. T. ausgeschlossen (Grundlage: § 368 n Abs. 5 S. 3 RVO a. F.; s. dazu BSG SozR 2200 § 368 n Nr. 40). Unter der Geltung des SGB V ist dieser Kostenausschluß unzulässig (BSG-Entscheidung vom 14.10.1992 – 14 A/6 RKa 3/91; i. d. S. auch Spellbrink, a. a. O., Rz. 337; im gewissen Widerspruch dazu BSG-Entscheidung vom 2. 12. 1992 – 6 RKa 33/90; a. A. offenbar noch Raddatz, a. a. O., 4.2.4.6).

99   Zu erstatten sind die „eigenen" Kosten des Arztes. Dazu zählen zum Beispiel seine Fahrtkosten zu Sitzungen der Prüfgremien, zur Akteneinsicht, Porti, Telefonkosten etc. Nicht dazu zählen zum Beispiel Schreibkosten des Arztes oder Kosten für ein betriebswirtschaftliches Gutachten (z. B. eines Steuerberaters) zur Ertragslage der Vertragsarztpraxis.

100   Zu erstatten sind auch die notwendigen Kosten, die durch die Hinzuziehung eines Rechtsanwalts angefallen sind. Da die Wirtschaftlichkeitsprüfung für den Arzt als Nichtjuristen i. d. R. eine schwierige Rechtsmaterie ist, ist die Zuziehung eines Rechtsanwalts im Widerspruchs- und Gerichtsverfahren grundsätzlich notwendig i. S. d. § 63 Abs. 2 SGB X (KassKomm/Hess § 106 SGB V Rz. 58). Die Frage ist vom Standpunkt einer verständigen Person aus zu beurteilen. Maßstab ist der vernünftige Dritte. Hätte er bei derselben Sach- und Rechtslage einen Rechtsanwalt zur Wahrnehmung seiner Interessen beauftragt, so war die Zuziehung eines Bevollmächtigten notwendig. Das BSG hat allerdings die Ansicht vertreten, daß „jedenfalls im ersten Abschnitt des Widerspruchsverfahrens, also in dem Abhilfeverfahren vor dem Prüfungsausschuß die Zuziehung eines Rechtsanwalts grundsätzlich nicht notwendig" ist (BSG-Urteil v. 15.12.1987 – 6 RKa 21/87).

101   Der Arzt darf in dem Prüfverfahren (zusätzlich) eine Person seines Vertrauens (z. B. einen Fachkollegen) als seinen Beistand i. S. v. § 13 Abs. 4 SGB X hinzuziehen. Die Kosten des Beistandes sind nicht erstattungsfähig. Allerdings sind dem Arzt die Aufwendungen zu erstatten, die z. B. durch Fahrten zu dem Beistand angefallen sind, falls die Zuziehung eines Beistandes zur zweckentsprechenden Rechtsverfolgung notwendig war.

Steuerberater sind keine Bevollmächtigten i. S. d. § 63 Abs. 2 SGB X.   102
Vertreten sie Ärzte in Vertragsarztangelegenheiten, so sind sie dazu
nicht befugt (Verstoß gegen das Rechtsberatungsgesetz). Die durch sie
entstandenen Kosten sind nicht erstattungsfähig.

4.9.2 Erstattung von Anwaltskosten

In den Verfahren zur Wirtschaftlichkeitsprüfung werden die Gebühren   103
des Anwalts – wie im Vertragsarztrecht üblich – nach dem Gegenstandswert nach § 116 Abs. 2 BRAGO i. V. m. § 118 BRAGO berechnet.
Der Gegenstandswert ist dabei identisch mit der Kürzungssumme bzw.
dem Regreßbetrag.

Wird das Vorverfahren beendet, ohne daß es zu einer Klage vor dem   104
Sozialgericht kommt, so hat der Beschwerdeausschuß die Kosten des
Vorverfahrens nach § 63 Abs. 3 SGB X festzusetzen. Schließt sich ein
sozialgerichtliches Verfahren an, so obliegt die einheitliche Entscheidung nach § 193 SGG dem Gericht.

Der Beschwerdeausschuß trifft bei isolierten Vorverfahren mehrere Ent-   105
scheidungen:

– Entscheidung darüber, ob die Hinzuziehung eines Anwalts notwendig war, so daß die notwendigen Kosten der Rechtsverteidigung zu
  erstatten sind
– Entscheidung über die Höhe des Gegenstandswertes
– Festsetzung der konkreten Kosten.

Nach § 118 BRAGO stehen dem Anwalt zu   106

– die Geschäftsgebühr
– die Besprechungsgebühr
– die Beweisaufnahmegebühr.

Bei einem Fall mittleren Schweregrades mit durchschnittlichem Auf-   107
wand wird in der Regel die Mittelgebühr ($7,5/10$ der vollen Gebühr)
zugrunde gelegt. Der Rahmen bewegt sich indessen zwischen $5/10$ und
$10/10$.

Neben den Gebühren hat der Anwalt Anspruch auf Erstattung:

– von Auslagen, z. B. Porto, Fotokopien, Telefon (§ 6 BRAGO),   108
– Schreibkosten (§ 26 BRAGO),
– Reisekosten (Fahrtkosten, Tage- und Abwesenheitsgeld, Übernach-
  tungskosten bei Teilnahme an der mündlichen Verhandlung der Prüf-

gremien [§ 28 BRAGO]; befindet sich ein im Vertragsarztrecht erfahrener Anwalt am Ort, so sind die Kosten für die Hinzuziehung eines Anwaltes, der weiter entfernt praktiziert, nicht erstattungsfähig; vgl. SG Hamburg 3. 4. 1992 – 3 Ka 15/90).

Auch die Mehrwertsteuer des Anwalts ist zu erstatten.

109 Eine Erstattungspflicht besteht nur, wenn der Widerspruch des Arztes ganz oder teilweise Erfolg hatte. Erfolglos ist der Widerspruch, wenn die Prüfgremien den Widerspruch als unzulässig oder unbegründet zurückweisen. Strittig ist, ob Erfolglosigkeit auch dann vorliegt, wenn der Arzt seinen Widerspruch zurücknimmt (wohl ja).

110 Erfolgreich ist der Widerspruch, wenn die Prüfgremien die bisherige Entscheidung ganz oder teilweise aufheben bzw. korrigieren. Strittig ist, ob dem Arzt die Kosten der notwendigen Rechtsverteidigung auch dann zu erstatten sind, wenn nicht er der Prüfentscheidung widerspricht, sondern Kassenärztliche Vereinigung oder Kasse und wenn dieser Widerspruch erfolglos bleibt. Das BSG wendet in diesen Fällen § 63 Abs. 1 S. 1 zugunsten des Arztes analog an (BSG SozR 1300 § 63 Nr. 7; Nr. 12; zustimmend Plute DOK 1990, 487 [489] und Spellbrink, a. a. O., Rz. 339). Kostenpflichtig ist allerdings dann nicht der Beschwerdeausschuß, sondern der jeweilige Widerspruchsführer.

4.9.3 Erstattung der Kosten der Prüfgremien

111 Seit 1. 1. 1993 sind Behörden, Körperschaften und Anstalten des öffentlichen Rechts (also auch den Kassenärztlichen Vereinigungen) ihre außergerichtlichen Aufwendungen zu erstatten, wenn sie in den Verwaltungs- und Gerichtsverfahren obsiegen, der Arzt also mit seinem Widerspruch oder seiner Klage erfolglos bleibt (§ 193 Abs. 4 S. 2 SGG, eingeführt durch Art. 15 Nr. 2 GSG). Der Arzt hat mithin auch die Kosten zu tragen, die sich ergeben, wenn der Beschwerdeausschuß als Widerspruchsgegner oder Beklagter zu seiner Rechtsverteidigung einen Rechtsanwalt hinzuzieht und das Verfahren bzw. den Prozeß gewinnt. Zweifelhaft ist, ob für den Beschwerdeausschuß die Hinzuziehung eines Rechtsanwalts auch im Vorverfahren zu zweckentsprechenden Vertretung notwendig ist. Die Gremien verfügen in der Regel über fachkundiges Personal, so daß auch für schwierige Rechtsfälle nur ausnahmsweise ein „spezialisierter" Rechtsanwalt hinzugezogen werden muß. Im Gerichtsverfahren ist die Hinzuziehung eines Rechtsanwalts zur zweckentsprechenden Rechtsvertretung angezeigt (i. d. S. auch Spellbrink, a. a. O., Rz. 864; skeptischer Bossmann, Vertragsarzt und Wirtschaftlichkeit, S. 147). Die Vorsitzenden der Beschwerdeausschüsse erstellen die vorbereitenden

Schriftsätze für den Ausschuß in aller Regel nicht selbst und nehmen auch Termine vor Gericht nicht selbst wahr. Die Vertretung durch Rechtsanwälte ist daher in vielen KV-Bereichen die Regel. Die Vertretung der Prüfgremien durch den Justitiar der Kassenärztlichen Vereinigung ist unter berufspolitischen Gesichtspunkten meist nicht erwünscht, aber rechtlich zulässig (vgl. Rz. 96).

Bedienen sich die Prüfgremien in ihrer Rechtsverteidigung eines Rechts- **112** anwaltes, sind nur die Rechtsanwaltsgebühren nach der BRAGO zu erstatten. Die anteiligen Kosten der Infrastruktur des Beschwerdeausschusses sind demgegenüber nicht erstattungsfähig (Meier-Ladewig, § 193 SGG Rz. 3a und 8).

Kapitel 5

Das Gerichtsverfahren

1 Übersicht

Vertragsärzte und zunehmend auch Vertragszahnärzte sehen sich durch 1
die Wirtschaftlichkeitsprüfung in ihrer ärztlichen Tätigkeit unerträglich
beeinträchtigt und gegängelt (vgl. Spellbrink, Wirtschaftlichkeitsprüfung im Kassenarztrecht, Rz. 940). In der Tat hatte die Bundesregierung
trotz der Restriktionen im Gesundheitsreformgesetz eine medizinisch
nicht erforderliche Mengenausweitung in den Jahren nach 1989 gesehen
und angenommen, daß sich die Vertrags- und Vertragszahnärzte bei
Therapie und Verordnung in erheblichem Maße großzügig und damit
unwirtschaftlich verhalten (BT-Drucks. 12/3209 S. 38). Wenn auch eine
Kumulation von Wirtschaftlichkeitsprüfungen bei Ärzten vermieden
werden sollte, war doch mit der Änderung des § 106 SGG beabsichtigt,
Sanktionen zu erleichtern (BT-Drucks. 12/3608 S. 100). Insofern verwun-
dert es nicht, wenn der Vertrags- oder Vertragszahnarzt im Falle einer
Honorarkürzung oder eines Regresses auch den persönlichen Vorwurf
sieht, sich bereichert zu haben. Dies emotionalisiert und erhöht die
Bereitschaft zu einer gerichtlichen Auseinandersetzung auch bei Kür-
zungsbeträgen, die den Etat der Arzt- oder Zahnarztpraxis nur unwe-
sentlich belasten. Deshalb wird die Anzahl der gerichtlichen Auseinandersetzungen auch über mehrere Instanzen hin zunehmen.

Das folgende Kapitel will das **sozialgerichtliche Verfahren** systematisch
darstellen und jene Besonderheiten herausstellen, die sich in der
gerichtlichen Auseinandersetzung um eine Wirtschaftlichkeitsprüfung
ergeben. Dabei wird der **Schwerpunkt** auf dem **erstinstanzlichen Verfahren** liegen, weil hier die Weichen für den weiteren Instanzenzug
gestellt werden.

2 Gerichtsverfassung

In seinem ersten Teil regelt das SGG Aufbau, Funktion und Zuständig- 2
keit der Sozialgerichte. Sie sind innerhalb der gegliederten Gerichtsbar-
keit besondere Verwaltungsgerichte (§ 1 SGG).

2.1 Rechtsweg

3   § 51 Abs. 1 S. 1 SGG öffnet den Weg zu den Gerichten der Sozialgerichtsbarkeit für öffentliche Streitigkeiten unter anderem in Angelegenheiten der Sozialversicherung.

4   § 51 Abs. 2 S. 1 Nr. 1 dieser Vorschrift rechnet ihnen ausdrücklich auch die Angelegenheiten aufgrund der Beziehungen zwischen Ärzten, Zahnärzten und Krankenkassen einschließlich ihrer Vereinigungen und Verbände zu.

5   Die kassenärztlichen Vereinigungen sind Körperschaften des öffentlichen Rechts (§ 77 Abs. 5 SGB V). In ihnen sind alle Vertragsärzte von Gesetzes wegen zusammengeschlossen (§ 77 Abs. 1, § 95 Abs. 3 S. 1 SGB V). Daraus, wie auch aus der Satzung (§ 81 SGB V) ergibt sich, daß zwischen der kassenärztlichen Vereinigung und dem Arzt ein Über- und Unterordnungsverhältnis besteht. All dieses gilt entsprechend für Zahnärzte (§ 72 Abs. 1 S. 2 SGB V).

2.2 Gerichte

6   Als Gerichte der Sozialgerichtsbarkeit sind in den Ländern Sozialgerichte und je ein Landessozialgericht, im Bund das Bundessozialgericht eingerichtet (§§ 2, 7, 28, 38 SGG). Sie sind in allen Instanzen mit Berufsrichtern und ehrenamtlichen Richtern besetzt (§§ 3, 12, 33, 40, 41 SGG).

7   Bei den Sozialgerichten sind eigene Kammern für Streitigkeiten aus den Beziehungen zwischen Ärzten, Zahnärzten und Krankenkassen gebildet. Soweit § 10 Abs. 2 SGG dieses Gebiet als Kassenarztrecht bezeichnet, sind darunter auch die vertragsärztlichen Beziehungen zu fassen (Peters/Sautter/Wolff, § 10 SGG, Rz. 10). Das SGG ist nach der durch das GSG eingeführten Begriffsänderung vom Kassen- zum Vertragsarztrecht (noch) nicht angepaßt (Spellbrink, a. a. O., Rz. 858; Zeihe, Sozialgerichtsgesetz, § 10 SGG, Rz. 11 a).

8   § 12 Abs. 3 SGG unterscheidet Kammern für Angelegenheiten des Kassenarztrechts (S. 1) und Kammern für Angelegenheiten der Kassenärzte (S. 2). Bei den einen wirken je ein ehrenamtlicher Richter aus den Kreisen der Krankenkassen und der Kassenärzte mit, bei den anderen zwei Kassenärzte. Es sollen als ehrenamtliche Richter Personen mitwirken, die mit den Rechtsvorschriften und den tatsächlichen Gegebenheiten des Kassenarztrechtes vertraut sind (Zeihe, a. a. O., § 12 SGG, Rz. 19 a bb m. w. N.). Allerdings muß der ehrenamtliche Richter nicht über Spezialkenntnisse zu einzelnen Fachfragen für den jeweiligen

Rechtsstreit verfügen (Raddatz, Die Wirtschaftlichkeit der Kassenärztlichen und Kassenzahnärztlichen Versorgung in der Rechtsprechung, 7.1 S. 2). Die Abgrenzung und damit die Beantwortung der Frage, ob die Kassenarztkammer gemischt besetzt werden muß oder nur Kassenärzte mitwirken, bestimmt sich regelmäßig danach, wie die Verwaltungsstelle besetzt war, um deren Entscheidung gestritten wird (BSG Urt. v. 1.10.1990 – 6 RKa 30/89, BSGE 67, 256). Entscheiden im Verwaltungsverfahren ausschließlich Kassenärzte, so befinden über die Rechtsmäßigkeit ihrer Entscheidung im gerichtlichen Verfahren als ehrenamtliche Richter ebenfalls nur Kassenärzte. Für die Überwachung der Wirtschaftlichkeit in der vertragsärztlichen Versorgung schreibt § 106 Abs. 4 SGB V vor, daß die Prüfeinrichtungen paritätisch besetzt sind. Entsprechend müssen auch die Kammern der Sozialgerichte und die Senate der Landessozialgerichte sowie des Bundessozialgerichts paritätisch besetzt sein.

Soweit § 12 Abs. 3 SGG die Mitwirkung eines Kassen(zahn)arztes bestimmt, muß er auch tatsächlich Vertrags(zahn)arzt sein (BSG, 5. 8. 1992 – 14 a/6 RKa 30/91 – NJW 1993, 2070). Eine Ermächtigung nach § 95 SGB V reicht aus, da nach Abs. 4 der Vorschrift auch der ermächtigte Arzt die Rechte und Pflichten eines Kassenarztes hat (Zeihe, a. a. O., § 12 SGG, Rz. 21 a bb, 23 b).

Ehrenamtlicher Richter aus den Kreisen der Krankenkassen kann nach 9 § 17 Abs. 3 SGG zwar ein Bediensteter der Kassen nicht sein; Abs. 4 der Vorschrift nimmt davon aber Geschäftsführer und ihre Stellvertreter bei den Trägern und Verbänden der Krankenversicherung aus. Nachdem das GRG die Abgrenzung zwischen Primär- und Ersatzkassen aufgehoben hat, gilt dies auch für den nur kleinen Personenkreis der Geschäftsführer und ihrer Stellvertreter der Ersatzkassen. Ersatzkassen sind zwar in § 12 Abs. 3 SGG nicht erwähnt, insoweit aber liegt eine unbewußte Gesetzeslücke vor. Sie ist nach dem hinter dem Rechtssatz stehenden gesetzgeberischen Grundgedanken zu füllen, der Krankenkassen und Ersatzkassen insbesondere auch bei der Wirtschaftlichkeitsprüfung gleichstellt (Zeihe, a. a. O., § 12 SGG, Rz. 20 b).

2.3 Besetzung der Richterbank

Ist das Gericht nicht vorschriftsmäßig besetzt, liegt ein wesentlicher Ver- 10 fahrensmangel vor, das Gericht verstößt gegen Art. 101 Abs. 1 S. 2 GG. Dies berechtigt nicht nur zur Besetzungsrüge im Rechtsmittelverfahren, sondern auch zur Nichtigkeitsklage, um das Verfahren wieder aufzunehmen (§ 579 Abs. 1 Nr. 1 ZPO). Allerdings ist die fehlerhafte Besetzung der Richterbank nicht von Amts wegen zu berücksichtigen (Zeihe,

a. a. O., § 160 SGG, Rz. 17 d cc). Auch bei geübter Handhabung kommt es immer wieder zu einer fehlerhaften Heranziehung von Beisitzern. Bei den Geschäftsstellen der Kammern und Senate lassen sich die Unterlagen einsehen, aus denen sich die Ladung der Beisitzer ergibt. Dafür ist wesentlich die Liste, nach der die Beisitzer zu den Sitzungen des Geschäftsjahres herangezogen werden. Nach § 6 Nr. 1 SGG stellt das Präsidium die Reihenfolge fest, in der sie zu den Verhandlungen heranzuziehen sind, und regelt die Vertretung für den Fall der Verhinderung. Dieser Geschäftsverteilungsplan des Gerichts konkretisiert den gesetzlichen Richter. Die Beisitzerliste kann im Laufe des Geschäftsjahres nicht geändert werden, es sei denn, ein Beisitzer wird nachberufen. Das Gericht ist unvorschriftsmäßig besetzt, wenn von dieser kammer- oder senatsinternen Geschäftsverteilung abgewichen wird (BSG Urt. v. 8. 10. 1981 – 2 RU 34/81 –, USK 81 253). Allerdings soll gegen Art. 101 GG nicht bereits verstoßen sein, wenn irrtümlich von der Reihenfolge abgewichen wird, die von der Geschäftsverteilung vorgegeben war (O/W/H S. 63 mit Hinweis auf BVerwG Beschl. v. 23. 10. 1980 – 2 C 5.80 – DVBl 1981, 493). In der Sozialgerichtsbarkeit wird dies strenger gesehen: Die Kammer – der Senat – ist aber nur an dem Sitzungstage falsch besetzt, wo fehlerhaft geladen wurde. Der Ladungsfehler wirkt sich nicht bis zum Ende des Geschäftsjahres fort, vielmehr ist die jeweils letzte Besetzung des Spruchkörpers Ansatz für die nächste Heranziehung (Zeihe § 551 ZPO Rz. 4 i aa, 30. Ergänzungslieferung).

11   In der Reihenfolge dieser Liste werden die ehrenamtlichen Richter zu den Sitzungen herangezogen, auch wenn ohne mündliche Verhandlung entschieden wird. Sind Beisitzer bereits geladen, und wird danach eine Sondersitzung notwendig, werden die nächsten noch nicht geladenen Beisitzer herangezogen. Ist ein Beisitzer verhindert, wird statt seiner der in der Liste nächstfolgende geladen.

12   Hier eröffnen sich zwei Fehlermöglichkeiten. Zum einen kann das Gericht in der Reihenfolge durcheinander gekommen sein. Zum anderen kann ein Ersatzmann geladen sein, obgleich der Beisitzer aus der Reihenfolge sein Erscheinen ohne hinreichenden Grund abgesagt hat. Es muß erkennbar werden, daß der zur Sitzung geladene ehrenamtliche Richter nach pflichtgemäßem Ermessen den Hinderungsgrund gegenüber seiner Pflicht zum Erscheinen abgewogen hat (Ostheimer/Wiegand/Hohmann, Die ehrenamtlichen Richterinnen und Richter beim Arbeits- und Sozialgericht, S. 63).

13   Vom Richteramt ist ausgeschlossen, wer in dem vorausgegangenen Verwaltungsverfahren mitgewirkt hat (§ 60 Abs. 2 SGG).

Die Fähigkeit, ehrenamtlicher Richter zu sein, endet mit der Beendigung **14**
der vertrags(zahn)ärztlichen Tätigkeit bzw. der Tätigkeit als Geschäftsführer oder Stellvertreter. Nach § 22 Abs. 1 SGG ist in einem solchen
Falle der Beisitzer seines Amtes zu entheben. Zuständig dafür ist der an
dem Gericht vom Präsidium im voraus bestimmte Spruchkörper (§§ 22
Abs. 2, 35 Abs. 2, 47 SGG). Diese Entscheidung hat konstitutive Bedeutung (BSG Beschl. v. 18. 8. 1992 – 1 S 8/92 –, DVBl 1993, 271). Bis zur
Entscheidung ist der Beisitzer weiterhin turnusgemäß heranzuziehen
(Ostheimer/Wiegand/Hohmann, a. a. O., S. 90).

Nach Ablauf der Amtsdauer bleiben die ehrenamtlichen Richter so lange **15**
im Amt, bis ihre Nachfolger berufen sind (§§ 13 Abs. 2, 35, 45 Abs. 3
SGG).

3 Klagesystem

Nach § 53 SGG wird Rechtsschutz auf Klage gewährt. In Art. 19 Abs. 4 **16**
GG ist die individuelle Rechtsschutzgarantie festgeschrieben. Allerdings
steht es zur Disposition der Beteiligten, ob sie ein gerichtliches Verfahren
in Gang setzen, und ob es streitig durch Urteil oder sonst erledigt wird
wie durch Anerkenntnis, Klagerücknahme oder Vergleich.

3.1 Klage

Das SGG unterscheidet, wenn auch nicht ausdrücklich erwähnt, Gestal- **17**
tungs-, Leistungs- und Feststellungsklagen. Besonders genannt sind die
Anfechtungsklage gegen einen Verwaltungsakt als Unterfall der Gestaltungsklage, die Verpflichtungsklage auf Erlaß eines abgelehnten und
unterlassenen Verwaltungsaktes als Unterfall der Leistungsklage (§ 54
Abs. 1 S. 1 SGG) sowie die reine Leistungsklage (§ 54 Abs. 5 SGG) und
die Feststellungsklage (§ 55 SGG).

Gerade bei Verfahren aufgrund einer Wirtschaftlichkeitsprüfung geht **18**
dem Rechtsstreit ein Verwaltungsakt voraus. Allein mit seiner Beseitigung wird jedoch der Kläger nur in Ausnahmefällen sein Klageziel erreichen (vgl. Rz. 58 f.). Zwar ist die Entscheidung der Prüfgremien eine
Hürde auf dem Weg zum ungekürzten Honorar aus Sicht des Arztes
oder auf dem Weg zur Honorarkürzung aus Sicht der Krankenkassen.
Die Beseitigung dieses Hindernisses aber ist lediglich eine Vorstufe zu
dem eigentlichen Begehren, dem ungekürzten Honorar oder der Kürzung. Deshalb wird der Rechtsuchende in der Regel seine Anfechtung
mit einem Verpflichtungsantrag verbinden (vgl. Rz. 58 f., 130 ff.).

3.2 Einstweilige Anordnung

19 Über die Rechtsschutzgewährung durch Klage nach § 53 SGG hinaus gibt es das Verfahren auf Erlaß einer einstweiligen Anordnung, das auf Antrag auch im sozialgerichtlichen Verfahren der Wirtschaftlichkeitsprüfung eingeleitet werden kann (vgl. Rz. 47ff.).

4 Sachurteilsvoraussetzungen

20 Bevor sich das Gericht mit der Sache selbst befaßt, insbesondere der Klage oder dem Anordnungsantrag, überprüft es jene Voraussetzungen, von denen die Zulässigkeit der Klage abhängt. Dies sind:

4.1 Zulässigkeit des Rechtsweges

21 Im Rahmen seiner sachlichen Zuständigkeit (vgl. oben Rz. 3ff.) ist das Sozialgericht als solches des ersten Rechtszuges und als Vollstreckungsgericht zuständig. Örtlich zuständig ist nach § 57a S. 1, 2. Alt. SGG in Angelegenheiten des Kassenarztrechts ausschließlich das Sozialgericht, in dessen Bezirk die kassen(zahn)ärztliche Vereinigung ihren Sitz hat. Für die Anfechtung von Entscheidungen eines Beschwerdeausschusses ist entscheidend, bei welcher KV bzw. KZV der Ausschuß gebildet ist. Da sich das Verfahren der Wirtschaftlichkeitsprüfung eingespielt hat, wird sich das zuständige Sozialgericht zutreffend aus der Rechtsmittelbelehrung der streitigen Widerspruchsentscheidung ergeben.

Sachlich unzuständig kann ein Gericht sein, wenn der Bezirk einer Kammer auf Bezirke anderer Sozialgerichte erstreckt wird (§ 10 Abs. 3 SGG). In diesem Fall wie auch dem der örtlichen Unzuständigkeit verweist das Gericht nach Anhörung der Beteiligten von Amts wegen den Rechtsstreit an das zuständige Gericht (§ 98 SGG i. V. m. § 17a GVG). Der Beschluß ist unanfechtbar.

4.2 Beteiligte

22 Kläger, Beklagte und Beigeladene müssen fähig sein, sich am sozialgerichtlichen Verfahren zu beteiligen. Nach § 70 Nr. 1 SGG sind dies zunächst natürliche Personen, mithin jeder Vertragsarzt oder Vertragszahnarzt. Nachdem das Gesetz über Partnerschaftsgesellschaften Angehöriger freier Berufe (Partnerschaftsgesellschaftsgesetz – PartGG) vom 25. 7. 1994 unter anderem auch Ärzten und Zahnärzten eine gesellschaftsrechtliche Partnerschaft ermöglicht hat, sind auch sie mit ihrer Eintragung in das Partnerschaftsregister beteiligtenfähig (§ 7 Abs. 2 PartGG i. V. m. § 124 Abs. 1 HGB).

Darüber hinaus können als juristische Personen des öffentlichen Rechts auch die KV, die KZV sowie die Krankenkassen und ihre Verbände als Kläger auftreten, wenn sie sich durch eine Entscheidung des Beschwerdeausschusses belastet fühlen.

Schließlich sind nach § 70 Nr. 4 SGG die in § 51 Abs. 2 S. 1 SGG genannten Entscheidungsgremien fähig, am Verfahren beteiligt zu sein. Dazu gehören unter anderem die Prüfungs- und Beschwerdeausschüsse nach § 106 Abs. 4 SGB V (Peters/Sautter/Wolff, Kommentar zur Sozialgerichtsbarkeit, § 71 SGG Anm. 5 c).

4.3 Postulations- und Verhandlungsfähigkeit

In den Tatsacheninstanzen der Sozialgerichtsbarkeit (SG, LSG) kann **23** jeder prozeßfähige Volljährige sich selbst vertreten, das heißt prozessual rechtserheblich handeln und verhandeln. Er braucht weder einen Rechtsanwalt noch einen sonstigen Prozeßbevollmächtigten zu bestellen. Vor dem Bundessozialgericht müssen sich jedoch nach § 166 Abs. 1 SGG die Beteiligten mit Ausnahme der Behörden, Körperschaften und Anstalten des öffentlichen Rechts durch Prozeßbevollmächtigte vertreten lassen. Danach wäre der Verband der Angestelltenkrankenkassen selbst nicht postulationsfähig, weil er – wenn auch seine Mitglieder Träger öffentlicher Gewalt sind – als eingetragener Verein juristische Person des Privatrechts ist. Da er aber ein Zusammenschluß öffentlicher Körperschaften ist, soll er nicht anders behandelt werden, als die ihm angeschlossenen Körperschaften selbst; außerdem sind den Verbänden der Ersatzkassen eigene Aufgaben im Rahmen des Kassenarztrechts übertragen (vgl. Raddatz, a. a. O., 7.0, S. 5).

Darüber hinaus gibt § 73 Abs. 1 SGG vor, daß sich die Beteiligten durch **24** prozeßfähige Bevollmächtigte vertreten lassen können. Dies brauchen keine Rechtsanwälte zu sein, auch nicht Prozeßagenten, die nach den Verordnungen verschiedener Länder zugelassen werden können. Bei geschäftsmäßiger Besorgung sind jedoch die Vorschriften des RBerG zu beachten. Gerade bei der Schwierigkeit des hier behandelten Rechtsgebietes aber werden Ärzte, Partnerschaften und ärztlich geleitete Einrichtungen in der Regel Rechtsanwälte hinzuziehen.

Schließlich können die Beteiligten in der mündlichen Verhandlung mit **25** Beiständen erscheinen (§ 73 Abs. 5 SGG). Will etwa ein Arzt sich im ersten Rechtszug abwartend verhalten und das Kostenrisiko gering halten, kann er einen auf dem Gebiet der Wirtschaftlichkeitsprüfung sach- und rechtskundigen Kollegen auch beim Auftreten vor Gericht an seine Seite stellen.

4.4 Klagebefugnis

26 Zwar kann man im deutschen Prozeßrecht einen Rechtsstreit mit beliebigem Antrag einleiten. Ebenso wie vor dem Verwaltungsgericht ist aber die Klage vor den Sozialgerichten nur zulässig, wenn der Kläger seinem Vorbringen nach in seinen Rechten beeinträchtigt ist oder ein rechtlicher Nachteil bevorsteht. § 54 Abs. 1 S. 2 SGG konkretisiert dies dahin, daß der Kläger seiner Behauptung nach durch einen Verwaltungsakt oder durch Ablehnung oder Unterlassung eines Verwaltungsaktes beschwert ist. Honorarkürzung und Verordnungsregreß sind Verwaltungsakte, weil die Prüfungsgremien mit ihnen das Rechtsverhältnis zwischen KV bzw. KZV und dem Vertrags(zahn)arzt endgültig regeln (Raddatz, a. a. O., 4.3, S. 2).

27 Daneben können aber weitere Maßnahmen der Prüfeinrichtungen dem in § 31 SGB X umschriebenen Begriff des Verwaltungsaktes entsprechen. Dazu gehört zwar nicht der lediglich als Serviceleistung erteilte Rat der KV oder der Prüfeinrichtung (Heinemann/Liebold H 393). Sind die Belehrung oder der Hinweis aber eine Vorstufe von Sanktionen, insbesondere wenn sie an bestimmte Tatbestandsvoraussetzungen geknüpft sind, so haben auch sie einen Regelungsinhalt.

28 § 106 Abs. 5 S. 1 SGB V ermächtigt den Prüfungsausschuß, Verstöße gegen das Wirtschaftlichkeitsgebot festzustellen und daran Sanktionen anzuschließen. Wenn S. 2 anfügt, daß dabei gezielte Beratungen weiteren Maßnahmen in der Regel vorangehen sollen, läßt dies nur den Schluß zu, daß der Ausschuß von einer Kürzung Abstand nehmen kann, aber als Vorstufe eines weiteren Prüfverfahrens mit Maßnahmen von finanziellen Auswirkungen den Arzt belehrt, wie er sich auf dem Gebiet wirtschaftlich verhalten kann, wo die Unwirtschaftlichkeit festgestellt wurde. Damit werden die Rechte des Vertragsarztes nachteilig beeinflußt, die Belehrung ist ein belastender Verwaltungsakt (Ehlers, Die Wirtschaftlichkeitsprüfung im Vertragsarztrecht, 5.2, S. 1). Dies folgt auch daraus, daß die Beratung einer schärferen Prüfmaßnahme des Prüfungsausschusses vorausgeht und nicht dem Antrag vorgeschaltet ist, mit dem eine Krankenkasse, ein Kassenverband oder die KV eine Wirtschaftlichkeitsprüfung der Behandlungs- und Verordnungsweise einleitet (so aber Krauskopf, § 106 SGB V Rz. 28). Wesentliche Anhaltspunkte, ob Hinweise und Beratungen Rechtsfolgen nach sich ziehen sollen, lassen sich teilweise den Prüfvereinbarungen entnehmen. So bestimmt § 16 Abs. 2 PV Nordrhein, daß auf Antrag der Krankenkassen, ihrer Verbände oder der KV No vor (weiteren) Prüfungsmaßnahmen dem Arzt ein Beratungsgespräch angeboten wird. Nimmt der Arzt dies nicht in Anspruch, entscheidet der Prüfungsausschuß über die Wirtschaftlichkeit der Verordnungsweise und eventuelle Prüfmaßnahmen (Absatz 3). Nimmt er an der Beratung teil, kann der Ausschuß das Prüfverfahren aussetzen, erst nach Ablauf der Aussetzungsfrist hat der Prüfungsausschuß abschließend zu entscheiden. Eine derartige Beratung dient wie ein Vergleichsgespräch der gütlichen Einigung, sie soll eine eine Regelung im Sinne des § 31 SGB X verhindern und beschwert deshalb den Arzt nicht. Anders die Beratung nach § 11 Abs. 2 der Vereinbarung zur Prüfung der ärztlichen Behandlungsweise. Hier hat der Prüfungsausschuß vorrangig zu prüfen, ob die Beratung des Arztes ausreichend erscheint, um in Zukunft eine wirtschaftliche Behandlungsweise zu sichern, wobei zu berücksichtigen ist, ob die Unwirtschaftlichkeit erstmals festgestellt wird. Diese Beratung setzt die tatbestandsmäßige Feststellung einer Unwirtschaftlichkeit voraus, sie ist die Warnung, daß im Wiederholungsfalle das Honorar gekürzt wird. Auch wenn dieser Beratungsbeschluß ohne Rechtsmittelbelehrung erteilt wird, ist er doch anfechtbarer Verwaltungsakt. Die meisten Prüfvereinbarungen enthalten Näheres zu Hinweisen und Belehrungen. Deshalb ist vor einer Klage die jeweilige Entscheidung im Zusammenhang mit der Prüfregelung darauf zu untersuchen, ob sie tatsächlich eine Beschwer enthält. Sie läßt sich an dem Unterschied zwischen der Rechtsposition messen, die der Kläger für zutreffend hält, und jener, die die Verwaltung zu Lasten des Klägers sieht. Ist nicht eindeutig, ob der Kläger beschwert ist oder nicht, kommt es auf sein subjektives Empfinden an (Zeihe, a. a. O., § 54 SGG, Rz. 14 a). Für eine Beschwer spricht, wenn der Hinweis oder die Belehrung dem Prüfergebnis folgen, mit dem eine Unwirtschaftlichkeit festgestellt ist, und/oder sie Vorstufe einer Honorarkürzung sind (Raddatz, a. a. O., 7.0, S. 1 zu § 5 Abs. 3 der Verfahrensordnung BMV-Z). Schließlich ist Indiz für den Regelungswillen, wenn dem Hinweis oder der Belehrung eine Rechtsmittelbelehrung beigefügt wird.

Ebenso wie der Vertragsarzt können auch die Krankenkasse und die KV **29** die Entscheidung des Beschwerdegremiums mit der Behauptung angreifen, in ihren rechtlich geschützten Interessen verletzt zu sein, weil die Prüfinstanzen nicht wie verlangt das Honoar gekürzt haben (Spellbrink, a. a. O., Rz. 862). Ein solches rechtlich geschütztes Interesse haben auch die Verbände der Krankenkassen, selbst wenn ihre Anfechtung sich auf die Behandlungsfälle anderer Kassenarten stützt. Die Überwachung der

Wirtschaftlichkeit in der kassenärztlichen Versorgung ist ein einheitlicher Vorgang und braucht deshalb nicht auf die Behandlungsfälle des eigenen Verbandsbereiches eingeschränkt zu werden (Raddatz, a. a. O., 7.0, S. 3 m. w. N.).

4.5 Ordnungsmäßigkeit der Klage

30 Mehr als andere Verfahrensordnungen erleichtert es das SGG, Rechtsschutz zu finden. Es reicht die Willensäußerung, daß die gerichtliche Überprüfung einer Verwaltungsmaßnahme begehrt wird. Demgegenüber genügt nicht, auf Gesetz, Verwaltung oder Entscheidung zu schimpfen oder eine andere Lösung vorzuschlagen.

4.5.1 Form

31 Die Klage muß schriftlich oder zur Niederschrift des Urkundsbeamten der Geschäftsstelle erhoben werden (§ 90 SGG). Schriftform verlangt zwar regelmäßig die eigene Unterschrift (§ 126 Abs. 1 BGB), aus § 92 SGG ergibt sich jedoch, daß die Unterschrift bei einer sozialgerichtlichen Klage nicht unerläßlich ist. Der Schriftform genügen auch Telegramm, Telex und Telefax. Für die Niederschrift genügt, daß der Kläger seine telefonische Mitteilung dem Urkundsbeamten durchgibt (Krasney/Udsching, Handbuch des sozialgerichtlichen Verfahrens, VI Rz. 2 m. w. N.).

4.5.2 Frist

32 Anfechtungsklagen müssen, auch wenn sie mit anderen Klagearten kombiniert werden, binnen eines Monats nach Zustellung der Widerspruchsentscheidung des Beschwerdeausschusses erhoben werden (§ 87 Abs. 1 SGG). Für den Widerspruchsbescheid ist in § 85 Abs. 3 Satz 1 SGG eine förmliche Zustellung vorgeschrieben. Nach § 63 Abs. 2 SGG wird nach den Vorschriften der §§ 2–15 des VwZG zugestellt. Nur wenn ein dort beschriebenes Verfahren eingehalten ist, insbesondere die Zustellung mit Postzustellungsurkunde (§ 3 VwZG) oder mittels eingeschriebenen Briefes (§ 4 VwZG), kann der Fristbeginn ausgelöst werden. Eine formlose Bekanntmachung setzt eine Klagefrist nicht in Gang, selbst wenn die Behörde den Zugang des Bescheides nachweisen kann (§ 9 Abs. 2 VwZG). Auch nach Umwandlung der Deutschen Bundespost – Postdienst – in die privatrechtliche Post AG kann diese rechtswirksam zustellen. Durch § 16 des Gesetzes über das Postwesen ist das Nachfolgeunternehmen mit dem Recht beliehen, Schriftstücke nach den Regeln des Prozeß- und Verfahrensrechts förmlich zuzustellen. Damit ist die Post AG befugt, hoheitlich in den Formen des öffentlichen Rechts tätig

zu werden und die Zustellung in einer öffentlichen Urkunde zu beurkunden. Wie die Monatsfrist im einzelnen zu berechnen ist, ergibt sich aus § 64 SGG. Seitdem die Sozialgerichte in allen Instanzen über einen Telefaxanschluß verfügen, sind Fristversäumnisse noch seltener geworden. Beim Postweg ist gegen Ende der Klagefrist zu berücksichtigen, daß eine Sendung mittels eingeschriebenen Briefes oft länger unterwegs ist als der einfache Brief. Der einfache Brief wiederum sollte nicht an die Gerichtsadresse, sondern – soweit vorhanden – an das Postfach versandt werden: Er kann nach dem letztmaligen Leeren durch den Gerichtsboten noch vor 24 Uhr eingelegt worden sein. Auch wenn der Brief mit dem Eingangsstempel vom Tag nach Fristablauf versehen wird, läßt dies deshalb noch nicht den Schluß auf Fristversäumnis zu, sofern er sich bei der ersten Leerung im Postfach befunden hat. Da im übrigen mit dem Eingangsstempel am Tag nach Fristablauf nicht vermerkt wird, ob die Sendung bei der ersten oder zweiten, bei manchen Gerichten sogar in einer dritten Leerung vorgefunden wurde, verlängert sich bei Adressieren der Klage an das Postfach des Gerichts die Rechtsmittelfrist faktisch um einen Tag.

Im Hinblick auf § 66 Abs. 2 SGG lohnt auch ein Blick auf die Rechtsmittelbelehrung selbst. Nach dieser Vorschrift verlängert sich die Rechtsmittelfrist unter anderem auf ein Jahr seit Zustellung, wenn die Belehrung unrichtig erteilt ist, gleichgültig, ob der Beschwerte die Unrichtigkeit erkennt oder der Fehler für die verspätete Einlegung ursächlich gewesen ist (Peters/Sautter/Wolff, a. a. O., Anm. 3 g zu § 66 SGG). Als Faustformel gilt, daß die Rechtsmittelbelehrung die in § 66 Abs. 1 SGG aufgeführten Angaben vollständig und richtig enthalten muß, und darüber hinaus keine weiteren Auflagen machen darf (vgl. im einzelnen Peters/Sautter/Wolff, a. a. O., Anm. 3 zu § 66 SGG). Unrichtig ist eine Rechtsmittelbelehrung, wenn sie eine Entscheidung als Gegenstand eines bereits anhängigen Verfahrens bezeichnet, obwohl dies nicht der Fall ist, oder umgekehrt ihn als selbständig anfechtbar bezeichnet, obwohl er von Gesetzes wegen in ein anderes Verfahren einbezogen ist (vgl. Rz. 35 ff.). **33**

4.6 Keine Rechtshängigkeit

Nach § 94 Abs. 2 SGG in der bis zum 31.12.1990 geltenden Fassung war eine Klage während der Rechtshängigkeit unzulässig; diese Vorschrift ist gestrichen, und durch die am 1. 4. 1991 in Kraft getretene neue Fassung des § 17 Abs. 1 S. 2 GVG ersetzt, wonach während der Rechtshängigkeit die Sache von keiner anderen Partei anderweitig anhängig gemacht werden kann. Der Einwand der Rechtshängigkeit ist im sozialgerichtlichen Verfahren im Hinblick auf § 96 SGG bedeutsam. Danach wird ein neuer **34**

Verwaltungsakt ipso iure zum Gegenstand des Gerichtsverfahrens, wenn dieser einen früheren bereits durch Klage angefochtenen Bescheid ändert oder ersetzt.

35   Nicht selten ist zwischen Arzt und Prüfgremium dieselbe Frage streitig, etwa seine Zuordnung zu einer bestimmten Vergleichsgruppe, die Verordnungsfähigkeit eines bestimmten Mittels. In solchen Fällen kann es in mehreren Quartalen zu Honorarkürzungen oder Regressen kommen. Ficht der Arzt oder Zahnarzt jeden Bescheid selbständig mit einer Klage an, so ist sie unzulässig, wenn sein Begehren schon zuvor rechtshängig geworden ist. Seitdem im Kassenarztrecht der klagende Arzt nicht mehr vollends von Kosten freigestellt ist (vgl. Rz. 139), ist auch praktisch bedeutsam geworden, daß der Vertrags(zahn)arzt in vollem Umfange obsiegt. Aus eben diesen praktischen Erwägungen empfiehlt sich, entsprechend der Rechtsmittelbelehrung vorzugehen. Sollte der Bescheid doch zum Gegenstand eines anhängigen Verfahrens geworden sein, trägt der Arzt kein Kostenrisiko, schließlich hat der Beklagte selbst ihn auf eine falsche Fährte gelockt. Der Rechtsstreit mag dann zum Ruhen gebracht oder durch Klagerücknahme erledigt werden. Enthält die Rechtsmittelbelehrung dagegen den Hinweis, daß der neue Bescheid nach § 96 SGG Gegenstand eines laufenden Streitverfahrens sei, stellt sich aber in diesem Verfahren heraus, daß der neue Honorar- oder Regreßbescheid selbständig angefochten werden muß, so ist die Rechtsmittelbelehrung unrichtig, die Klagefrist verlängert sich auf ein Jahr (vgl. Rz. 33). Die Frage anderweitiger Rechtshängigkeit aber muß schon deshalb geklärt werden, weil zum einen nicht sicher ist, daß in dem Rechtsstreit noch innerhalb der verlängerten Rechtsmittelfrist des Folgebescheides endgültig feststeht, ob er dessen Gegenstand geworden ist, zum anderen der Vertrags(zahn)arzt in derartigen Fällen ein besonderes Interesse daran hat, daß die Wirtschaftlichkeit seiner Behandlungs- oder Verordnungsweise möglichst rasch geklärt wird – er wird die Verfahrensdauer ohnehin als zu lang empfinden.

36   Ob der neue Verwaltungsakt den angefochtenen ändert oder ersetzt, ist nicht eng auszulegen und auch nicht wörtlich zu nehmen (Peters/Sautter/Wolff, a. a. O., Anm. 1 zu § 96 SGG). Für eine direkte Anwendung der Vorschrift muß aber die neue Entscheidung nicht nur den Streitstoff beeinflussen, sondern den Streitgegenstand betreffen, mithin den Klageanspruch selbst; allein ein Sachzusammenhang genügt nicht (Krasney/Udsching, a. a. O., VI Rz. 105). Werden Prüfmaßnahmen für verschiedene Quartale verhängt, sind die Tatbestandsvoraussetzungen des § 96 SGG nicht erfüllt, weil sie sich nur auf die Abänderung ein und desselben Verwaltungsaktes beziehen.

Aus Gründen des Vertrauensschutzes und der Prozeßökonomie wird 37
die Vorschrift über ihren Wortlaut hinaus entsprechend angewandt,
wenn die Folgeentscheidung auf einer Regelung schon des angefochtenen
Bescheides beruht (Krasney/Udsching, a. a. O., VI Rz. 106). Dabei wird
zwischen Honorar- und Honorarkürzungsbescheiden unterschieden.

Honorarbescheide werden in entsprechender Anwendung von § 96 38
SGG Gegenstand des gerichtlichen Verfahrens, wenn sie nach Klage im
Anschluß an den mit ihr angefochtenen Verwaltungsakt aufgrund desselben Rechtsverhältnisses ergehen, sofern der frühe Rechtsstandpunkt
aufrecht erhalten und weiterhin angefochten wird (BSG Urt. v. 27. 4.
1982 – 6 RKa 7/79 – ArztR 1983, 128 = USK 82 196). Bei allem Zweifel
(vgl. dazu Spellbrink Rz. 882) ist doch zuzugeben, daß sich die gebüh-
renrechtliche Kontrolle an verhältnismäßig eindeutigen Tatbeständen
orientiert, die bei Wiederholung der beanstandeten Abrechnungsweise
auch die gleichen Folgeentscheidungen erwarten lassen (Raddatz,
a. a. O., 7.8, S. 3 f.). Auch wird nicht allein durch die Klagebegründung
die Rechtsfolge des § 96 SGG herbeigeführt, sondern durch die gleiche
Korrespondenz von einschränkender Honorarberechnung und deren
Beanstandung.

Demgegenüber müssen die Prüfeinrichtungen bei jeder Wirtschaftlich- 39
keitsbeurteilung der Behandlungs- oder Verordnungsweise den Sachverhalt neu überprüfen, das Verhalten des Arztes und die Gruppenabwei-
chung kann sich ebenso geändert haben wie der Beanstandungsbereich.
Zur sachgerechten Überprüfung kann der Beurteilungsspielraum in
unterschiedlicher Weise ausgeschöpft werden. Schließlich – und das
wiegt besonders schwer – muß die Prüfeinrichtung für die Sanktions-
entscheidung ihr Ermessen ausüben. Ein anhängiges Verfahren auf alle
Folgebescheide zu erstrecken, kann zu ausgedehnten Zusatzermittlun-
gen führen, die dem Normzweck der Prozeßökonomie zuwiderlaufen
(Raddatz, a. a. O., 7.8, S. 4). Wirtschaftlichkeitsprüfungs- und Honorar-
kürzungsbescheide für weitere Quartale werden deshalb regelmäßig
nicht Gegenstand eines Verfahrens, das gegen einen vorhergehenden
Kürzungsbescheid anhängig gemacht ist (Raddatz, a. a. O., 7.8, S. 3 f.;
Spellbrink, a. a. O., Rz. 882).

5 Vorläufiger Rechtsschutz

5.1 Sozialgerichtliche Streitigkeiten

Wirtschaftlichkeitsprüfungsverfahren ziehen sich in der Regel über meh- 40
rere Jahre hin, bei Durchmessen des Instanzenweges können fünf Jahre

leicht erreicht werden. Für den Rechtssuchenden ist es nicht nur eine Frage, ob er sein Recht bekommt, sondern auch wann. Abgesehen von den Extremfällen, daß sich der Rechtsstreit für den Vertrags(zahn)arzt faktisch erledigt, weil er ihn wirtschaftlich nicht überlebt, hat er einen unwiderbringlichen Nachteil deshalb, weil er das ihm gegen die Entscheidung der Prüfgremien möglicherweise zustehende Honorar nicht nutzen kann, es wird nicht verzinst (vgl. Rz. 142). Während des Widerspruchsverfahrens ist der Arzt nach § 106 Abs. 5 S. 5 SGB V geschützt, weil sein Rechtsbehelf gegen den Prüfbescheid aufschiebende Wirkung hat, jedenfalls soweit, als das Honorar bereits ausgezahlt wurde. Mit Erlaß des Widerspruchsbescheides aber ist das Verwaltungsverfahren erledigt, weiter reicht die Wirkung des § 106 Abs. 5 S. 5 SGB V nicht.

41 Im Bereich jener Angelegenheiten, für die der Rechtsweg zu den Gerichten der Sozialgerichtsbarkeit geöffnet ist, sieht das SGG die aufschiebende Wirkung der Klage nicht als Regel, sondern als Ausnahme. Für die Ausnahmetatbestände wiederum sieht das Gesetz zwei Regelungsalternativen vor:

– die aufschiebende Wirkung der Klage von Gesetzes wegen mit ihrer Erhebung bis zur rechtskräftigen Entscheidung auch im Instanzenzug ohne Rücksicht auf den Einzelfall (§ 97 Abs. 1 SGG, für Berufung und Revision i. V. m. § 154 Abs. 1 und § 165 SGG),

– das Aussetzen des Sofortvollzuges durch Gerichtsbeschluß auf Antrag, wobei die Ermessenentscheidung das Interesse des Klägers an der Aussetzung unter Berücksichtigung seiner Erfolgsaussichten in der Hauptsache mit dem öffentlichen Interesse am Vollzug abzuwägen hat (§ 97 Abs. 2 SGG).

Die Anfechtung von Honorarkürzung oder Regreß nach einer Wirtschaftlichkeitsprüfung ist in § 97 SGG nicht genannt.

5.2 Aufschiebende Wirkung

42 Von den Tatbeständen des § 97 Abs. 1 SGG kommt für den Arzt, der sich gegen eine Prüfmaßnahme wendet, allein die Nummer 2 in Betracht, die den vorläufigen Schutz während des Klageverfahrens bei der Rückforderung von „Leistungen" anordnet. Es ist jedoch (fast) unbestritten, daß es sich um Sozialleistungen an einen Versicherten oder Versorgungsberechtigten handeln muß (Krasney/Udsching, a. a. O., VI Rz. 62; Meyer-Ladewig, Sozialgerichtsgesetz, § 97 SGG, Rz. 5; Peters/Sautter/Wolff, a. a. O., § 97 SGG, Rz. 19). Deshalb erfaßt die

Regelung nicht Regreßbescheide gegen einen Vertrags(zahn)arzt, durch die ihm Teile seines Honoraranspruches vorenthalten werden (BSG 11. 6. 1986 – 6 RKa 4/85; BSGE 60, 122 = NJW 1984, 734; a. A. nur Zeihe, a. a. O., § 97, Rz. 5 a bb). Die Vorschrift kann auch nicht durch Auslegung auf weitere Anwendungsbereiche ausgedehnt werden, weil sie die Ausnahmen von der sofortigen Vollziehbarkeit der Verwaltungsakte abschließend aufzählt (Peters/Sautter/Wolff, a. a. O., § 97 SGG, Rz. 20). Zu diesem Schluß führen die allgemeinen Auslegungsregeln (vgl. dazu Hübner, AT des BGB, 1985, Rz. 63). Ausgehend vom Wortlaut des Gesetzes mag das Honorar als **Gegenleistung** für die ärztliche Leistung gesehen werden. Schon der Systemzusammenhang jedoch zeigt, daß der Gesetzgeber nicht die Ansprüche der Leistungserbringer regeln wollte. Das SGG enthält Verfahrensvorschriften bezüglich des Sozialversicherungsrechtes und des Rechtes der sozialen Entschädigung. Im gesamten materiellen Recht dieser Rechtsgebiete wird der Leistungsbegriff für die Sozialleistungen der Versicherungsträger oder Versorgungsbehörden an die Versicherten oder Versorgungsberechtigten verwandt. Dies zwingt zu dem Schluß, daß der Gesetzgeber in § 97 Abs. 1 Nr. 2 SGG auch nur solche Leistungen gemeint hat. Dieser sozialen Bewertung liegt ein völlig anderer Interessengegensatz zugrunde als dem zwischen Leistungserbringern im Rahmen der Sozialversicherung und den sie Honorierenden.

Ähnliche Einigkeit besteht, daß die genannte Vorschrift auf Klagen **43** gegen Wirtschaftlichkeitsprüfmaßnahmen auch nicht analog angewandt werden kann (Raddatz, a. a. O., 7.2, S. 2 ff.; Spellbrink, a. a. O., Rz. 886), lediglich das Landessozialgericht NW war und ist der Auffassung, daß die Klage gegen eine Rückforderung vertrags(zahn)ärztlichen Honoars in entsprechender Anwendung des § 97 Abs. 1 Nr. 2 SGG aufschiebende Wirkung habe (Beschl. vom 29.6.1988 – L 11 S(Ka) 10/88, NJW 1989, 798). Für die Praxis ist dieser Streit (vgl. Spellbrink, a. a. O., Rz. 887–890) aber nicht mehr bedeutsam. Nach den Honorarverteilungsmaßstäben, die im Lande Nordrhein-Westfalen gelten, werden Forderungen gegen die kassenärztliche Vereinigung erst fällig, nachdem die Prüfergebnisse rechtwirksam geworden sind (§ 6 Abs. 8 Satz 4 HVM KV No vom 12. 11. 1994 – Rheinisches Ärzteblatt Jan. 1995 – und 10. 6. 1995 – Rheinisches Ärzteblatt Juli 1995 –; HVM KV WL i. d. F. vom 24. 6. 1995 Präambel Satz 2). Zahlungen, die der Vertragsarzt vor sachlich-rechnerischer Richtigstellung oder bestandskräftiger Wirtschaftlichkeitsprüfung erhält, sind jederzeit aufrechnungsfähige Vorschüsse (LSG NW, 14. 9. 1986 – L 11 S 12/86). In seinem Zuständigkeitsbereich – dem Land Nordrhein-Westfalen – kann deshalb der streitige Betrag mit fortlaufenden Honorarzahlungen auch nicht aufgerechnet werden. Deshalb nützt dem klagenden Arzt oder Zahnarzt auch nicht der Weg einer Nichtigkeitsfeststellungsklage. Zwar ordnet § 97 Abs. 1 Nr. 3 SGG bei ihnen die aufschiebende Wirkung an. Auch soll bei der klarstellenden Entscheidung über das Bestehen der aufschiebenden Wirkung die Erfolgsaussicht nicht geprüft werden (BSG Beschl. v. 11. 5. 1993 – 12 RK 82/92 –, nicht veröffentlicht), so daß die aufschiebende Wirkung nur dann nicht erreicht wird, wenn Nichtigkeitsgründe entweder nicht geltend gemacht oder offensichtlich nur Anfechtbarkeitsgründe sind. All dies aber ändert nichts daran, daß der Honoraranspruch in der Regel erst mit bestandskräftigem Abschluß der Wirtschaftlichkeitsprüfung fällig wird, worüber aber im einzelnen nur der jeweils gültige Honorarverteilungsmaßstab Auskunft geben kann.

5.3 Aussetzen der Vollziehung

44   Nach § 97 Abs. 2 SGG kann das Gericht den Vollzug eines Verwaltungsaktes aussetzen, der eine laufende Leistung herabsetzt oder entzieht. Eine direkte Anwendung scheidet aus, weil auch hier mit Leistung ebenso wie in Abs. 1 Nr. 2 Sozialleistungen gemeint sind. Zum anderen scheidet eine erweiternde Auslegung auf Arzthonorare aus. Das Gesetz schützt von seiner sozialen Bewertung her den Unterhalt des von Sozialleistungen abhängigen Bürgers, sein Interesse ist mit demjenigen des Leistungserbringers auf ungekürztes Honorar nicht vergleichbar (vgl. Plagemann, Vorläufiger Rechtsschutz in Verfahren vor den Sozialgerichten, Rz. 102). Zu Recht wird deshalb weder in Literatur noch in Rechtsprechung angenommen, daß bei Honorarkürzungen und Arzneimittelregressen eine Aussetzung des Vollzuges nach § 97 Abs. 2 SGG in Betracht kommt (zu Letzterem ausdrücklich BSG, 11. 6. 1986 – 6 RKa 4/85; BSGE 60, 125).

45   Unterschiedlich wird die Frage beantwortet, ob § 97 Abs. 2 SGG nicht analog angewandt werden könnte. Diese Möglichkeit aber stünde auch hier nur offen, wenn eine planwidrige Gesetzeslücke vorläge. Diese Frage kann in § 97 Abs. 2 SGG nicht anders beantwortet werden als bei Abs. 1 der Vorschrift (vgl. Rz. 43). Ausgangspunkt der Befürworter ist die Auffassung des Bundesverfassungsgerichts, daß auch im sozialgerichtlichen Verfahren über die Fälle des § 97 SGG hinaus einstweiliger Rechtsschutz gewährt werden müsse, sofern die Effektivität des Rechtsschutzes dieses gebiete (BVerfG 19. 10. 1977 – 2 BvR 42/76, BVerfGE 46, 166). Dabei verweist das Gericht aber auf eine entsprechende Anwendung des § 123 VwGO. Die Frage, warum analoge Anwendung dieser

Vorschrift und nicht des § 97 Abs. 2 SGG (Raddatz, a. a. O., 7.2, S. 9), beantwortet der Gesetzeswille: Das SGG will über § 97 hinaus keinen einstweiligen Rechtsschutz; dies hält das Bundesverfassungsgericht nur insoweit für ausdehnungsbedürftig, als die besonderen Tatbestandsvoraussetzungen des § 123 VwGO erfüllt sind. Richtig ist, daß die Gerichte der Sozialgerichtsbarkeit zunächst die Spezialnormen des SGG heranzuziehen haben (Husmann, Der ungeregelte vorläufige Rechtsschutz in sozialgerichtlichen Anfechtungssachen, S. 449). Im Verfahrensrecht der Sozialgerichtsbarkeit aber will das Gesetz über die in § 97 genannten Fälle hinaus keinen einstweiligen Rechtsschutz, das Bundesverfassungsgericht legt ihn in dieser Verfahrensart nur bei bestimmten Tatbestandsvoraussetzungen auf.

Aus systematischen Gründen paßt auch nicht die analoge Anwendung **46** des § 80 Abs. 5 VwGO (so aber BSG 11. 6. 1986 – 6 RKa 4/85 – BSGE 60, 122 = NJW 1987, 734). Im verwaltungsgerichtlichen Verfahren ist der gattungsmäßige Interessengegensatz anders gelöst als in dem sozialgerichtlichen. Dort hat die Klage regelmäßig aufschiebende Wirkung, sie entfällt nur in bestimmten Fällen (Abs. 2), die nach § 80 Abs. 5 VwGO wiederhergestellt werden kann, und zwar mit Rückgriff auf Abs. 4 bei ernstlichen Zweifeln an der Rechtmäßigkeit des den Antragsteller beschwerenden Verwaltungsaktes (Finkelnburg, Vorläufiger Rechtsschutz in Verwaltungsstreitverfahren, Rz. 647). Das SGG aber mutet dem Betroffenen die einstweilige Hinnahme belastender Verwaltungsakte selbst dann zu, wenn die genannten Zweifel an seiner Rechtmäßigkeit bestehen.

5.4 Einstweilige Anordnung

Deshalb muß es dabei bleiben, daß nur im Hinblick auf die verfassungs- **47** mäßige Garantie effektiven Rechtsschutzes (Art. 19 Abs. 4 GG) geboten ist, auch im sozialgerichtlichen Verfahren vorläufigen Rechtsschutz zu gewähren, wenn anderenfall schwere und unzumutbare, auf andere Weise nicht abwendbare Nachteile entstehen, die durch eine Entscheidung in der Hauptsache nachträglich nicht mehr beseitigt werden können (§ 123 VwGO). Richtig ist, daß § 80 VwGO auf die Anfechtung von Verwaltungsakten zugeschnitten ist, richtig ist auch, daß seine Rechtsfolge dem entspricht, was Arzt und Zahnarzt erreichen wollen, wenn sie sich gegen eine Prüfmaßnahme wehren. Bei der Frage, auf welche Anspruchsgrundlage sich das Anordnungsbegehren stützen kann, kommt es jedoch nicht auf die Rechtsfolgen, sondern auf die Voraussetzungen an. Sie hat das Bundesverfassungsgericht dahin modifiziert, daß

Art. 19 Abs. 4 GG bereits dann die Gewährung einstweiligen Rechtsschutzes verlangt, wenn dem Antragsteller widrigenfalls eine erhebliche, über Randbereiche hinausgehende Verletzung in seinen Grundrechten droht, die durch eine der Klage stattgebende Entscheidung in der Hauptsache nicht mehr beseitigt werden kann (BVerfG Beschl. v. 25. 10. 1988 – 2 BvR 745/88, BVerfGE 79, 75; 69, 75). Diese Grundsätze gelten auch und gerade für das sozialgerichtliche Verfahren (BVerfG Beschl. v. 24. 10. 1990, BvR 1028/90, NJW 1991, 415 f.). Auch das Bundesverfassungsgericht hat die Voraussetzung „schwere und unzumutbare Nachteile" nicht nur für Vornahmesachen aufgestellt, sondern ausdrücklich „in Fortführung der bei den Anfechtungssachen der allgemeinen Verwaltungsgerichtsbarkeit entwickelten Rechtsprechung" (BVerfGE 46, 178).

Der Anspruch auf Erlaß einer einstweiligen Anordnung ist begründet, wenn dem Antragsteller bei summarischer Prüfung ein Anordnungsanspruch und ein Anordnungsgrund zustehen.

5.4.1 Anordnungsanspruch

48   Neben der Rechtsnorm, auf die der Antrag gestützt wird, muß der Antragsteller auch geltend machen, inwieweit seine Rechte durch die angefochtene Verwaltungsentscheidung verletzt sind. Wenn er nämlich sein Begehren nicht auf eine Anspruchsgrundlage stützt, er mithin im Hauptverfahren nicht obsiegen kann, braucht auch der sich ohne die Anordnung sonst faktisch erledigende Rechtsstreit nicht offengehalten zu werden.

49   Anordnungsanspruch und zugleich Anordnungsgrund liegen vor, wenn die angegriffene Verwaltungsmaßnahme eine erhebliche, über Randbereiche hinausgehende Verletzung von Grundrechten des Antragstellers mit sich bringt. Bei Wirtschaftlichkeitsprüfungsmaßnahmen kann die Freiheit der Berufsausübung nach Art. 12 Abs. 1 GG verletzt sein sowie das durch die Berufsausübung erworbene (Art. 14 Abs. 1 S. 1 GG), darüber hinaus der Gleichheitssatz nach Art. 3 Abs. 1 GG.

5.4.2 Anordnungsgrund

50   Ein Grund für den Erlaß der begehrten einstweiligen Anordnung besteht, wenn der Antragsteller genügend darlegen kann, welche konkreten, ihn massiv beeinträchtigenden Auswirkungen die angegriffene Entscheidung hat. Dabei braucht er sich nicht ausschließlich darauf verweisen zu lassen, daß bei bestandskräftiger Aufhebung des Verwaltungsaktes er schadlos gestellt werden könne (BVerfG Beschl. v. 19. 6. 1973 – 1 BvL 39/69 –, BVerfGE 35, 263, 274). Zu streng wäre es auch, einen Anordnungsgrund nur dann anzunehmen, wenn Arzt oder Zahnarzt wirtschaftlich nicht überleben können, falls sie das Ergebnis einer Wirtschaftlichkeitsprüfungsmaßnahme einstweilen hinnehmen müssen. Es reichen schwerwiegende, unzumutbare Vermögens- oder Praxisdispositionen, die selbst bei Obsiegen in der Hauptsache nicht mehr rückgängig gemacht werden können (vgl. Krasney/Udsching, a. a. O., IV Rz. 112). Dazu dürfte etwa eine finanzielle Belastung über die Kreditlinie hinaus zu zählen sein, so daß der Arzt nicht mehr kreditwürdig ist oder aber Personal in einem Umfang entlassen muß, daß es die Praxisstruktur ändert. Der Anordnungsgrund muß glaubhaft gemacht werden. Ist die Belastung dem Arzt unzumutbar, kann ihm regelmäßig nicht entgegengehalten werden, die Notsituation habe er selbst verschuldet (Raddatz, a. a. O., 7.2, S. 11).

5.5 Interessenabwägung

Soweit § 97 Abs. 1 SGG der Klage aufschiebende Wirkung beimißt, hat **51** der Gesetzgeber selbst dem Rechtsschutzinteresse des Rechtssuchenden den Vorzug gegenüber dem Interesse der Allgemeinheit am einstweiligen Vollzug der Verwaltungsentscheidung gegeben. Welche Vorschriften auch zur Anordnung der aufschiebenden Wirkung herangezogen werden, es bleiben bei jeder einstweiligen Regelung die Folgen abzuwägen, die eintreten würden, wenn die einstweilige Anordnung nicht erginge, die Klage aber Erfolg hätte, gegenüber den Nachteilen, die entstünden, wenn die begehrte Anordnung erlassen würde, der Antragsteller aber mit seiner Klage erfolglos bliebe (vgl. BVerfG Beschl. v. 11.11.1992 – 1 BvR 1595/92, 1606/92 –, NJW 1992, 3288). Dabei ist auch in die Waagschale zu werfen, welche Nachteile einstweilen hinzunehmen das Gesetz dem Antragsteller zumutet.

Das Gericht entscheidet sowohl bei dem Aussetzen des Vollzuges als **52** auch bei der einstweiligen Anordnung aufgrund summarischer Prüfung durch Beschluß. Die mündliche Verhandlung ist freigestellt (Krasney/ Udsching, a. a. O., IV Rz. 117; Peters/Sautter/Wolff, a. a. O., § 97 SGG, Rz. 112). Außerhalb der mündlichen Verhandlung wirken die ehrenamtlichen Richter nicht mit. Beim Sozialgericht entscheidet mithin die Kammer durch den Vorsitzenden (§ 12 Abs. 1 S. 2 SGG), beim Landessozialgericht und beim Bundessozialgericht durch die Berufsrichter (§ 33 S. 2 bzw. § 40 SGG). Auch Landessozialgerichte und das Bundessozialgericht können für einen feststellenden Beschluß nach § 97 Abs. 1 SGG sowie für einen Aussetzungsbeschluß nach § 97 Abs. 2 SGG zuständig sein. Die Zuständigkeit des Sozialgerichts endet mit Erlaß des Urteils, ebenso die des Landessozialgerichts.

Allerdings ist das Bundessozialgericht grundsätzlich für einstweilige Anordnungen nicht zuständig, während des Revisionsverfahrens ist ein Anordnungsantrag beim örtlich zuständigen Sozialgericht zu beantragen (Krasney/Udsching, a. a. O., IV Rz. 115; Zeihe, a. a. O., § 97 SGG, Rz. 22 hh).

5.6 Rechtsbehelfe

53 Die feststellende Entscheidung nach § 97 Abs. 1 SGG im erstinstanzlichen Verfahren kann mit der Beschwerde angefochten werden (§ 172 Abs. 1 SGG), ebenso die Entscheidung im einstweiligen Anordnungsverfahren. Der Beschluß des Landessozialgerichts über die Beschwerde ist nicht anfechtbar (§ 177 SGG).

54 Die Entscheidung, mit der die Vollziehung der Verwaltungsentscheidung ausgesetzt wird, kann nur mit der Entscheidung zur Hauptsache angefochten werden (§ 97 Abs. 2 S. 4 SGG).

5.7 Kosten

55 In allen Verfahren auf Gewährung vorläufigen Rechtsschutzes gilt § 183 SGG, wonach für natürliche und juristische Personen des Privatrechts das Verfahren kostenfrei ist.

Für die Feststellung nach § 97 Abs. 1 SGG werden keine gesonderten Kosten festgesetzt, sie gelten als Teil der gesamten Verfahrenskosten.

Kosten für das Aussetzungsverfahren werden nach überwiegender Meinung nicht erstattet (Krasney/Udsching, a. a. O., IV Rz. 122; Zeihe, a. a. O., § 97 SGG, Rz. 20 a cc). Daran wird jedoch nach dem Beschluß des Bundessozialgerichts vom 6.9.1993 – 6 RKa 25/91 – (Breith 1994, 258 ff. = MDR 1994, 615 f. = NZS 1994, 142 ff.) nicht mehr festgehalten werden können. Wenn der Antragsteller für die Entscheidung in Zulassungssachen Kosten für den Eilantrag nach § 97 Abs. 3 SGG auch dann erhält, wenn die Entscheidung im Rahmen des Hauptsacheverfahrens ergangen ist, wird dies bei § 97 Abs. 2 SGG nicht anders zu beurteilen sein.

Der Beschluß über die einstweilige Anordnung enthält eine Kostenentscheidung, weil es sich um ein besonderes, der Hauptsache ähnliches Verfahren handelt (Zeihe, a. a. O., § 97 SGG, Rz. 22 p kk).

6 Erstinstanzliches Klageverfahren

Auch im sozialgerichtlichen Verfahren entscheidet der Kläger, worüber   **56**
er letztlich eine Entscheidung des Gerichts begehrt und bestimmt damit
den Gegenstand des Rechtsstreits. Dieser ist aus dem gesamten Vorbringen des Verwaltungs- und Streitverfahrens zu ermitteln. Das vollstän-
dige Erfassen des Streitstoffes aber wird dazu führen, daß der Antrag
des Klägers mit dem Tenor der gerichtlichen Entscheidung korrespondiert.

6.1 Streitgegenstand

Im sozialgerichtlichen Verfahren aus Anlaß einer Wirtschaftlichkeitsprü-   **57**
fung wird der Streitgegenstand durch den Inhalt des Verwaltungsaktes
bestimmt, der als Prüfergebnis das Verwaltungsverfahren abschließt.

Diese Entscheidung kann dahin gehen, daß die Behandlungs- und Ver-   **58**
ordnungsweise des Vertragsarztes oder Vertragszahnarztes nicht unwirtschaftlich war. Dieser Verfügungssatz kann aus Sicht der Krankenkassen
oder ihrer Verbände belastend sein. Dieser rechtliche Nachteil muß nicht
schon mit Aufheben der angefochtenen Entscheidung beseitigt sein,
vielmehr wird es dem Leistungsträger entweder darum gehen, daß die
Unwirtschaftlichkeit festgestellt wird oder der BA neu entscheidet, um
auf diese Weise etwa einen Regreß zu erzielen. Der Streitgegenstand der
Anfechtungsklage ist deshalb um den einer Feststellungs- oder Leistungsklage zu erweitern.

Belastend für den Vertrags(zahn)arzt ist dagegen die Feststellung der   **59**
Unwirtschaftlichkeit selbst dann, wenn keine Sanktion daran geknüpft
wird (s. Rz. 28). Im Falle einer Aufhebung dieser Prüfentscheidung ist
damit seinem Rechtsschutzbegehren ebenfalls nicht vollends entsprochen, die Verwaltungsentscheidung kann zum Beispiel auch aus formellen Gründen aufgehoben sein, so daß eine Folgeentscheidung mit glei-
chem Verfügungssatz droht. Hier kann der Streitgegenstand ebenfalls
Anfechtungs- und Feststellungsklage umfassen. Der Regelfall jedoch
wird sein, daß mit der Anfechtung gleichzeitig eine Leistung begehrt
wird, nämlich auf Neubescheidung unter Beachtung der Rechtsauffassung des Gerichts (s. Rz. 130, nicht aber Auszahlung eines bestimmten
Geldbetrages, s. Rz. 132).

6.2 Klageänderung

Der Streitgegenstand kann auch nach der Klage geändert werden, § 99   **60**
SGG. Nach Abs. 3 dieser Vorschrift gilt nicht als Klageänderung und

bedarf deshalb weder der Mitwirkung der übrigen Beteiligten noch des Gerichtes (Abs. 1),

1. eine Ergänzung oder Berichtigung der tatsächlichen oder rechtlichen Ausführung,

2. eine Erweiterung oder Beschränkung des Klageantrags in der Hauptsache oder in bezug auf Nebenforderungen,

3. das Begehren einer anderen Leistung anstelle der ursprünglich geforderten wegen einer nachträglich eingetretenen Veränderung.

61   Unter Ziffer 2 und/oder 3 fällt, wenn der Kläger seinen Antrag ändert, insbesondere von einem Verpflichtungs- oder Leistungsantrag zur Feststellungsklage übergeht oder umgekehrt (Krasney/Udsching, a. a. O., VI Rz. 89). Eine Klageänderung ist auch in der Berufungsinstanz möglich (§ 153 i. V. m. § 99 SGG), in der Revisionsinstanz ist sie jedoch durch § 168 SGG ausgeschlossen, selbst wenn der Klagegrund unverändert bleibt (Zeihe, a. a. O., § 99 SGG, Rz. 1 b 8). Erstmals im Berufungsverfahren geltend gemacht, kann die Klageänderung das Rechtsmittel weder zulässig machen noch die Zulässigkeit beseitigen (Krasney/ Udsching, a. a. O., VI Rz. 98).

62   Regelmäßig entscheidet das Gericht über die Zulässigkeit der Klageänderung mit der Hauptsache. Es kann aber darüber zuvor durch Zwischenurteil entscheiden (Hennig/Danckwerts/König, Sozialgerichtsgesetz, § 99 SGG, Anm. 11; Meyer-Ladewig, a. a. O., § 96 SGG, Rz. 14; Peters/Sautter/Wolff, a. a. O., § 99 SGG, Anm. 5; Zeihe, a. a. O., § 99 SGG, Rz. 12). Nur die unselbständige Zwischenentscheidung, eine Klageänderung werde nicht zugelassen, ist (erst) mit dem Endurteil anfechtbar (Peters/ Sautter/Wolff, a. a. O., Vorb. zu §§ 123–142 SGG S. II/101).

6.3 Nachschieben von Gründen

63   Der im sozialgerichtlichen Verfahren geltende Amtsermittlungsgrundsatz (siehe Rz. 83 ff.) verpflichtet die Tatsacheninstanzen, bei ihrer Rechtmäßigkeitsprüfung über die im Verwaltungsakt angegebene Begründung hinaus zu gehen. Bei Anfechtungsklagen ist deshalb in rechtlicher und tatsächlicher Hinsicht alles zu überprüfen, was für oder gegen die angegriffene Entscheidung spricht (Krasney/Udsching, a. a. O., VI Rz. 122 m. w. N.). Zwar dürfen nach § 41 Abs. 2 SGB X die in Absatz 1 besonders genannten Verfahrenshandlungen, wozu die erforderliche Begründung des Verwaltungsaktes gehört, nur bis zum Abschluß des Vorverfahrens nachgeholt werden. Dies hindert aber den Beschwerdeausschuß nicht, eine unzulängliche oder fehlerhafte Be-

gründung im Klage- oder Berufungsverfahren zu ergänzen, um die Rechtswidrigkeit des Bescheides zu beheben (Raddatz, a. a. O., 7.5, S. 1; Spellbrink, a. a. O., Rz. 900). Die Vorschrift gilt nur für eine gänzlich unterbliebene oder bezogen auf die wesentlichen Gründe unzureichende, nicht aber für eine formal ordnungsgemäße, sachlich aber unrichtige oder leicht lückenhafte Begründung (Peters/Sautter/Wolff, a. a. O., § 54 SGG, Anm. 2 c S. 172/72). Allerdings darf die angefochtene Entscheidung durch die nachgeschobene Begründung nicht in ihrem Wesensgehalt verändert und der Betroffene nicht in seiner Rechtsverteidigung wesentlich beeinträchtigt werden (BSG Urt. v. 22.5.1984 – 6 RKa 16/83 –; USK 84 247). Daraus folgt, daß die Verwaltung nachträglich nicht den Verfügungssatz ändern kann und auch das Verhältnis zwischen Tatbestand und Rechtsfolge im wesentlichen gleich bleiben muß. Schließlich darf die Verwaltung neue Sachverhaltselemente im gerichtlichen Verfahren nicht mehr nachschieben. Den Prüfgremien steht bei ihrer Entscheidung regelmäßig ein Beurteilungsspielraum zu (s. Kapitel 3, Rz. 27 ff.). Deshalb können die Gerichte sie nur auf ihre Unvertretbarkeit überprüfen (Zeihe, a. a. O., Anm. X 2 b vor § 54 SGG). Dabei ist die gerichtliche Kontrolle unter anderem auf die Frage beschränkt, ob die Verwaltung von einem zutreffenden und vollständig ermittelten Sachverhalt ausgegangen ist (BSG a. a. O. S. 1241). Dies aber ist nicht der Fall, wenn sich der Sachverhalt nach der abschließenden Verwaltungsentscheidung geändert hat oder aber die Sachverhaltselemente schon vorlagen, den Prüfgremien aber unbekannt waren.

Die weitere Forderung, daß der Kläger nicht in seiner Rechtsverfolgung **64** und -verteidigung beeinträchtigt werden darf, hindert praktisch das Nachschieben von Gründen nicht, sofern er sich auf die geänderten Gründe einstellen kann und genügend Gelegenheit hat, Gegenargumente beizubringen.

Bei Ermessensentscheidungen können Ermessenserwägungen nicht **65** nachgeschoben werden (Peters/Sautter/Wolff, a. a. O., Anm. 2 c, S. 172/70 zu § 54 SGG m. w. N.). Eine Ermessensentscheidung darf nur auf vollständig und richtig ermitteltem Sachverhalt beruhen und nur mit sachgerechten Erwägungen begründet werden (Zeihe, a. a. O., Anm. 2 A X 1 f bb vor § 54 SGG; zu Ermessensfehlern a. a. O., § 31 II d). Dabei wird ein sachgerechtes Abwägen in der Regel nur möglich sein, wenn der Betroffene zu den maßgeblichen Gesichtspunkten gehört wurde (Zeihe, a. a. O., Anm. 2 IX 6 vor § 54 SGG). Sinn einer Ermessensentscheidung ist, bei der konkreten Rechtsgestaltung die besonderen Gegebenheiten des Einzelfalles möglichst gerecht und zweckmäßig zu berücksichtigen (a. a. O., § 31 II a). Deshalb soll die Verwaltung nicht auf eine bestimmte Rechtsfolge festgelegt werden, vielmehr soll sie aus einem Entscheidungsspektrum auswählen können. Gerade bei Kollegialbehörden wie den Prüfungseinrichtungen ist deshalb nicht auszuschließen, daß bei fehlerfreier Ermessensausübung eine für den Betroffenen günstigere Entscheidung getroffen wäre. Da die Höhe des Kürzungsbetrages eine reine Ermessensentscheidung ist, können Gründe zur Kürzungssumme nicht nachträglich die Entscheidung im Gerichtsverfahren stützen (Spellbrink, a. a. O.,Rz. 902 ff.).

6.4 Entscheidungsvorbereitung

66 Nach § 106 Abs. 2 SGG hat der Vorsitzende nach der Klage den Rechtsstreit so zu präparieren, daß er möglichst in einer mündlichen Verhandlung erledigt werden kann. Gleiches gilt für den Berichterstatter im Berufungs- und Revisionsverfahren § 155, 165 SGG). Die wichtigsten Maßnahmen sind in § 106 Abs. 3 SGG aufgezählt, die noch um das Beiziehen von Akten zu erweitern wären, soweit sie für den vorliegenden Rechtsstreit aussagekräftig sind.

6.4.1 Beiladung

67 Zur Entscheidungsvorbereitung gehört auch, Dritte in das Verfahren zu involvieren, deren Position durch den Streit berührt wird. Dabei unterscheidet das Gesetz zwischen einfacher und notwendiger Beiladung.

68 Nach § 75 Abs. 1 Satz 1 SGG kann das Gericht andere beiladen, deren berechtigte Interessen durch die Entscheidung berührt werden. Dies können auch wirtschaftliche oder sonstige Interessen aus öffentlichem oder privatem Recht sein, die eine Entscheidung des Gerichts beeinflussen (Peters/Sautter/Wolff, a. a. O., Anm. 3 a zu § 75 SGG). Auch wenn der einfach Beigeladene keine abweichenden Sachanträge stellen kann (§ 75 Abs. 4 S. 2 SGG), kann er doch vom Tatsachen- und Rechtsvorbringen der Hauptbeteiligten abweichen, selbständig Verfahrensanträge stellen und selbständig Rechtsmittel einlegen. Die dafür notwendige Beschwer liegt darin, daß die Entscheidung des Gerichts auch ihm gegenüber in Rechtskraft erwächst (§§ 141 Abs. 1 i. V. m. 63 SGG).

69 Nach § 75 Abs. 2, 1. Alt. SGG müssen Dritte beigeladen werden, wenn sie am streitigen Rechtsverhältnis derart beteiligt sind, daß die Entscheidung auch ihnen gegenüber nur einheitlich ergehen kann. Dies ist der Fall, wenn die Rechtsbeziehung in Wirklichkeit eine Dreierbeziehung ist (Zeihe, a. a. O., § 75 SGG, Rz. 15 a aa). Es bestehen bezüglich des ärztlichen Honorars aber zwei voneinander getrennte Rechtskreise, einmal der Rechtskreis zwischen K(Z)V und (Zahn-)Arzt, zum anderen der zwischen KV und der Krankenkasse. Bezüglich der Abrechnung bestehen keine Rechtsbeziehungen zwischen Arzt und Krankenkasse. Schuldnerin der ärztlichen Honorarforderung ist die KV. Deshalb ist zum Verfahren jedenfalls die KV bzw. die KZV notwendig beizuladen (Raddatz, a. a. O., 7.0, S. 5; Spellbrink, a. a. O., Rz. 867; Zeihe, a. a. O., § 75 SGG, Rz. 15 e cc). Gleiches gilt bei Arzneimittelregreß, weil der Regreßbetrag im Honorarschuldverhältnis verrechnet wird (Spellbrink, a. a. O., Rz. 868). Regelmäßig ist eine Beiladung nicht notwendig, wenn ein späterer Prozeß zwischen den Dritten und den Hauptbeteiligten nach dem Streitgegenstand unabhängig vom Ausgang des Verfahrens entschieden werden kann (vgl. Zeihe, a. a. O., § 75 SGG, Rz. 15a aa), die Entscheidung den Dritten materiell nicht benachteiligt (BSG Urt. v. 24. 11. 1993 – 6 RKa 20/91 – SozR 3-2200, § 368 Nr. 6). Danach wären die Krankenkassen und ihre Verbände nicht notwendig beizuladen (Raddatz, a. a. O., 7.0, S. 5 f.; BSG Urt. v. 22. 6. 1983 – 6 RKa 2/81 –, in: USK 83 207 = ArztR 1984, 146).

70 Allerdings ist in § 106 Abs. 5 S. 1, 3 SGB V den Krankenkassen ein selbständiges Antragsrecht auf Einleitung einer Prüfmaßnahme eingeräumt, gegen den Prüfbescheid können sie mit eigenem Rechtsbehelf vorgehen (§ 106 Abs. 5 Satz 4 SGB V), sie sind klagebefugt (s. Rz. 29). Schließlich sind auch Schadensregresse der Krankenkassen in weiten Bereichen der Wirtschaftlichkeitsprüfung durch die Prüfgremien zugeordnet (Clemens, in Schulin, Handbuch des Sozialversicherungsrechts, § 36 II). Dies spricht für eine notwendige Beiladung jener Krankenkassen, die das geprüfte Honorar durch Leistungen für ihre Versicherten mitaufgebracht haben (Bley, Sozialgesetzbuch – Sozialversicherung, Bd. 8, 9, S. 600/28 zu § 75 SGG; Spellbrink, a. a. O., Rz. 867; ders. in: Beiladung im Kassenarztrecht, DOK 1992, 572 f.). Gleiches gilt für die Krankenkassenverbände.

71 Demgegenüber ist die notwendige Beiladung der K(Z)V unbestritten. Die Prüfbescheide regeln zwischen ihnen und dem Kassen(zahn)arzt das Rechtsverhältnis im Rahmen jenes Honorars, das aus der Gesamtvergütung von den Krankenkassen an die Ärzte und Zahnärzte verteilt wird.

72 Klagt nicht der Arzt, sondern die KV, eine Krankenkasse oder ein Landesverband gegen die Widerspruchsentscheidung, ist der Arzt notwendig beizuladen – es wird über seinen Honoraranspruch entschieden. Gleiches gilt für medizinische Einrichtungen, wenn die Prüfgremien gegen sie einen Regreß wegen unwirtschaftlicher Verordnungsweise festgesetzt haben.

73 Ausnahmsweise ist auch der paritätische Prüfungsausschuß notwendig beizuladen, wenn der Rechtsstreit geführt wird, weil für den Erlaß des angefochtenen Bescheides nicht die K(Z)V zuständig war, sondern der paritätische Prüfungsausschuß (BSG Urt. v. 5. 8. 1992 – 14 a/6 RKa 61/91 –, in: USK 92 162).

74 Es ist kein praktisch relevanter Verfahrensfehler, wenn sich die Beiladung auf eine unzutreffende Alternative des § 75 SGG stützt. Ist aber eine notwendige Beiladung unterblieben, leidet das Verfahren an einem wesentlichen Verfahrensmangel (Zeihe, a. a. O., § 75 SGG, Rz. 13 a aa). Das Landessozialgericht holt eine Beiladung regelmäßig nach, im Revisionsverfahren ist dafür die Zustimmung des notwendig Beizuladenden erforderlich (§ 168 S. 2 SGG).

75 Der notwendig Beizuladende kann nicht darauf verzichten, an dem Rechtsstreit beteiligt zu werden. Allerdings sehen manche Prüfvereinbarungen vor, daß die Krankenkassen ihre Antragsbefugnis auf ihren Landesverband übertragen können. In der Prüfvereinbarung zum EKV ist dieses als Regelfall vorgesehen. Dennoch kann es zu einem ganz beträchtlichen Beiladungsumfang kommen, wenn alle betroffenen Krankenkassen und ihre Verbände beigeladen werden (Spellbrink, a. a. O., DOK 1992, 573). Allerdings wird auch hier gelten, daß das Gericht von einer praktisch nicht durchführbaren Massenbeiladung absehen kann (BSG Urt. v. 6.11.1985 – 8 RK 73/84 –, in: USK 85 218).

6.4.2 Klageverbindung und -trennung

76 Nach § 113 Abs. 1 SGG kann das Gericht mehrere bei ihm anhängige Rechtsstreitigkeiten derselben Beteiligten oder verschiedener Beteiligter zur gemeinsamen Verhandlung und Entscheidung nach Rechtshängigkeit verbinden. Voraussetzung ist, daß die Streitgegenstände in einem tatsächlichen oder rechtlichen Zusammenhang stehen (Zeihe, a. a. O., § 13 SGG, Rz. 9) oder von vornherein in einer Klage hätten geltend gemacht werden können. Das Gericht muß für alle zu verbindenden Verfahren örtlich und sachlich zuständig sein, sie brauchen aber nicht bei derselben Kammer oder demselben Senat anhängig zu sein. Insoweit läßt § 113 SGG zu, den Geschäftsverteilungsplan zu durchbrechen. Dies kann praktisch bedeutsam sein, wenn nacheinander für mehrere Quartale Widerspruchsentscheidungen ergehen, die bei verschiedenen Kassenarztkammern oder -senaten anhängig werden, weil sie nach einem rotierenden System verteilt werden, und nicht nach § 96 SGG Gegenstand eines früheren Verfahrens sind (s. Rz. 36 ff.). Bedeutsam können Klageverbindungen werden, wenn für den einzelnen Streit die

Berufung nicht zulässig wäre (s. Rz. 145, 147). Der Verbindungsbeschluß kann nach § 113 Abs. 2 SGG wieder aufgehoben werden. Mehrere in einer Klage erhobenen Ansprüche können nach § 145 ZPO i. V. m. § 202 SGG getrennt werden (Peters/Sautter/Wolff, a. a. O., Anm. letzter Absatz zu § 113 SGG). Eine Trennung kann sich im Wirtschaftlichkeitsprüfverfahren empfehlen, um den Streitstoff übersichtlich zu halten.

Das Gericht entscheidet durch Beschluß, der nach § 172 Abs. 2 SGG **77** auch im erstinstanzlichen Verfahren endgültig ist. Außerhalb der mündlichen Verhandlung entscheidet erstinstanzlich der Vorsitzende allein als Kammer, in den Rechtsmittelzügen die Berufsrichter des jeweiligen Senates (Peters/Sautter/Wolff, a. a. O., Anm. 3 zu § 113 SGG).

6.4.3 Akteneinsicht

§ 120 Abs. 1 SGG räumt den Beteiligten das Recht ein, jene Akten ein- **78** zusehen, die das Gericht als Grundlage für seine Entscheidung führt und herangezogen hat. Ist das vorbereitende Verfahren auch nicht öffentlich, sollen doch die Beteiligten sich jederzeit ins Bild setzen können, in welchem Stadium sich das Verfahren befindet, und welche Unterlagen die jeweiligen Entscheidungen des Gerichts beeinflussen. Insoweit ist das Recht auf Akteneinsicht ein Teil des Anspruchs auf rechtliches Gehör. Es bezieht sich auf die Prozeßakten aller Rechtszüge sowie die beigezogenen Akten, insbesondere des vorausgegangenen Verwaltungsverfahrens, aber auch die bereits bestandskräftig abgeschlossener Rechtsstreitigkeiten, hier etwa über frühere Prüfmaßnahmen.

Die Prozeßvollmacht umfaßt das Recht zur Akteneinsicht. Daneben steht **79** das Recht dem jeweilig vertretenen Beteiligten zu (Zeihe, a. a. O., § 120 SGG, Rz. 2a, 3. Abs.), auch bei uneingeschränkter Bevollmächtigung bleibt er Herr des Verfahrens. Dies muß auch gelten, wenn der Bevollmächtigte bereits das Recht wahrgenommen hat (a. A.: Zeihe, a. a. O.), weil das Recht selbst nicht auf einmalige Akteneinsicht beschränkt ist. Gerade bei den sehr langwierigen Honorarstreitigkeiten kann es im Interesse der Beteiligten liegen, sich mehrfach zu informieren, wie weit das Verfahren gediehen ist.

Die Beteiligten können ohne vorherige Genehmigung des Vorsitzenden **80** oder des Gerichts die Akten einsehen und deshalb dazu auch unangemeldet auf der Geschäftsstelle erscheinen (Peters/Sautter/Wolff, a. a. O., Anm. 1 zu § 120 SGG S. 109, 2. Abs.; Zeihe, a. a. O., § 120 SGG, Rz. 3a).

81 Ob und wo außerhalb der Geschäftsstelle Akten eingesehen werden können, entscheidet der Vorsitzende nach pflichtgemäßem Ermessen, sei es, ob die Akten dem Rechtsanwalt zur Mitnahme überlassen oder ihm in die Kanzlei übersandt werden oder schließlich ein anderes Gericht ersucht wird, dort einem Beteiligten Akteneinsicht zu gewähren. Dabei ist die besondere Stellung des Rechtsanwalts als Organ der Rechtspflege zu berücksichtigen, so daß in der Regel einer Aushändigung oder Übersendung an ihn nichts im Wege steht.

82 Verweigert der Urkundsbeamte der Geschäftsstelle die Einsicht, der Vorsitzende die Versendung oder der ersuchte Richter im Termin einer auswärtigen Beweisaufnahme die Einsicht, kann hiergegen (direkt oder entsprechend) nach § 120 Abs. 3 S. 2 SGG das Gericht angerufen werden, das mit den ehrenamtlichen Richtern entscheidet (Peters/Sautter/Wolff, a. a. O., Anm. 1 zu § 120 SGG, S. 110; Zeihe, a. a. O., § 120 SGG, Rz. 3 a).

6.4.4 Amtsermittlung – Präklusion

83 Nach § 103 S. 1 SGG hat das Gericht alle entscheidungserheblichen Tatsachen von Amts wegen zu ermitteln. Daraus folgt, daß die Beteiligten keine Beweisführungslast insoweit haben, als sie ihre jeweiligen Behauptungen auch beweisen müßten. Sie unterliegen lediglich der objektiven Beweislast (BSG Urt v. 24. 10. 1957 – 10 RV 945/55 –, BSGE 6, 70 ff.). Sie regelt die Folgen, wenn ein für die Entscheidung wesentlicher Umstand nicht festgestellt werden kann, obgleich das Gericht zur Aufklärung alles getan hat, was es hatte tun können. Den aus der Unerweislichkeit herrührenden Nachteil trägt derjenige, der aus der unbewiesenen Tatsache ein Recht herleiten will. Er wird so gestellt, als hätte das Gericht den Sachverhalt zwar vollständig geklärt, dabei aber festgestellt, daß Tatbestandsmerkmale nicht erfüllt sind (Peters/Sautter/Wolff, a. a. O., Anm. 4 zu § 103 SGG).

84 Die Beweislast aber wird erst verteilt, wenn das Gericht die Ungewißheit trotz Erfüllen seiner Aufklärungspflicht nicht beseitigen konnte. Da es den für die Entscheidung wesentlichen Sachverhalt ermitteln muß, klärt es (nur) die Umstände auf, die von seiner eigenen sachlichrechtlichen Auffassung her erheblich sind (Zeihe, a. a. O., Anm. 1 A I vor § 103 ff.). Dabei ist es an den Vortrag der Beteiligten nicht gebunden, sondern ermittelt alle entscheidungserheblichen Tatsachen, soweit sie noch nicht feststehen. Da die Amtsermittlungspflicht umfassend ist, muß auch eine ungenügende Sachaufklärung der Prüfgremien nachgeholt werden (Raddatz, a. a. O., 7.7, S. 4).

Ohne die Mitwirkung der Beteiligten wird es dem Gericht vielfach nicht **85** gelingen, den Sachverhalt vollends aufzuklären. Wohl auch verleitet durch das Gesetz selbst (§ 65 Abs. 1 S. 1 SGB I) wird daraus vielfach eine Mitwirkungspflicht abgeleitet, sei es als Gegenstück der Aufklärungspflicht (Zeihe, a. a. O., Anm. 2 A vor § 103 ff. SGG), sei es als Kehrseite des Rechts, angehört zu werden (Spellbrink, a. a. O., Rz. 285). Für das Verwaltungsverfahren werden den Betroffenen Voraussetzungen und Grenzen ihrer Mitwirkung gesetzlich auferlegt und die Folgen fehlender Mitwirkung bestimmt (§§ 60–67 SGB I). So weit gehen die Vorschriften des SGG nicht, in ihnen ist lediglich geregelt, daß bei der Amtsermittlung die Beteiligten heranzuziehen sind (§ 103 SGG) oder worauf der Vorsitzende hinzuwirken hat (§§ 106 Abs. 1, 112 Abs. 2 S. 2 SGG). Das Gesetz läßt dagegen nicht zu, von den Beteiligten Erklärungen zu erzwingen oder säumige mit Rechtsnachteilen zu belegen (Peters/Sautter/Wolff, a. a. O., Anm. 3 zu § 103 SGG, S. II/74-3). Das Gericht muß vielmehr dem Vorbringen der Beteiligten bis zum Schluß der mündlichen Verhandlung nachgehen, auch wenn es schon längst hätte vorgetragen werden können. Darüber hinaus muß es alle Beweise erheben, bei denen die Mitwirkung des Beteiligten nicht erforderlich ist (Bley, a. a. O., Anm. 6 zu § 202 SGG; Krasney/Udsching, a. a. O., III Rz. 16, VI Rz. 17; Peters/Sautter/Wolff, a. a. O., Anm. 3 zu § 103 SGG, S. III/74-4; Spellbrink, a. a. O., Rz. 289). Die gegenteilige Auffassung, nach der die Verpflichtung des Gerichts zur Amtsermittlung endet, wo der Beteiligte seiner Mitwirkungspflicht nicht nachgekommen ist, und nach der verspätetes Vorbringen unberücksichtigt bleibt (Zeihe, a. a. O., Anm. 2 A und B vor §§ 103 ff. SGG), rührt wohl mehr aus dem Ärger des Gerichts und der übrigen Beteiligten, wenn wegen der Säumigkeit oder gar Verschleppungsabsicht des einzelnen trotz gründlicher Vorbereitung der Entscheidungstermin vertagt werden muß, um neuem Vorbringen nachzugehen.

Einerseits aber wären Prüfgremien wie Gerichte gelähmt, müßten sie **86** das Amtsermittlungsprinzip bei Durchschnittsüberschreitungen und im Grenzbereich zwischen Pauschal- und Einzelfallanalyse vollends anwenden (Raddatz, a. a. O., 4.2, S. 8, 12). Andererseits wird die Mitwirkung des Arztes erforderlich sein, um den aus den Durchschnittsüberschreitungen abgeleiteten Anschein der Unwirtschaftlichkeit zu widerlegen. Deshalb hat er eine Mitverantwortung für die Aufklärung des Sachverhaltes zu seinen Gunsten.

Daraus hat das Bundessozialgericht abgeleitet, verspätetes Vorbringen **87** im Rahmen der ärztlichen Mitwirkungspflicht könne vom Beschwerdeausschuß und ihm folgend von den Tatsacheninstanzen zurückgewiesen werden, wenn

- dem Arzt für die notwendigen Angaben eine Frist gesetzt und
- ausdrücklich darauf hingewiesen ist, daß sich der Ausschuß oder das Gericht nach Fristablauf mit dem Vorbringen nicht mehr befassen werde (BSG Urt. v. 20.9.1988 – 6 RKa 22/87 –, in: ArztR 1989, 310 ff. = MedR 1990, 101 ff.).

88 Kommt der Arzt der Auflage nicht nach, beantragt er auch keine Fristverlängerung oder bietet er keine anderen Beweismittel an, die für ihn weniger aufwendig darzutun sind, sollen die Prüfgremien späteres Vorbringen zurückweisen können und sollen die Gerichte insbesondere nicht befugt sein, die Widerspruchsentscheidung aufzuheben, damit bei einer Wiederholung des Verwaltungsverfahrens letztlich nicht doch auf das Vorbringen eingegangen werden muß (Raddatz, a. a. O., 4.2, S. 10). Dem ist entgegenzuhalten, daß einerseits die sozialgerichtlichen Verfahrensvorschriften eine so enge Mitwirkungspflicht wie das SGB I nicht kennen, andererseits die Auflagen der §§ 60 ff. SGB I nicht analog angewandt werden können, weil sie einen anderen Interessenausgleich regeln – den zwischen Leistungsträgern aus dem Sozialversicherungs- und -entschädigungsrecht und den Leistungsempfängern; schließlich zeigen aber auch die §§ 44 ff. SGB X, daß im Geltungsbereich des Sozialgesetzbuches der materiellen Rechtmäßigkeit die entscheidende Bedeutung zugemessen wird. Selbst wenn § 21 Abs. 2 S. 1 SGB X den Beteiligten für das Verwaltungsverfahren Mitwirkungspflichten im Sinne eines Sollens auferlegt, ist doch damit nicht schon verspätetes Vorbringen ausgeschlossen, gleich gar nicht für das anschließende sozialgerichtliche Verfahren.

89 Eine einheitliche Rechtsprechung zum Ausschluß verspäteten Vorbringens und damit verbunden zur Einschränkung der Amtsermittlung hat sich in den Tatsacheninstanzen noch nicht herausgebildet. Allerdings leiten die Instanzgerichte zunehmend bei der Prüfung nach Durchschnittswerten aus dem Umstand, daß die Prüfgremien auch wertend entscheiden, eine eingeschränkte Kontrollmöglichkeit ab, die faktisch zum Ausschluß verspäteten Vorbringens führt. Werden die durchschnittlichen Fallkosten des geprüften Arztes einerseits und der Gruppe vergleichbarer Ärzte andererseits gegenüber gestellt und ist Anknüpfungspunkt für die Rechtsfolge die Tatbestandsvoraussetzung, ob zwischen den Fallkosten des Arztes und denen der Durchschnittsgruppe ein offensichtliches Mißverhältnis besteht, so hängt die Festlegung des Grenzwertes von einer wertenden Entscheidung der Prüfgremien ab.

Die gerichtliche Kontrolle beschränkt sich hierbei auf die Prüfung, ob das Verwaltungsverfahren ordnungsgemäß durchgeführt worden ist, der Verwaltungsentscheidung ein richtig und vollständig ermittelter Sachverhalt zugrunde liegt und ob die Verwaltung die durch die Auslegung des unbestimmten Rechtsbegriffs ermittelten Grenzen eingehalten hat (BSG Urt. v. 30. 11. 1994 – 6 RKa 16/93 –, Seite 5). Konnten die Prüfgremien ohne Mitwirken des Arztes die Mehrkosten nicht mehr durch die Unterschiede in der Praxisstruktur und Behandlungsnotwendigkeiten erklären, nutzen dem Arzt spätere Hinweise im Gerichtsverfahren dann nichts mehr, wenn das Gericht nur überprüft, ob die Verwaltung auf beanstandungsfreiem Wege zu ihrem Ergebnis gekommen ist, ohne Rücksicht darauf, ob das Ergebnis rechtmäßig ist. Deshalb muß insbesondere der klagende Arzt oder Zahnarzt spätestens im erstinstanzlichen Verfahren alles tun, um die aus dem offensichtlichen Mißverhältnis oder der Durchschnittsüberschreitung im Bereich der Übergangszone abgeleitete Vermutung der Unwirtschaftlichkeit zu widerlegen. Dazu muß er auf die Besonderheiten hinweisen und sie konkretisieren, damit das Gericht seiner Pflicht zur Ermittlung von Amts wegen nachkommen kann. Dazu kann auch gehören, daß der Arzt die Beweismittel angibt.

6.4.5 Prüfungsumfang

Die Wirtschaftlichkeitsprüfung ist dem Bereich der Eingriffsverwaltung **90** zuzurechnen, wobei die Prüfgremien mit hoheitlichen Anordnungen in die Rechts- und Freiheitssphäre des Vertrags(zahn)arztes eingreifen. Dazu ermächtigt sie das Gesetz in § 106 Abs. 5 SGB V. Sein S. 1 verlangt als Tatbestandsvoraussetzung für die Regelungsbefugnis einen Verstoß gegen das Wirtschaftlichkeitsgebot, als Rechtsfolgen bestimmt S. 2 eine gezielte Beratung und/oder „weitere Maßnahmen", die das Gesetz – wie sich aus Absatz 5a S. 1 ergibt – in einer Erstattung des unwirtschaftlichen Mehraufwandes sieht. Der für die vertragsärztliche Versorgung geltende Begriff der Wirtschaftlichkeit ist ein Rechtsbegriff. Dementsprechend ist die Frage, ob ein Vertragsarzt unwirtschaftlich gehandelt und abgerechnet hat, eine Rechtsfrage. Sie kann nur von den Prüfgremien und dem Gericht beantwortet werden. Allerdings ist der Begriff nicht eindeutig eingegrenzt. Auch wenn es nur eine richtige Lösung gibt, ist sie doch nicht immer erkennbar. Deshalb müssen alle Lösungen im Rahmen der Abgrenzungsmöglichkeit hingenommen werden. Also kann das Gericht die Auslegung nicht beanstanden, solange die Verwaltung nicht jene Grenzen überschreitet, die für den unbestimmten Begriff mit Sicherheit gezogen werden können (vgl. Zeihe, a. a. O., Anm. 2 AX 2b vor § 54 SGG).

91 Liegt nach der unangreifbaren Einschätzung der Prüfgremien eine Unwirtschaftlichkeit vor, ist der Arzt auch im Hinblick auf die Rechtsfolge seiner Einschätzung ausgeliefert. Jene Maßnahmen, die sich an das Feststellen des Tatbestandsmerkmales knüpfen sollen, läßt das Gesetz unbestimmt. Die Prüfgremien können entweder von Maßnahmen ganz absehen, können sich mit einer Beratung begnügen oder können schließlich den zu erstattenden Mehraufwand festsetzen. Hier kann das Gericht nicht die Entscheidung selbst kontrollieren, sondern lediglich den Weg, auf dem die Verwaltung zu ihrem Ergebnis gekommen ist.

6.4.5.1 Beurteilungsraum und -fehler

92 Gibt es bei der Subsumtion ärztlichen Handelns unter den Begriff der Wirtschaftlichkeit nur eine richtige Lösung, ist aber diese wegen der Unbestimmtheit des Begriffs nicht immer erkennbar und kann deshalb das Gericht ein Verwaltungshandeln lediglich auf seine Vertretbarkeit überprüfen, muß diese eingeschränkte Überprüfbarkeit auch für die einzelnen Bausteine gelten, aus denen das Prüfgremium das Tatbestandsmerkmal zusammensetzt, sofern sich auch dieser Baustein einer klaren Abgrenzung zwischen richtig und falsch entzieht.

93 In der gesamten Praxis der Wirtschaftlichkeitsprüfung gibt es keine Entscheidung, der nicht bei der Sachverhaltssubsumtion auch ein Beurteilungsraum der Prüfgremien zugrunde liegt. Da Einzelfallprüfung und statistische Vergleichsprüfung als gleichberechtigte Prüfmethoden nebeneinander stehen, liegt es in der Auswahlkompetenz allein der Prüfgremien, welche Methode sie anwenden (BSG Urt. v. 2.6.1987, BSGE 62, 18f.; Clemens, a.a.O., S. 912; Spellbrink, a.a.O., Rz. 925).

94 Allerdings sind unbestimmte Rechtsbegriffe als typisches Tatbestandsmerkmal der Gesetze regelmäßig durch Gerichte in vollem Umfange nachprüfbar. Nur ausnahmsweise hängen Auslegung und Anwendung von wertenden Entscheidungen, Einschätzungen oder Wertungen ab, die ihrer Natur nach mehrdeutig sein können (Peters/Sautter/Wolff, a.a.O., Anm. 2e cc zu § 54 SGG, S. 183f.). Deshalb bedarf es stets eines besonderen Grundes für die Annahme eines derartigen Beurteilungsraumes, der zu einem guten Teil gerichtlicher Kontrolle entzogen ist. Einen geschlossenen Katalog gibt es nicht, vielmehr ist der Einzelfall jeweils auf die bisher entwickelten Gründe zu überprüfen:

– Zuweilen hat das Gesetz selbst der Verwaltung Akte wertender Erkenntnis zugewiesen, die von wissenschaftlichen Auffassungen getragen werden (OVG Berlin Beschl. v. 3.7.1991 – OVG 5 S 5.91 –, in: PharmR 92, 19, 22; Beschl. v. 14. 11. 1991 – OVG 5 S 47.91 –, in: PharmInd 1992, 432; BSG Urt. v. 9. 3. 1994 – 6 RKa 18/92 –).

– Damit korrespondiert häufig, daß der Gesetzgeber die Entscheidung einem besonders fachkundigen, sachnahen Gremium zugewiesen hat (OVG Berlin, a. a. O.; BSG Urt. v. 22. 5. 1994 – 6 RKa 21/82 –, USK 84 119). In den Prüfgremien vereinen sich medizinischer Sachverstand und leistungsrechtliche Sachkunde einerseits der ärztlichen Mitglieder, andererseits der Krankenkassenvertreter, die jeweils weisungsunabhängig in einem justizähnlichen Verfahren arbeiten, wie die verschiedenen Prüfvereinbarungen zeigen.

– Bei manchen Subsumtionsschritten steht der Rechtsanwendung eine Bandbreite von gleichwertigen Entscheidungsmöglichkeiten zur Verfügung, jede Möglichkeit ist genauso richtig oder falsch, nur eben anders. So läßt sich etwa die Unwirtschaftlichkeit auf verschiedenen Wegen feststellen, womit die rechtsanwendende Verwaltung auch in der Auswahl der Grundmethode frei ist.

– Schließlich haben BA und PA einen Beurteilungsraum, wenn sich die genaue Tatsachenfeststellung einer wissenschaftlichen Aufklärung entzieht oder aber zwar aufgeklärt werden kann, dies jedoch nur mit einem unvertretbaren Aufwand (BSG Urt. v. 22.5.1984 – 6 RKa 21/82 –, USK 84 119).

In diesen Bereichen können die Wertungen vom Gericht nicht ohne weiteres nachvollzogen werden, es muß die Entscheidungen der Prüfgremien in dem Bereich ungefährer Richtigkeit akzeptieren (Spellbrink, a. a. O., Rz. 926). Dies gilt für **95**

– die Ausgestaltung der Vergleichsgruppe (Clemens, a. a. O., S. 922; Raddatz, a. a. O., 7.7, S. 3; Spellbrink, a. a. O., Rz. 925);

– die Berücksichtigung von Qualifikationen und speziellen Behandlungsrichtungen bei der Bestimmung neuer Vergleichsgruppen oder bei und als Praxisbesonderheit (Clemens, a. a. O., S. 930; Spellbrink, a. a. O., Rz. 925);

– die Auswahl des Vomhundertwertes oder der Standardabweichung als Überschreitungsmaß des offensichtlichen Mißverhältnisses (Clemens, a. a. O., S. 922, 934; Spellbrink, a. a. O., Rz. 925);

– die Bewertung der anerkennenswerten Praxisbesonderheiten (Clemens, a. a. O., S. 922);

– die Bestimmung des Grenzwertes zur Beantwortung der Frage, ob ein nicht gerechtfertigter Mehraufwand unwirtschaftlich ist (Clemens, a. a. O., S. 922; Raddatz, a. a. O., 7.7, S. 3);

- die Schätzung des unwirtschaftlichen Mehraufwandes, wenn kompensationsfähige Ersparnisse und/oder Praxisbesonderheiten nicht eindeutig zu quantifizieren sind (Raddatz, a. a. O., 7.7, S. 3).

96 Das Gericht kann den Beurteilungsraum nur dahin überprüfen, ob

- der Sachverhalt zutreffend und vollständig ermittelt ist, wozu insbesondere auch gehört, daß die Verwaltung ihre Schätzungsgrundlage richtig festgestellt hat;
- die Grenzen der Beurteilungsermächtigung eingehalten sind, insbesondere bei Unbestimmbarkeit der richtigen Lösung ein angemessener Raum für die Antwort bleibt;
- keine falschen Wertmaßstäbe angelegt und keine Einschätzungen gezogen sind, die sich dem Fachkundigen als unhaltbar aufdrängen;
- wesentliche entscheidungserhebliche Gesichtspunkte unberücksichtigt geblieben sind.

97 Ebenso wie beim Ermessen kontrolliert das Gericht beim Beurteilungsraum nicht das Subsumtionsergebnis, sondern den Weg, auf dem die Verwaltung das Recht angewandt hat. Deshalb erstreckt sich die Kontrolle auch darauf, ob das Verwaltungsverfahren ordnungsgemäß durchgeführt worden und das Prüfgremium seine Subsumtionserwägungen im Prüfbescheid so offengelegt hat, daß die maßgeblichen Gesichtspunkte erkennbar wurden.

98 Weil sich aus der Begründung des Beurteilungsraumes zugleich seine Begrenzung ergibt (BSG Urt. v. 22. 5. 1984 – 6 RKa 21/82 –, USK 84 119), kann der freie Raum je nach Prüfmethode unterschiedlich sein. Bei der Einzelfallanalyse besteht er lediglich in der Methodenwahl, da im übrigen aber die Kosten der unwirtschaftlichen Leistung – notfalls mit Hilfe eines Sachverständigen – zu ermitteln sind und sich daraus auch der unwirtschaftliche Mehraufwand ableitet, ist der Beurteilungsraum gering (Raddatz, a. a. O., 7.7, S. 2; Spellbrink, a. a. O., Rz. 923). Demgegenüber ist der Beurteilungsraum bei Wirtschaftlichkeitsprüfungen nach Durchschnittswerten umfangreicher, weil dort nachgewiesene Feststellungen durch Schätzungen ersetzt werden. Dennoch sind auch hier viele Fragen dem Sachverständigenbeweis zugänglich, vorwiegend im Bereich der kompensierenden Einsparungen oder der Berücksichtigungsfähigkeit von Praxisbesonderheiten.

6.4.5.2 Ermessen und Ermessensfehler

99 Sind Unwirtschaftlichkeit und daraus herrührende Mehrkosten festgestellt, muß die Prüfbehörde entscheiden, welche Rechtsfolge sie daran anknüpft. Dabei hat sie zunächst abzuwägen, ob sie als Ergebnis des Prüfverfahrens dieses mit einer Beratung oder einem Hinweis abschließen will (§ 106 Abs. 5 S. 2 SGB V; s. Rz. 28). Dies ist der erste Ermessensschritt für die weitergehende Frage, ob im konkreten Fall doch eine Kürzung erforderlich wäre (Spellbrink, a. a. O., Rz. 714).

Bei der Einzelfallprüfung wird sie der Unwirtschaftlichkeit entsprechen. **100** Allerdings ist § 106 Abs. 5 SGG in der Fassung des GSG ganz auf die Wirtschaftlichkeitsprüfung nach Durchschnittswerten zugeschnitten. Andererseits wird als allgemeines Prinzip gesehen, daß eine Beratung der Kürzung vorherzugehen habe (Spellbrink, a. a. O., Rz. 714). Mögen im übrigen auch die Kosten der unwirtschaftlichen Leistung ebenso eindeutig zu ermitteln sein wie der unwirtschaftliche Mehraufwand, bleibt die Kürzungsentscheidung bei Einzelfallanalysen doch nicht ganz ohne Ermessensraum (a. A. Raddatz, a. a. O., 7.7, S. 2).

Im übrigen aber ist das Ermessen der Prüfbehörde unbestritten, ob und **101** in welchem Umfang sie Honorar kürzt. Diese Entscheidung kontrollieren die Gerichte nach § 54 Abs. 2 S. 2 SGG. Danach ist eine Entscheidung rechtswidrig, wenn das Prüfgremium die Grenzen des ihm eingeräumten Ermessens überschritten oder dieses Ermessen fehlerhaft gebraucht hat.

Die Rechtswidrigkeit der ersten Alternative leitet sich daraus ab, daß die **102** Rechtsfolge nicht gewählt werden durfte, sei es, daß die vom Gesetz oder der Verfassung gezogenen Grenzen überschritten oder sonst Rechtsgrundsätze oder Wertentscheidungen verletzt sind. Bei Honorarkürzungen kann hier ein Verstoß gegen das Übermaßverbot praktisch werden, wenn die Kürzung in keinem angemessenen Verhältnis zum Honorar des Arztes steht. Andererseits ist der Gesamtfallwert nicht die Untergrenze für Kürzungen, weil er nicht zwangsläufig etwas über die Wirtschaftlichkeit der Behandlung in Einzelbereichen aussagt (BSG Urt. v. 28. 10. 1992 – 6 RKa 3/92 – BSGE 71, 194, 201).

Nach der zweiten Alternative ist die Rechtsfolge zwar vom Gesetz **103** gedeckt, es ist jedoch der Weg zu beanstanden, auf dem die Prüfinstanzen zu dem für sich betrachtet zulässigen Ergebnis kommen. Fehlerhaft kann hier sein:

– Die Verwaltung hielt sich irriger Weise gebunden oder hat eine Wahlmöglichkeit außer Betracht gelassen. Dies wird erkennbar an der Wortwahl „mußte" oder „war" *(nachdem der unwirtschaftliche Mehrbetrag auf [...] festgestellt war, hatte der Ausschuß in dieser Höhe das Honorar zu kürzen).*

Reinhold 157

– Der Sachverhalt ist nicht vollständig und zutreffend ermittelt und abgewogen. Deshalb muß die Verwaltung den Arzt zu allen tragenden Gesichtspunkten spätestens im Verwaltungsverfahren hören.

104 Die Ermessenserwägung muß im Bescheid dargelegt sein, und zwar nicht nur, daß Ermessen ausgeübt wurde, sondern welches im einzelnen die Gesichtspunkte waren (§ 35 Abs. 1 S. 3 SGB X). Die Begründung kann nicht nachgeholt werden (§ 41 Abs. 1 Nr. 2 i. V. m. Abs. 2 SGB X), ein Verzicht darauf ist unzulässig (§ 41 Abs. 2 SGB X). Ein Mangel in der Begründung ist von Amts wegen zu berücksichtigen. Es ist aber nicht vorgeschrieben, ob eine Verwaltungsentscheidung zunächst auf sachliche Fehler und dann erst auf Ermessensfehler zu prüfen ist. In der Regel aber sind die rechtlichen Voraussetzungen, von denen das Gesetz eine Ermessensausübung abhängig macht, vorrangig zu prüfen: Ist die Entscheidung inhaltlich rechtswidrig, kann sie ohne Änderung der Sach- und Rechtslage nicht wiederholt werden, bei ihrer Aufhebung wegen eines Ermessensfehlers aber ist nur dieser bei einer Neubescheidung auszuräumen (BSG Urt. v. 11. 8. 1992 – 1 RR 7/91 – USK 92 165).

6.4.5.3 Verwaltungsverfahrensfehler

105 Nach § 42 S. 1 SGB X kann die Aufhebung eines Verwaltungsaktes, der nicht nach § 40 SGB X nichtig ist, nicht allein deshalb beansprucht werden, weil er unter Verletzung von Vorschriften über das Verfahren, die Form oder die örtliche Zuständigkeit zustande gekommen ist, wenn keine andere Entscheidung in der Sache hätte getroffen werden können. Dies aber ist nur dann der Fall, wenn eine Unwirtschaftlichkeit nicht festzustellen ist. Ist dagegen die Feststellung der Unwirtschaftlichkeit unangreifbar und daran eine Prüfmaßnahme geknüpft, hätte diese Entscheidung auch anders lauten können. Das den Prüfeinrichtungen für ihre Beratungs-, Kürzungs- oder Regreßentscheidung eingeräumte Ermessen erlaubt es, aus einer nahezu unvordenklichen Vielzahl von Entscheidungsmöglichkeiten auszuwählen. Da im übrigen auch bei der Tatbestandsfeststellung den Prüfgremien ein Beurteilungsraum zusteht, hätte die Entscheidung ohne den Fehler im Verwaltungsverfahren sehr wohl anders ausfallen können. Dies wird insbesondere darin deutlich, daß bei Verletzen der örtlichen Zuständigkeit ein gänzlich anderes Kollegialgremium mit der ihm eigenen Wertungs- und Ermessenspraxis entschieden hätte. Da für den rechtmäßigen Ablauf des Verwaltungsverfahrens vor den Prüfgremien die Vorschriften des SGB X gelten (Spellbrink, a. a. O., Rz. 248 m. w. N.), geht es nicht an, die Bestimmung des § 42 SGB X auch auf Fälle auszudehnen, in denen das Prüfergebnis sich als

rechtlich unangreifbar erweist (so aber Raddatz, a. a. O., 7.7, S. 11 f.).
Jedenfalls aber sind Entscheidungen rechtswidrig, die unter Verletzung
der sachlichen Zuständigkeit ergangen sind, wenn etwa anstelle der
zuständigen K(Z)V die Prüfeinrichtung tätig wurde oder umgekehrt
(BSG Urt. v. 26. 9. 1984 – 6 RKa 40/82 –, BSGE 57, 151).

6.4.5.4 Anhörungsfehler

Nach § 24 Abs. 1 SGB X muß der Betroffene vor einem belastenden Ver-   **106**
waltungsakt zu den maßgeblichen Entscheidungsgrundlagen gehört
werden. Daraus folgt, daß eine Kürzungsentscheidung nach festgestell-
tem und ausgezahltem Honorar erst nach einer Anhörung des Ver-
trags(zahn)arztes rechtmäßig ist. Nach § 41 Abs. 1 Nr. 3 SGB X kann
jedoch die erforderliche Anhörung bis zum Abschluß des Vorverfahrens
nachgeholt werden. Hat der PA in seiner Prüfentscheidung alle maßgeblichen Gesichtspunkte dargelegt, braucht der BA nichts weiter zu veranlassen, der Arzt kann sich für die zweite Verwaltungsinstanz auf alle
sachlichen und rechtlichen Gesichtspunkte einstellen. Eine selbständige
Anhörung ist jedoch erforderlich, wenn im Widerspruchsverfahren die
weiterhin belastende Entscheidung auf eine neue tatsächliche Grundlage gestellt wird (BSG Urt. v. 25. 10. 1988 – 12 RK 20/87 – USK 88 139).
Weil für die Kürzung als Ermessensentscheidung ein Abwägen nur möglich ist, wenn die Beteiligten das Für und Wider unterbreiten können
(s. Rz. 65), ist hier besonders darauf zu achten, ob der Arzt zu allen
wesentlichen Tatsachen für die ihn belastende Entscheidung gehört ist.
Im übrigen kann das Prüfverfahren selbst nicht völlig am Arzt vorbeilau-
fen, weil er in angemessener Frist von dem Prüfantrag erfahren muß.
Hat aber der BA entschieden, kann ein Anhörungsfehler nicht mehr
geheilt werden (§ 42 S. 2 SGB X).

6.5 Nichtstreitige Erledigung

Ebenso wie es zur Disposition der Beteiligten steht, einen Rechtsstreit   **107**
in Gang zu setzen, haben sie auch die Befugnis, über dessen Ende zu
entscheiden, ohne daß sich das Gericht noch weiter mit der Sache
befaßt.

6.5.1 Klagerücknahme

Nach § 102 S. 1 SGG kann der Kläger die Klage in allen Instanzen bis   **108**
zum Schluß der mündlichen Verhandlung zurücknehmen. Eine teilweise Klagerücknahme liegt vor, wenn der Klageantrag durch eindeutige Erklärung beschränkt wird (Krasney/Udsching, a. a. O., Rz. 189;

Peters/Sautter/Wolff, a.a.O., Anm. 5 vorl. Abs. zu § 99 SGG; Zeihe, a.a.O., § 99 SGG, Rz. 10).

109 Die Rücknahme erledigt den Rechtsstreit in der Hauptsache und steht insoweit einer Erledigungserklärung gleich. Mit ihr wird der angefochtene Verwaltungsakt bindend, das Verfahren kann nur noch über den § 44 SGB X aufgerollt werden (a. A. für den wenig praktischen Fall, daß die Klagefrist noch nicht abgelaufen sei: Meyer-Ladewig § 102 SGG, Rz. 11; Zeihe, a.a.O., § 102 SGG, Rz. 3c). Ob aber § 44 SGB X im Honorarstreitverfahren überhaupt angewendet werden kann, ist eine der offenen Fragen. Das Bundessozialgericht hat Buch X des SGB auch bei der Wirtschaftlichkeitsprüfung mehrfach als maßgeblich angesehen (BSGE 11, 112 ff.; 55, 110 ff.; 74, 44 ff.; Urt. v. 14. 10. 1992 – 14/6 RKa 3/91 –). § 44 Abs. 1 SGB X ist aber (nur) auf Sozialleistungen (und hier nicht interessierende Beiträge) zugeschnitten; dazu gehört das Arzthonorar aber entschieden nicht (vgl. auch § 11 SGB I). Darüber hinaus entstehen die meisten Streitigkeiten dort, wo PA und BA ein Beurteilungs- und/oder Ermessensspielraum zugebilligt ist. Da im vorhergehenden Rechtsstreit nur der Weg überprüft werden kann, auf dem die Verwaltung zu ihrer Entscheidung gelangt ist, kann auch über § 44 SGB X nicht mehr erreicht werden. Und schließlich: Wie will der Vertrags(zahn)arzt nach Jahren mit nichtpräkludiertem Vorbringen nachweisen, was ihm schon zuvor nicht gelungen ist? Er wird sich auch praktisch damit abfinden müssen, daß mit der Klagerücknahme der angegriffene Prüfbescheid unumkehrbar geworden ist.

110 Die Rechtshängigkeit endet nicht rückwirkend, so daß Verjährungsunterbrechungen erst mit der Rücknahmeerklärung enden (M-L § 102 SGG, Rz. 10).

111 Über die Kosten entscheidet das Gericht auf Antrag durch Beschluß. Maßgeblicher Gesichtspunkt ist in der Regel, wer Anlaß zum Rechtsstreit gegeben hat.

6.5.2 Anerkenntnis

112 Der Prozeßgegner – hier der Berufungsausschuß – kann zugestehen, daß der Klageanspruch ganz oder teilweise bestehe. Das Zugeständnis bezieht sich auf die rechtlichen Folgerungen aus Tatsachen, es ist materiellrechtlich ein begünstigender Verwaltungsakt, der mit seinem Erlaß bestandskräftig wird.

113 Prozeßrechtlich erledigt nach § 101 Abs. 2 SGG das „angenommene" Anerkenntnis des mit der Klage geltend gemachten Anspruchs den

Rechtsstreit in der Hauptsache. Nach seiner Annahme bedarf es deshalb keines Anerkenntnisurteils, zumal vollstreckt werden kann. Das angenommene Anerkenntnis ist ein Titel (§ 199 Abs. 1 Nr. 2 SGG).

Nimmt der Kläger das Anerkenntnis nicht an, was selten vorkommt **114** – allenfalls aus Säumigkeit oder Verärgerung –, entscheidet das Gericht, wobei der Beklagte entsprechend dem Anerkenntnis zu verurteilen ist. Dem Kläger werden allerdings regelmäßig Mutwillenskosten auferlegt (§ 192 SGG).

Das Anerkenntnis kann eine Kostenregelung enthalten. Fehlt sie, ent- **115** scheidet das Gericht auf Antrag nach § 193 Abs. 1 SGG durch Beschluß. Hat der Beklagte ohne Drehen und Wenden dem Klageanspruch nachgegeben, werden ihm in der Regel die Kosten auferlegt. Auch hier aber ist entscheidend, wer Anlaß zum Rechtsstreit gegeben hat. Hat etwa der Arzt erst im gerichtlichen Verfahren mitgewirkt und dadurch das Blatt zu seinen Gunsten gewendet, konnten andererseits die Prüfgremien den neuen Sachverhalt zuvor nicht erkennen und haben sie sich durch das Anerkenntnis unverzüglich auf ihn eingestellt, werden doch dem Kläger die Kosten auferlegt werden.

6.5.3 Vergleich

Auch wenn das Gesetz zu den Voraussetzungen schweigt, die für einen **116** Vergleich inhaltlich erforderlich sind, ergibt sein Zweck, daß die Beteiligten den Streit im Wege gegenseitigen Nachgebens erledigen wollen (Peters/Sautter/Wolff, a. a. O., Anm. 1 zu § 101 SGG, S. II/61–43). Dazu aber besteht gerade im Wirtschaftlichkeitsprüfverfahren Anlaß, weil bei einem Streit keiner der Hauptbeteiligten letztlich gewinnen kann, selbst wenn er obsiegt.

In der Praxis wird – wenn auch je nach kassenärztlicher Vereinigung **117** schwankend – doch kaum mehr als ein vom Hundert des Gesamthonorars durch Prüfmaßnahmen eingebracht. Die Verfahrenskosten übersteigen dieses Ergebnis bei weitem. Für die Wirtschaftlichkeit der kassen(zahn)ärztlichen Versorgung ist nicht der Ausgleich von Unwirtschaftlichkeiten durch Kürzung oder Regreß wichtig, sondern vielmehr die psychologische Wirkung des Prüfverfahrens an sich. So kann es nur im Interesse der Prüfeinrichtungen sein, über die generalpräventive Wirkung hinaus den einzelnen Arzt zur Wirtschaftlichkeit anzuhalten.

Aber auch der Vertragsarzt oder -zahnarzt kann nichts gewinnen. Bei **118** einem Streit durch die Instanzen liegen zwischen beanstandetem Quartal und Gerichtsentscheidung mehrere Jahre, und auch dann kommt er bei einem Sieg noch nicht an sein Honorar, sondern entweder wird der

Rechtsstreit an die zweite Instanz zurückgewiesen oder aber der Beschwerdeausschuß zur Neubescheidung verurteilt. In dieser Zeit investiert der Arzt nicht nur Zeit und Geld in das Verfahren, auch wenn er zu guter Letzt das von ihm beanspruchte Honorar vollends, aber eben unverzinst erhält, ist das Geld nicht mehr viel mehr als die Hälfte wert, abgesehen von dem Schaden dadurch, daß er den streitigen Betrag über die Jahre hin nicht nutzen konnte. Schließlich wird die psychische Belastung oft unterschätzt.

119   Nach § 101 Abs. 1 SGG können die Beteiligten zur Niederschrift des Gerichts – des Vorsitzenden, des beauftragten oder ersuchten Richters – einen Vergleich schließen, um den Rechtsstreit ganz oder teilweise zu erledigen. In die Regelung können auch nicht rechtshängige Ansprüche aufgenommen werden, etwa solche aus laufenden Prüfverfahren, selbst zivilrechtliche Ansprüche. Die Zustimmung der Beigeladenen ist nicht erforderlich, auch nicht die der notwendig Beigeladenen (Peters/Sautter/Wolff, a. a. O., Anm. 1b zu § 101 SGG, S. II/61–47/1; a. A. Zeihe, a. a. O., § 101 SGG, Rz. 2). Die prozeßerledigende Wirkung knüpft das Gesetz an die Protokollierung, die Niederschrift ist den Beteiligten vorzulesen und von ihnen zu genehmigen (§ 122 SGG i. V. m. § 162 Abs. 1 ZPO).

120   Haben die Beteiligten keine Kostenbestimmung aufgenommen, trägt jeder Beteiligte seine Kosten (§ 195 SGG). Die Beteiligten können sie aber vom Vergleich ausnehmen und eine Kostenentscheidung des Gerichts nach § 193 SGG beantragen. Das Gericht entscheidet dann ohne Rücksicht auf § 195 SGG.

121   Die Beteiligten können sich auch außergerichtlich über den Streitgegenstand einigen. Auch wenn damit die prozessuale Wirkung des § 101 SGG nicht unmittelbar eintritt, ist regelmäßig in dem Vergleich auch die Erklärung der Beteiligten zu sehen, daß der Rechtsstreit in der Hauptsache oder teilweise erledigt ist (Peters/Sautter/Wolff, a. a. O., Anm. 2 zu § 101 SGG, S. II/61–53/1). Die gegenteilige Ansicht (Krasney/Udsching, a. a. O., VI Rz. 205; Zeihe, a. a. O., § 101 SGG, Rz. 4 a) wird kaum praktisch. Auch bei dem außergerichtlichen Vergleich ohne besondere Erledigungserklärung wird regelmäßig der Rechtsstreit im Prozeßregister ausgetragen und die Akte weggelegt. Auf die außergerichtlichen Kosten ist § 195 SGG nicht anwendbar (Peters/Sautter/Wolff, a. a. O., § 195 SGG, S. III/109–66; Zeihe, a. a. O., § 195 SGG, Rz. 2 a aa; a. A. Krasney/Udsching, a. a. O., VI, Rz. 212, XII, Rz. 72). Allerdings darf nicht übersehen werden, daß sich die Hauptbeteiligten endgültig und insgesamt geeinigt haben, auch wenn der Vergleich zu den Kosten schweigt.

Schließlich kann der nachgebende Vergleichsinhalt konterkariert werden, wenn später Kosten geltend gemacht werden. Eine einheitliche Auffassung hat sich aber für das sozialgerichtliche Verfahren noch nicht durchgesetzt (vgl. auch Meyer-Ladewig, a. a. O., § 197 SGG, Rz. 4).

6.6 Streitige Erledigung

Sieht keiner der Hauptbeteiligten im Rechtsstreit eine Möglichkeit des **122** Nachgebens, beendet das Gericht den Instanzenzug durch seine Entscheidung. Als Regelfall sieht § 125 SGG vor, daß über die Klage durch Urteil entschieden wird. Worüber aber das Gericht entscheidet, liegt in der Hand des Klägers, der mit seinem Antrag den Gegenstand des Verfahrens festlegt.

6.6.1 Gerichtsbescheid

Nach § 105 SGG in der durch Art. 8 Nr. 3 RPflEntlG seit 1. 3. 1993 gel- **123** tenden und bis zum 28. 2. 1998 zunächst befristeten Fassung (Art. 15 Abs. 1, 3 RPflEntlG) kann das erstinstanzliche Verfahren auch gegen den Willen der Beteiligten durch Gerichtsbescheid beendet werden. Ihn erläßt der Vorsitzende allein ohne Mitwirkung der ehrenamtlichen Richter. Voraussetzung ist,

- daß die Sache keine besonderen Schwierigkeiten tatsächlicher oder rechtlicher Art aufweist; hier steht dem Richter ein Beurteilungsraum zu (Zeihe, a. a. O., § 105 SGG, Rz. 6 a);
- daß der Sachverhalt geklärt ist; durch Gerichtsbescheid kann also nicht entschieden werden, wenn es an einer notwendigen Mitwirkung des Klägers fehlt;
- daß die Beteiligten zuvor gehört sind, einzuwilligen brauchen sie nicht; falls für die Anhörung eine Frist gesetzt wird, muß das Schreiben des Gerichts zugestellt werden (§ 63 Abs. 1 SGG; Zeihe, a. a. O., § 105 SGG Rz. 9 b).

Seinem Inhalt nach muß der Gerichtsbescheid dem eines Urteils ent- **124** sprechen (§ 105 Abs. 1 S. 3 SGG). Zur Bezeichnung der Beteiligten und des Gerichts muß er ein volles Rubrum enthalten, und, da aus ihm vollstreckt werden kann, einen vollständigen Tenor. Der Tatbestand kann gedrängt sein (§ 136 Abs. 1 Nr. 5 SGG), in den Entscheidungsgründen kann von einer weiteren Darstellung abgesehen werden, soweit das Gericht der Begründung des Verwaltungsaktes oder des Widerspruchsbescheides folgt und dies in seiner Entscheidung feststellt (§ 136 Abs. 3 SGG).

125   Das Rechtsmittel richtet sich nach den Möglichkeiten, die gegen ein Urteil gegeben wären (§ 105 Abs. 2 S. 1 SGG). Bei statthafter Berufung ist sie innerhalb eines Monats nach Zustellung des Gerichtsbescheides einzulegen. Ist die Berufung nicht statthaft und ist sie auch vom Gericht nicht zugelassen, hat der Beteiligte zwei Möglichkeiten: Zunächst kann er mündliche Verhandlung beantragen (§ 105 Abs. 2 S. 2 SGG). Er kann aber auch gegen die Nichtzulassung der Berufung im Gerichtsbescheid Nichtzulassungsbeschwerde nach § 145 SGG einlegen (Krasney/ Udsching, a. a. O., Nachtrag 1991, Rz. 11; Peters/Sautter/Wolff, a. a. O., § 105 SGG, Rz. 70; a. A. Zeihe, a. a. O., § 105 SGG, Rz. 14 b). Hat ein Beteiligter Nichtzulassungsbeschwerde eingelegt, ein anderer Antrag auf mündliche Verhandlung gestellt, wird mündlich verhandelt, § 105 Abs. 3 S. 3 SGG räumt der mündlichen Verhandlung Vorrang ein (Meyer-Ladewig, a. a. O., § 105 SGG, Rz. 17).

6.6.2 Klageantrag

126   Das Gericht entscheidet (nur) über die vom Kläger erhobenen Ansprüche – nicht über mehr, allerdings auch nicht über weniger (§ 140 Abs. 1 S. 1 SGG). Dabei ist es zwar an die Fassung der Anträge nicht gebunden (§ 123 SGG), vielmehr muß das Gericht das gesamte Vorbringen – auch das während des Verwaltungsverfahrens – auslegen, um zu erkennen, welches Ziel mit der Klage verfolgt wird (Meyer-Ladewig, a. a. O., § 92 SGG, Rz. 5). Sich aber auf die juristische Phantasie der Kammer zu verlassen, ist nicht ohne Risiko, seit § 194 Abs. 4 S. 2 SGG den unterlegenen Vertrags(zahn)arzt mit den Kosten des Beklagten belastet. Deshalb ist der Antrag so zu fassen, daß der Entscheidungstenor mit ihm korrespondieren kann. Wie er im einzelnen zu fassen ist, hängt von der Prüfmethode sowie dem Grund ab, aus dem die Rechtswidrigkeit abgeleitet wird.

127   Dabei ist zu berücksichtigen, daß die Kollegialorgane in den Wirtschaftlichkeitsprüfverfahren mit quasijustitiellen Funktionen Verwaltungsentscheidungen treffen, so daß die Vorschriften des SGG über das Vorverfahren nur zu einem geringen Teil auf das Verfahren vor den Beschwerdeausschüssen anzuwenden sind (BSG Urt. v. 21. 4. 1993 – 14 a RKa 11/92 –, BSGE 72, 214). Das Verfahren vor dem Beschwerdeausschuß ist ein umfassendes Verwaltungsverfahren in einer zweiten Verwaltungsinstanz (BSG Urt. v. 9. 3. 1994 – 6 RKa 5/92 – in BSGE 74, 64ff.). Deshalb prüft das Gericht, wie der Beschwerdeausschuß hätte entscheiden müssen. War er rechtlich gehalten, den Prüfbescheid aufzuheben, so hebt das Gericht auch den Bescheid des Prüfungsausschusses auf. Liegt der

Fehler aber bei der Handhabung des Beurteilungsraumes oder der Ermessensbetätigung, ist lediglich der Bescheid der Widerspruchsinstanz aufzuheben, der erneut über die Beschwerde unter Beachtung der Rechtsauffassung des Gerichts zu entscheiden hat.

Daraus ergibt sich, daß auch der Prüfungsausschuß eine autonome Verwaltungsinstanz ist, die nicht in ein hierarchisches Weisungsverhältnis innerhalb einer Behörde eingebunden ist (Spellbrink Rz. 933). Will das Gericht über seine Bescheide entscheiden, muß er am Gerichtsverfahren beteiligt, das heißt beigeladen werden. Dies gilt erst recht, wenn der seltene Fall eintritt, daß der Prüfungsausschuß verurteilt wird (Spellbrink, a. a. O., Rz. 933, 936). **128**

Schließlich ist zu berücksichtigen, daß der Bescheid des Prüfungsausschusses bestehen bleibt und der dagegen gerichtete Widerspruch des Arztes oder eines anderen Beteiligten unbeschieden ist, wenn lediglich der Bescheid des Beschwerdeausschusses aufgehoben ist. Spricht sein Verfügungssatz einen Regreß oder eine Honorarkürzung aus, kann der Arzt nicht an sein volles Honorar kommen. Auch ohne Bescheidungstenor muß der Beschwerdeausschuß über den unerledigten Rechtsbehelf entscheiden (Spellbrink Rz. 937; a. A. Raddatz 7.7 S. 9). Allein die Aufhebung der Widerspruchsentscheidung wird die Ausnahme bleiben. **129**

Ein Bescheidungsurteil nach § 131 SGG ist der Regelfall. Der Beschwerdeausschuß kann in der Neuauflage des Verwaltungsverfahrens sachgerechte Erwägungen nachholen, die frühere Entscheidung auf neue Gründe stellen (Meyer-Ladewig, a. a. O., § 133 SGG, Rz. 16) oder einen anderen Verfügungssatz mit alten oder neuen Gründen entscheiden. Aus § 131 Abs. 3 SGG ergibt sich, daß die Verwaltung an die Rechtsauffassung des Gerichts gebunden ist, auch wenn dieses nicht im Tenor der gerichtlichen Entscheidung ausgesprochen ist. **130**

Ist die Prüfmaßnahme rechtswidrig, weil Prüfungsausschuß und/oder Beschwerdeausschuß ihren Beurteilungsraum nicht sachgerecht genutzt, ihr Ermessen fehlerhaft ausgeübt haben und/oder das Ausfüllen des unbestimmten Rechtsbegriffes bzw. ihrer Ermessenserwägungen nicht genügend begründet haben – mithin der Weg zu beanstanden ist, auf dem die Prüfgremien zu ihrer Entscheidung gelangt sind, beantragt der Arzt,

den Beschluß des Beschwerdeausschusses aufzuheben und den Beklagten zu verurteilen, den Kläger (unter Beachtung der Rechtsauffassung des Gerichts) neu zu bescheiden.

Reinhold 165

131 Nur selten ergeben sich folgende Konstellationen:

– Beurteilungs- und Ermessensraum sind auf Null geschrumpft.

– Die Honorarkürzung ist rechtswidrig, weil die beanstandeten Leistungen doch wirtschaftlich waren; der Arzt beantragt,

den Bescheid des Prüfausschusses und den Bescheid des Beschwerdeausschusses aufzuheben.

– Ist nur der Beschluß des Beschwerdeausschusses rechtswidrig, hat aber der Prüfungsausschuß eine Maßnahme abgelehnt, so beantragt der Arzt,

den Beschluß des Beschwerdeausschusses aufzuheben und den Widerspruch gegen den Beschluß des Prüfungsausschusses zurückzuweisen.

– Ist die Prüfmaßnahme rechtswidrig, weil das Prüfverfahren ohne Antrag nach § 106 Abs. 5 SGG eingeleitet wurde, beantragt der Arzt,

den Beschluß des Prüfungsausschusses und den Beschluß des Beschwerdeausschusses aufzuheben.

132 Mag es dem Arzt oder Zahnarzt noch so unverständlich sein, mit einem Zahlungsantrag gegen die beigeladene kassenärztliche oder kassenzahnärztliche Vereinigung kann er nicht erfolgreich sein. Zwar wird sein Hauptbegehren sein, an das volle, ungekürzte Honorar zu kommen. Eine Verurteilung der beigeladenen K(Z)V nach § 75 Abs. 5 SGG scheidet jedoch aus, weil sie kein Versicherungsträger ist. Zum anderen ist auch hier bedeutsam, daß der Honoraranspruch erst fällig wird, wenn die Wirtschaftlichkeitsprüfung bestandskräftig abgeschlossen ist. Dies aber ist im Zeitpunkt der gerichtlichen Entscheidung noch nicht der Fall. Der Tenor einer erstinstanzlichen Entscheidung kann sich also ebenso wie der Antrag nicht gegen den Honorarschuldner richten.

6.6.3 Urteil

133 Regelfall der streitigen Erledigung sozialgerichtlicher Verfahren ist das Endurteil (§ 125 SGG). Das Gericht entscheidet aufgrund mündlicher Verhandlung (§ 124 Abs. 1 SGG), im schriftlichen Verfahren nur, wenn die Beteiligten zugestimmt haben (§ 124 Abs. 2 SGG), oder wenn in der mündlichen Verhandlung keiner der Beteiligten erschienen ist oder beim Ausbleiben von Beteiligten die Erschienenen es beantragen (§ 126 SGG).

134 Das Gericht entscheidet in der Besetzung, die sich aus dem ordnungsgemäßen Ladungsturnus ergibt (vgl. Rz. 10 f.). Der Auflage aus § 106 Abs. 2 SGG, den Rechtsstreit möglichst in einer mündlichen Verhandlung zu erledigen, kommen die Gerichte in der Regel nach. Sind jedoch

Vertagungen erforderlich, kann in verschiedenen Besetzungen verhandelt werden. Allerdings schließt § 129 SGG einen Richterwechsel zwischen der letzten mündlichen Verhandlung und der Entscheidung aufgrund dieser Verhandlung aus. Ein gesonderter Verkündungstermin ist möglich (§ 132 Abs. 1 S. 3 SGG), wobei die Besetzung des Gerichts zwischen Beschlußfassung und Verkündung wechseln kann. Nur wenn die Besetzung zwischen Verhandlung und Beschlußfassung wechselt, muß die mündliche Verhandlung wiedereröffnet werden. Haben sich die Beteiligten jedoch in der mündlichen Verhandlung mit einer späteren Entscheidung im schriftlichen Verfahren einverstanden erklärt (§ 124 Abs. 2 SGG), kann vertagt und später in neuer Besetzung entschieden werden (Peters/Sautter/Wolff, a. a. O., Anm. zu § 129 SGG).

Das Urteil aufgrund mündlicher Verhandlung wird mit der Verkündung **135** wirksam, das Urteil ohne mündliche Verhandlung mit der Zustellung (§ 133 SGG). Bei Entscheidung nach § 124 Abs. 2 SGG sind alle bis zur Absendung des Urteils eingehenden Schriftsätze zu berücksichtigen, bei einem Urteil nach § 126 SGG die Rechts- und Sachlage bei Termin (Krasney/Udsching, a. a. O., VI, Rz. 232).

Das Gericht ist an seine Entscheidung gebunden. Offenbare Unrichtig- **136** keiten können durch Beschluß des Vorsitzenden berichtigt werden (§ 138 SGG). Bei Unrichtigkeiten oder Unklarheiten des Tatbestandes entscheidet das Gericht durch unanfechtbaren Beschluß, wobei die Richter mitzuwirken haben, die beim Urteil mitgewirkt haben (§ 139 SGG).

Hat das Urteil einen von einem Beteiligten erhobenen Anspruch oder **137** den Kostenpunkt ganz oder teilweise übergangen, wird es auf Antrag nachträglich ergänzt (§ 140 Abs. 1 S. 1 SGG). Diese Vorschrift gilt nur, wenn das Urteil versehentlich unvollständig geblieben ist, nicht dagegen das Gericht eine Entscheidung bewußt unterlassen hat, etwa weil es von einer teilweise Erledigung ausgeht oder aus sonstigen Gründen glaubte, nicht über einen weiteren Antrag entscheiden zu dürfen (Krasney/Udsching, a. a. O., VI, Rz. 237; Peters/Sautter/Wolff, a. a. O., § 140 SGG, Rz. 14; Zeihe, a. a. O., § 140 SGG, Rz. 5 a aa).

Hat das Sozialgericht einen nach § 96 SGG zum Gegenstand des Verfah- **138** rens gewordenen Bescheid übersehen, kann eine Urteilsergänzung beantragt werden (Krasney/Udsching, a. a. O., VI, Rz. 115, 238; Meyer-Ladewig, a. a. O., § 96 SGG, Rz. 12 m. w. N.; zweifelnd Peters/Sautter/Wolff, a. a. O., § 140 SGG, Rz. 6; ablehnend Zeihe, a. a. O., § 140 SGG, Rz. 3 c).

6.7 Kosten

139 Nach § 183 SGG ist das Verfahren vor den Gerichten der Sozialgerichtsbarkeit für den klagenden Vertrags(zahn)arzt kostenfrei. Ein Kostenrisiko aber trägt er bezüglich der Aufwendungen seines Klagegegners. Nach § 193 Abs. 4 S. 2 SGG i. d. F. des GSG sind die Aufwendungen der Behörden, Körperschaften und Anstalten des öffentlichen Rechts in den unter anderem in § 116 Abs. 2 S. 1 Nr. 1 der BRAGO genannten Verfahren erstattungsfähig, soweit es sich um Streitigkeiten in Angelegenheiten nach dem SGB V handelt, und dazu gehört das Kassenarztrecht. Erstattungsfähig sind lediglich die Aufwendungen der öffentlichen Hand, soweit sie als Klägerin oder Beklagte beteiligt ist, nicht als Beigeladene. Praktisch erhöht sich das Kostenrisiko, wenn sich der Beschwerdeausschuß eines Rechtsanwaltes bedient. An den allgemeinen Verwaltungskosten des Beklagten kann der Arzt schon deshalb auch nicht anteilig beteiligt werden, weil sie nicht beziffert werden können (verneinend auch Meyer-Ladewig, a. a. O., § 193 SGG, Rz. 3 a, 8).

140 Haben KV, Krankenkasse oder Verband geklagt, ist über die Kosten des beigeladenen Arztes zu entscheiden. Für den Inhalt der Kostenentscheidung ist wesentlich, ob er einen Antrag gestellt hat und gegen wen er gerichtet war. Hat sich der Arzt dem Antrag des Obsiegenden angeschlossen, werden seine Kosten dem Unterlegenen auferlegt. Hat er sich dagegen dem Unterlegenen angeschlossen, trägt er seine Kosten selbst. Hat er keinen Antrag gestellt, hat der Unterlegene die außergerichtlichen Kosten des Arztes zu tragen. Deshalb sollte der beigeladene Vertrags(zahn)arzt auf einen eigenen Antrag verzichten: in der Sache kann es nicht schaden, bei den Kosten nur nutzen.

141 Der Kostenerstattungsanspruch ist zu verzinsen (Peters/Sautter/Wolff, a. a. O., Anm. 2a zu § 193 SGG, S. III/109–42; Zeihe, a. a. O., § 197 SGG, Rz. 8 a–c).

6.8 Prozeßzinsen

142 Der Vertrags(zahn)arzt hat keinen Anspruch auf Zinsen (Krasney/Udsching, a. a. O., VI, Rz. 56; Spellbrink, a. a. O., Rz. 930; a. A. Zeihe, a. a. O., Anm. 1 H II 2 a vor § 54 SGG). Dies muß bei einem Honorarstreit schon deshalb gelten, weil der Honoraranspruch erst nach rechtswirksamer rechnerischer Prüfung und Wirtschaftlichkeitsprüfung fällig wird (vgl. Rz. 43).

6.9 Vorläufige Vollstreckbarkeit

Eine Vollstreckung von gerichtlichen Entscheidungen gegen Prüfmaß- **143** nahmen hat keine praktische Bedeutung. Letztlich geht es dem Arzt um sein Honorar, dieser Anspruch aber wird erst mit Bestandskraft der Wirtschaftlichkeitsprüfung fällig. Die Aufhebung einer Prüfmaßnahme kann der Arzt deshalb der Kassenärztlichen Vereinigung erst vorhalten, wenn die Entscheidung bestandskräftig geworden ist. Deshalb nutzt es ihm nichts, daß auch aus noch nicht rechtskräftigen Urteilen vollstreckt werden kann. Nach § 199 Abs. 1 Nr. 1 SGG ist die Vollstreckung nur dann und damit ausnahmsweise gehemmt, wenn das Rechtsmittel aufschiebende Wirkung hat (§§ 154, 165 SGG).

7 Berufung

Rechtsmittel gegen Urteile der Sozialgerichte ist die Berufung an das **144** Landessozialgericht (§ 143 SGG).

7.1 Zulassung

Grundsätzlich sind Urteile der Sozialgerichte berufungsfähig. Allerdings **145** muß nach § 144 Abs. 1 S. 1 SGG ein Beschwerdewert erreicht werden,

- bei einer Klage, die unter anderem eine Geldleistung oder einen hierauf gerichteten Verwaltungsakt betrifft, 1000 DM (Nr. 1) oder
- bei einer Erstattungsstreitigkeit zwischen juristischen Personen des öffentlichen Rechts oder Behörden, 10 000 DM (Nr. 2).

Ein geringerer Beschwerdewert reicht jedoch für die Berufungsfähigkeit, **146** wenn das Rechtsmittel wiederkehrende oder laufende Leistungen für mehr als ein Jahr betrifft (§ 144 Abs. 1 S. 2 SGG). Unter „wiederkehrende Leistungen" werden hier auch Honorarkürzungen gefaßt. Der Normzweck läßt hinter § 97 Abs. 1 Nr. 2 und Abs. 2 SGG einen anderen Grundgedanken erkennen als bei § 144 Abs. 1 S. 2 SGG, dort nämlich den Schutz des Versicherten/Versorgungsberechtigten bei Streit um seine Sozialleistungen, hier dagegen Schutz der Rechtsmittelinstanz vor weniger bedeutenden Rechtsstreitigkeiten (BSG Urt. v. 11. 6. 1986 – 6 RKa 4/85 – USK 86 117). Die Rechtsprechung zu § 149 SGG a. F., nach der unter „Streitigkeit wegen Rückerstattung von Leistungen" auch Arzneikostenregresse gefaßt wurden (zuletzt BSG Urt. v. 28. 10. 1992 – 6 RKa 38/91 –, in: WKR), ist auf das seit 1. 3. 1993 geltende Recht nicht anwendbar. § 144 Abs. 1 S. 1 SGG läßt für das (zahn)ärztliche Honorar keine Lücke. Der Regreßwert muß auch bei Verbindung in fünf Quartalen 1000 DM übersteigen.

147 Reicht für die Zulässigkeit der Berufung der Beschwerdewert oder der Zeitraum der begehrten Leistung nicht, können der Wert erhöht und die Zeiträume verlängert werden, wenn mehrere Streitigkeiten miteinander verbunden werden (Peters/Sautter/Wolff, a. a. O., Anm. 3 zu § 113 SGG, S. II/77–2, 4; Spellbrink, a. a. O., Rz. 875; Zeihe, a. a. O., § 144 SGG, Rz. 17 b bb). Hebt später das Landessozialgericht eine derartige Verbindung auf, so daß die einzelnen Werte und Zeiträume nicht mehr wie vor der Trennung die Berufungsfähigkeit erreichen, werden die einzelnen Berufungen nicht unzulässig (Peters/Sautter/Wolff, a. a. O., S. II/77–4).

148 Erreicht die Honorarkürzung oder der Regreß die Summe von 1000 DM nicht, muß das Sozialgericht die Berufung zulassen, wenn

– die Rechtssache grundsätzliche Bedeutung hat,

– das Urteil von der Entscheidung eines Instanzgerichtes oder des gemeinsamen Senates der obersten Gerichtshöfe des Bundes abweicht und auf dieser Abweichung beruht oder

– ein der Beurteilung des Berufungsgerichts unterliegender Verfahrensmangel geltend gemacht wird und vorliegt, auf dem diese Entscheidung beruhen kann.

7.2 Nichtzulassungsbeschwerde

149 Läßt das Sozialgericht die Berufung nicht zu, kann der Vertrags-(zahn)arzt sich dagegen mit der Nichtzulassungsbeschwerde wenden (§ 145 SGG). Sie ist in Monatsfrist beim Sozialgericht schriftlich oder zur Niederschrift des Urkundsbeamten der Geschäftsstelle einzulegen, wobei die Frist auch durch Einlegen beim Landessozialgericht gewahrt wird.

150 Das Sozialgericht entscheidet in der Besetzung mit ehrenamtlichen Richtern, einem Vertrags(zahn)arzt und einem Vertreter der Krankenkassen. Es müssen jedoch nicht dieselben ehrenamtlichen Richter wie bei der Urteilsfindung sein (Zeihe, a. a. O., § 145 SGG, Rz. 15 d).

151 Hilft das Sozialgericht der Beschwerde nicht ab, entscheidet das Landessozialgericht durch Beschluß (§ 145 Abs. 4 S. 1 SGG). Regelmäßig wird es außerhalb der mündlichen Verhandlung und dann nur mit den Berufsrichtern entscheiden. Lehnt es die Nichtzulassungsbeschwerde ab, wird das erstinstanzliche Urteil rechtskräftig. Hilft das Sozialgericht der Beschwerde ab oder läßt das Landessozialgericht die Berufung zu, wird das Beschwerdeverfahren als Berufungsverfahren fortgesetzt, einer nochmaligen Berufung bedarf es nicht (§ 145 Abs. 5 SGG).

7.3 Frist

Nach § 151 Abs. 1 SGG ist die Berufung beim Landessozialgericht **152** innerhalb eines Monats nach Zustellung des Urteils schriflich oder zur Niederschrift des Urkundsbeamten bei der Geschäftsstelle einzulegen. Diese Frist wird durch Einlegen beim Sozialgericht gewahrt, das das Urteil erlassen hat (Abs. 2). Die Berufung bei einem anderen Sozialgericht oder bei einer anderen Behörde wahrt dagegen die Frist nicht, § 153 Abs. 1 SGG schließt ausdrücklich den § 91 SGG aus.

7.4 Entscheidung über die Berufung

Wie über die Klage haben die Beteiligten auch im Rechtsmittelverfahren **153** in der Hand, ob sie den Rechtsstreit beenden. Nach § 156 Abs. 1 SGG kann die Berufung ohne Zustimmung der anderen Beteiligten bis zum Schluß der mündlichen Verhandlung zurückgenommen werden. Damit wird das erstinstanzliche Urteil rechtskräftig. Durch einen gerichtlichen Vergleich oder ein gerichtliches Anerkenntnis wird das erstinstanzliche Urteil gegenstandslos (Zeihe, a. a. O., § 153 SGG, Rz. 2b, zu § 101). Beenden die Beteiligten das Verfahren nicht durch eine Prozeßhandlung, muß das Gericht entscheiden. Zuvor hat es die Sach- und Rechtslage in vollem Umfang zu prüfen. Dabei gelten die Vorschriften des erstinstanzlichen Verfahrens. Auch neue Tatsachen und neu vorgebrachte Beweismittel muß es – sofern nicht präkludiert (s. Rz. 87 ff.) – berücksichtigen und Beweis erheben. Spätestens jetzt müssen Kläger oder Anwalt die Beweisanträge vollständig einreichen. Akzeptiert sie das Landessozialgericht nicht, kann er darauf doch wenigstens die Revision oder – falls sie nicht zugelassen ist – die Nichtzulassungsbeschwerde stützen.

7.4.1 Entscheidung durch Beschluß

Ohne Mitwirkung der ehrenamtlichen Richter und außerhalb der **154** mündlichen Verhandlung kann das Landessozialgericht durch Beschluß

– unzulässige Berufungen verwerfen (§ 158 SGG); es steht das Rechtsmittel zu, das zulässig wäre, wenn das Gericht durch Urteil entschieden hätte (Satz 3);

– zulässige Berufungen zurückweisen, wenn es sie einstimmig für unbegründet und eine mündliche Verhandlung nicht für erforderlich hält (§ 153 Abs. 4 S. 1 SGG); um den Rechtssuchenden wenigstens eine mündliche Verhandlung zu gewähren, scheidet diese Möglichkeit aus, wenn zuvor durch Gerichtsbescheid entschieden ist; wie bei ihm sind die Beteiligten vorher zu hören.

155 Das Gericht muß über die Kosten und die Zulassung der Revision entscheiden. Auch muß es den Beschluß begründen, kann aber nach § 153 Abs. 2 SGG von einer weiteren Darstellung der Entscheidungsgründe absehen, soweit es die Berufung aus den Gründen der angefochtenen (erstinstanzlichen) Entscheidung als unbegründet zurückweist.

7.4.2 Berufungsurteil

156 Macht das Landessozialgericht von der in sein Ermessen gestellten Möglichkeit eines erledigenden Beschlusses keinen Gebrauch, entscheidet es durch Urteil durch drei Berufsrichter und zwei ehrenamtliche Richter, einen Vertrags(zahn)arzt und einen Vertreter der Krankenkassen (§§ 33, 12 Abs. 3 S. 1 SGG), im Einverständnis der Beteiligten anstelle des Senats der Vorsitzende bzw. der Berichterstatter (§ 155 Abs. 3, 4 SGG). Grundsätzlich entscheidet es in der Sache. In § 159 Abs. 1 SGG zählt das Gesetz (erschöpfend) Voraussetzungen auf, unter denen eine Zurückverweisung unter Aufhebung der erstinstanzlichen Entscheidung an das Sozialgericht statthaft ist, welches das Urteil erlassen hat. Ist die Sache spruchreif, muß das Landessozialgericht auch selbst entscheiden (Peters/Sautter/Wolff, a. a. O., § 159 SGG, Rz. 2), selbst wenn der Berufungskläger lediglich Aufhebung und Zurückverweisung beantragt (Zeihe, a. a. O., § 159 SGG, Rz. 2 c). Im übrigen aber steht es im Ermessen des Landessozialgerichts, von der Zurückverweisung Gebrauch zu machen, wenn

– das Sozialgericht durch Prozeßurteil entschieden hatte, auch wenn es dabei keinen Verfahrensfehler begangen hat (Nr. 1),

– das Sozialgericht gegen eine das Gerichtsverfahren regelnde Vorschrift verstoßen hat und das Urteil darauf beruhen kann (Nr. 2),

– rechtserhebliche Tatsachen oder Beweismittel bekannt geworden sind, die das Sozialgericht noch nicht berücksichtigen konnte, weil sie nicht bekannt waren oder noch nicht bestanden (Nr. 3).

Als Nebenentscheidung enthält der Tenor eine Entscheidung über die Kosten (§ 193 Abs. 1 S. 1 SGG) sowie über die Zulassung der Revision (§ 160 Abs. 1 SGG).

8 Revision

Für den Rechtsschutz der Beteiligen sieht das sozialgerichtliche Verfah- **157**
ren zwei Tatsacheninstanzen als ausreichend an. Lediglich zur Fortent-
wicklung des Rechts, zur Wahrung der Rechtseinheit und zur Verfah-
rensaufsicht sieht es die Möglichkeit vor, das Revisionsgericht anzurufen
(Meyer-Ladewig, a. a. O., Rz. 2 vor § 160 SGG). Auch dafür aber ist eine
ausdrückliche gerichtliche Zulassung erforderlich. Wird mit der Nichtzulassungsbeschwerde gleichzeitig Revision eingelegt, ist die Revision
unzulässig und zu verwerfen (Krasney/Udsching, a. a. O., IX, Rz. 231),
selbst wenn sie nur für den Fall eingelegt wird, daß die Beschwerde
Erfolg hat (a. A. Meyer-Ladewig, a. a. O., § 160 SGG, Rz. 29, dort Hinweis auf h. M.).

8.1 Zulassung durch das Sozialgericht, Landessozialgericht

Nach § 161 SGG kann anstelle einer Berufung Revision gegen ein Urteil **158**
eingelegt werden, gegen das an sich (nur) die Berufung statthaft ist.
Durch die (Sprung-)Revision wird die Berufungsinstanz übergangen
und vor allem zur Klärung grundsätzlicher Rechtsfragen das Bundessozialgericht angerufen.

Zunächst kann das Sozialgericht die Revision ohne Anträge der Beteilig- **159**
ten im Urteil zulassen. Auch hier aber ist das Rechtsmittel ohne Zustimmung des Gegners nicht zulässig, sie ist schriftlich spätestens der Revisionsschrift beizufügen (§ 161 Abs. 1 S. 3 SGG). Sie kann aber auch
schon zuvor zu Protokoll in der mündlichen Verhandlung erklärt werden (Krasney/Udsching, a. a. O., IX, Rz. 271 m. w. N.), muß aber in
beglaubigter Abschrift des Protokolls vorgelegt werden.

Auch nach Erlaß des Urteils kann der Antrag gestellt werden, die Revi- **160**
sion durch Beschluß zuzulassen. Er ist form- und fristgebunden (§ 161
Abs. 1 S. 2 SGG) und von der Zustimmung des Gegners abhängig
(Satz 3). Dies gilt auch, wenn das Landessozialgericht die Revision nur
für einen prozessual selbständigen Teil des Streitgegenstandes zugelassen hat. Schon die Beschwerde unterliegt dem Vertretungszwang nach
§ 166 SGB.

Die Zulassungsgründe sind in § 160 Abs. 2 SGG erschöpfend aufge- **161**
zählt. Ist das zweitinstanzliche Urteil auf mehrere Begründungen
gestützt, so kann mit einer Nichtzulassungsbeschwerde der Weg in die
dritte Instanz nur erreicht werden, wenn für jede dieser Begründungen
ein Zulassungsgrund vorliegt (Krasney/Udsching, a. a. O., IX, Rz. 51, 69,

188, 199). Ebenso wie das Landessozialgericht kann das Bundessozialgericht die Revision nur zulassen, wenn die in § 160 Abs. 2 SGG aufgeführten Zulassungsgründe vorliegen:

In Nr. 1 kommt es darauf an, daß die dem Rechtsstreit zugrunde liegende Rechtsfrage über den Einzelfall hinaus allgemeine Bedeutung in dem Sinne hat, daß ihre Entscheidung geeignet ist, die Rechtseinheit herzustellen, zu sichern oder die Fortbildung des Rechts zu fördern. Dies wiederum setzt voraus, daß die Rechtsfrage nicht bereits beantwortet ist, sei es ausdrücklich oder durch ausreichende Anhaltspunkte in Rechtsprechung, Literatur oder aus dem Gesetz selbst.

Bei einer Zulassung nach Nr. 2 kommt es darauf an, ob die Entscheidung des Landessozialgerichts von einer Entscheidung des Bundessozialgerichts, sei es eines Senates oder des Großen Senates des BSG, abweicht oder von derjenigen des gemeinsamen Senats der obersten Gerichtshöfe des Bundes. Ob das Landessozialgericht die Abweichung gesehen hat, ist unerheblich, sofern sie nur vorliegt und das angefochtene Urteil darauf beruht.

Nr. 3 schließlich öffnet die dritte Instanz, wenn der Gang des Verfahrens vor dem Landessozialgericht – nicht vor dem Sozialgericht – fehlerhaft war, auf dem die angefochtene Entscheidung beruhen kann. Allerdings kann eine Verletzung des § 109 SGG nicht, eine Verletzung des Amtsermittlungsprinzips nur gerügt werden, wenn sie sich auf einen Beweisantrag bezieht, dem das Landessozialgericht ohne hinreichende Begründung nicht gefolgt ist (§ 160 Abs. 2 Nr. 3 S. 2 SGG). Deshalb ist es so wichtig, in der zweiten Instanz die Beweisanträge erschöpfend zu stellen.

162   Die Beschwerde ist innerhalb eines Monats nach Zustellung des Urteils beim Bundessozialgericht einzulegen, § 160 a Abs. 1 Satz 2 SGG. Aus Satz 3 ergibt sich, daß die Nichtzulassungsbeschwerde schriftlich (nicht zur Niederschrift, nicht mündlich oder fernmündlich) mit Unterschrift des Prozeßbevollmächtigten einzulegen ist (Krasney/Udsching, a. a. O., IX, Rz. 140 f.).

163   Auch die nach § 160 a Abs. 2 S. 1 SGG notwendige Begründung unterliegt dem Vertretungszwang und der Schriftform. Die Frist beträgt zwei Monate und kann auf Antrag innerhalb dieser Frist einmal bis zu einem Monat verlängert werden (Satz 2).

164   Eine Nichtzulassungsbeschwerde ist unzulässig, wenn nicht wenigstens einer der Zulassungsgründe aus § 160 Abs. 2 SGG ausdrücklich oder

sinngemäß behauptet wird (Krasney/Udsching, a.a.O., IX, Rz. 176f.;
Peters/Sautter/Wolff, a.a.O., § 160a SGG, Rz. 28; a.A. Zeihe, a.a.O.,
§ 160a SGG, Rz. 31c).

Stützt sich die Begründung auf die grundsätzliche Bedeutung der **165**
Rechtssache, ist die zugrunde liegende Rechtsfrage zu bezeichnen (BSG
Beschl. v. 31.7.1975 – 5 BJ 28/75 –, in: MDR 1975, 965) und sodann die
über die Einzelfall hinausgehende Bedeutung aufzuzeigen (BSG Beschl.
v. 19.1.1981 – 7 BAr 69/80 –, in: Breith 1981, 724). In einem weiteren
Schritt muß die bei Beschwerdebegründung zugängliche Rechtspre-
chung ausgewertet werden, um die Klärungsbedürftigkeit darzutun.
Schließlich ist zu begründen, daß die Rechtsfrage auch geklärt werden
kann und im Rechtsstreit entscheidungserheblich ist. Bei der Wirtschaft-
lichkeitsprüfung nach Durchschnittswerten bedürfen die Fragen einer
Abgrenzung und haben damit grundsätzliche Bedeutung, inwieweit der
Arzt mit verspätetem Vorbringen gehört werden kann und wieweit die
Amtsermittlungspflicht der Tatsacheninstanzen reicht.

Stützt sich die Beschwerde auf eine Divergenz, ist die Entscheidung des **166**
Revisionsgerichts (nach Datum und Aktenzeichen oder Fundstelle) zu
bezeichnen und die darin enthaltene Rechtsaussage jener abweichenden
des Landessozialgerichts gegenüberzustellen, auf der die landesso-
zialgerichtliche Entscheidung beruht (BSG Beschl. v. 21.4.1978 – 1 BJ
12/78 –, BSG SozR 1500, § 160a Nr. 29).

Ein beachtlicher Verfahrensmangel ist nur dargetan, wenn der Verstoß **167**
gegen eine bundesrechtliche Verfahrensvorschrift dergestalt bezeichnet
wird, daß einmal die einzelnen Umstände aufgezeigt werden, die den
entscheidungserheblichen Mangel ergeben. Zum anderen muß aufgezeigt werden, daß die angegriffene Entscheidung auf dem Verfahrensmangel beruhen kann. Sofern eine Verletzung der Amtsermittlungspflicht gerügt wird, ist auf den konkret vor dem Landessozialgericht
gestellten Beweisantrag hinzuweisen und zu begründen, warum sich
das LSG hätte gedrängt fühlen müssen, den beantragten Beweis zu
erheben. Voraussetzung dafür ist, daß der Arzt zu Praxisbesonderheiten
und kompensierenden Einsparungen in den Tatsacheninstanzen substantiiert vorgetragen hat, seine Argumentation wird erleichtert, wenn
er dazu konkrete Beweise angeboten hat.

Auch wenn einer der vorgenannten Gründe geltend gemacht werden **168**
kann, ist die Revision nur begründet, wenn die Entscheidung des Revi-
sionsgerichtes zu revisiblem Recht angerufen wird. Soweit der Arzt
seine Revision auf Nichteinhalten der Prüfvereinbarung stützt und

damit zunächst keine Verletzung von Bundesrecht geltend machen kann, wird ihm in der Regel ein Vergleich mit anderen Prüfvereinbarungen helfen, die überregionale Bedeutung der Rechtsfrage darzulegen (BSG Urt. v. 31. 7. 1991 – 6 RKa 19/90 – ArztuR 1992 N1, 18).

169 Lehnt das Bundessozialgericht die Nichtzulassungsbeschwerde ab, wird das Urteil des Landessozialgerichts rechtskräftig (§ 160a Abs. 4 S. 3 SGG). Ist die Revision aufgrund der Nichtzulassungsbeschwerde zugelassen, beginnt die Revisionsfrist (§ 164 Abs. 1 S. 1 SGG).

8.2 Vertretungszwang

170 Vor dem Bundessozialgericht müssen sich die Beteiligten durch Prozeß- bevollmächtigte vertreten lassen, sofern sie nicht Träger öffentlicher Gewalt sind (§ 166 Abs. 1 SGG). Dies gilt für alle verfahrensrechtlich erheblichen Prozeßhandlungen, so daß der klagende Arzt stets vertreten sein muß, als Revisionsbeklagter oder Beigeladener muß er dagegen keinen Vertreter bestellen, er kann allerdings keine Prozeßhandlungen vornehmen. Eine Ausnahme vom Vertretungszwang gilt nur für den Antrag auf Ruhen des Verfahrens, Einverständnis zur Entscheidung ohne mündliche Verhandlung und Klagerücknahme (vgl. Krasney/Udsching, a. a. O., IX, Rz. 237).

8.3 Einlegen der Revision

171 Das Rechtsmittel ist beim Bundessozialgericht innerhalb eines Monats (§ 164 Abs. 1 S. 1 SGG) nach Zustellung des Urteils einzulegen, mit dem die Revision zugelassen ist (SG oder LSG) oder innerhalb dieser Frist nach Zustellung des zulassenden Beschlusses (SG oder BSG).

Die Revision bedarf der Schriftform und muß das angefochtene Urteil angeben sowie erkennen lassen, wer Revisionskläger und Revisionsbeklagter sein soll.

Ist die Sprungrevision im Urteil des Sozialgerichts zugelassen, ist die Zustimmung des Gegners der Revisionsschrift beizufügen (§ 161 Abs. 1 S. 3 SGG, s. Rz. 159).

8.4 Revisionsbegründung

172 Der Revisionskläger kann nur die Verletzung einer Rechtsnorm geltend machen, die in § 162 SGG genannt ist. An die tatsächlichen Feststellungen des angefochtenen Urteils, ist das Bundessozialgericht gebunden (§ 163 SGG).

In diesen Grenzen muß die Revision innerhalb der in § 164 Abs. 2 SGG **173** genannten Frist begründet werden. Diese Begründung muß zunächst einen bestimmten Antrag enthalten, aus dem sich der Anfechtungsumfang und das Revisionsziel ergeben. Nach § 164 Abs. 2 S. 3 SGG muß die Revisionsbegründung die verletzte Rechtsnorm bezeichnen. Dazu gilt im wesentlichen das, was schon zu der Nichtzulassungsbeschwerde gesagt wurde. Soweit eine Verletzung sachlichen Rechts gerügt wird, kann in der Revisionsbegründung auf die Begründung der Nichtzulassungsbeschwerde Bezug genommen werden. Dabei aber ist zu berücksichtigen, daß der Revisionskläger nicht auf die Gründe beschränkt ist, die er im Verfahren der Nichtzulassungsbeschwerde geltend gemacht hat. Deshalb muß für die Revisionsbegründung auch geprüft werden, auf welche zusätzlichen Gründe sich die Revision stützen soll. Dies ist in der Revisionsbegründung darzulegen. Soweit allerdings Verfahrensmängel gerügt werden, sind jedenfalls erneut die Tatsachen zu bezeichnen, aus denen sich der Mangel ableitet (BSG Urt. v. 24. 8. 1976 – 8 RU 152/75 SozR 1500, § 164 Nr. 3). Die Revision gegen ein Urteil des Sozialgerichts kann nicht auf Mängel des Verfahrens gestützt werden (§ 161 Abs. 4 SGG).

8.5 Revisionsentscheidung

Das Bundessozialgericht verwirft die Revision als unzulässig, wenn eine **174** der in § 169 S. 1 SGG genannten Zulässigkeitsvoraussetzungen fehlt (§ 169 S. 2 SGG). Stellt das Gericht dies bei der Entscheidungsvorbereitung fest, entscheidet es ohne mündliche Verhandlung durch Beschluß ohne Mitwirken der ehrenamtlichen Richter. Das Gericht kann aber auch mündlich verhandeln, sei es zur Zulässigkeit des Rechtsmittels oder zur Sache, und darauf unter Mitwirken der ehrenamtlichen Richter durch Urteil die Revision als unzulässig verwerfen.

Das Bundessozialgericht weist die Revision zurück, wenn sie unbegrün- **175** det ist (§ 170 Abs. 1 S. 1 SGG). Dies ist immer dann der Fall, wenn das Revisionsgericht mit dem Tenor des angefochtenen Urteils übereinstimmt, auch wenn es das Ergebnis der Vorinstanz nur aus anderen Gründen für gerechtfertigt hält.

Ist die Revision begründet, so entscheidet das Bundessozialgericht in der **176** Sache selbst (§ 170 Abs. 2 S. 1 SGG). Soweit es ihm möglich ist, trifft es eine den Rechtsstreit beendende Entscheidung. Ist ihm wegen fehlender tatsächlicher Feststellungen eine abschließende Entscheidung in der Sache nicht möglich, hebt es das angefochtene Urteil auf und verweist die Sache zur erneuten Verhandlung und Entscheidung zurück (§ 170

Reinhold 177

Abs. 2 S. 2 SGG). Die Sache wird an das Gericht zurückverwiesen, welches das angefochtene Urteil erlassen hat. Bei der Sprungrevision kann das Revisionsgericht die Sache auch an das Landessozialgericht zurückverweisen, das für die Berufung zuständig gewesen wäre (§ 170 Abs. 4 S. 1 SGG). Darüber hinaus kann das Bundessozialgericht an das Sozialgericht zurückverweisen, wenn schon sein Urteil mit einem Verfahrensfehler belastet war und das Landessozialgericht die Berufung dagegen verfahrensfehlerhaft zurückgewiesen hat, so daß das Landessozialgericht deshalb den Rechtsstreit seinerseits zur erneuten Verhandlung und Entscheidung an das Sozialgericht hätte zurückverweisen können (Meyer-Ladewig, a. a. O., § 170, Rz. 8). Das Gericht, an das die Sache zurückverwiesen wurde, hat bei seiner Entscheidung die rechtliche Beurteilung des Revisionsgerichts zugrunde zu legen (§ 170 Abs. 5 SGG).

Kapitel 6

Begründung des Widerspruchs und Abwehrstrategien des Arztes

1 Übersicht

In diesem Kapitel soll dargestellt werden, wie die erfolgversprechende 1 Begründung eines Widerspruchs aufgebaut werden muß. Hierbei soll insbesondere eine Übersicht über die häufigsten Praxisbesonderheiten, deren Darstellung und Quantifizierung gegeben werden.

Des weiteren sollen auch einige Präventionsstrategien erläutert werden, die Überschreitungen verhindern helfen und später die Voraussetzungen für eine effiziente Begründung schaffen. Sie sind damit auch als wichtige Information des Arztanwaltes an seinen Klienten zu verstehen.

2 Frist zur Begründungseinreichung

Die **Einlegung** des Widerspruchs ist grundsätzlich an die **1-Monats-Frist** 2 gebunden, § 84 Abs. 1 SGG.

Eine **Begründungsfrist** des Widerspruchs hingegen **existiert nicht.** Es 3 ergeht zwar vereinzelt von den Prüfgremien nach Einlegung des Widerspruchs die Aufforderung, daß der Widerspruch innerhalb von z. B. vier Wochen begründet werden soll, hierbei handelt es sich aber nicht um eine Ausschlußfrist nach deren Ablauf jegliches Vorbringen verspätet wäre. Tatsächlich ist der späteste Zeitpunkt die Begründung vorzulegen und darzustellen die mündliche Anhörung vor dem Prüfgremium. Aber: hinsichtlich **verspäteten Vorbringens** in Verwaltungs- und Gerichtsverfahren s. Kap. 5, Rz. 83 f.

3 Form der Begründung

Die Begründung unterliegt hinsichtlich der Form grundsätzlich **keinen** 4 **formellen Anforderungen,** d. h. der Widerspruchsführer kann seine Begründung frei, auch mündlich im Rahmen der Anhörung, was allerdings alleine nicht zu empfehlen ist, gestalten. Der Widerspruchsführer unterliegt insoweit auch keiner Seitenzahlbeschränkung oder Mindestseitenzahl, wie vereinzelt von Prüfgremien vorgetragen wurde.

4 Allgemeines zur Begründung

5   Eine der wichtigsten Voraussetzungen für den erfolgreichen Widerspruch ist die stringente Beachtung der einschlägigen Vorschriften des Sozialgesetzbuches, insbesondere des SGB V und X betreffend des Widerspruchsverfahrens, des Bundesmantelvertrages, des Honorarverteilungsmaßstabes, der Prüfvereinbarungen, des EBM, der Negativliste, der Richtlinien des Bundesausschusses Ärzte/Krankenkassen etc.

6   Der Widerspruch braucht grundsätzlich nicht begründet sein, auch muß er keinen Antrag enthalten. Dennoch werden Antrag und Begründung dringend empfohlen! Im Zweifel ist anzunehmen, daß der Betroffene eine Überprüfung in vollem Umfang begehrt (BSG SozR § 84 Nr. 7; BVerfG 40, 275). Es ist aber auch möglich, daß nur ein Teil der Maßnahme angegriffen werden soll, d. h. zum Teil die Unwirtschaftlichkeit anerkannt wird. Es empfiehlt sich aber im allgemeinen, daß die gesamte Maßnahme angegriffen wird. Es können Gründe vorliegen, aufgrund derer die Maßnahme rechtswidrig ist, die dem Widerspruchsführer aber zu diesem Zeitpunkt noch nicht bekannt sind.

7   Bei der Begründung sollten **keine allgemeinen Floskeln oder unsubstantiierte Sätze** benutzt werden, da damit das Ziel, nämlich die Aufhebung der Maßnahme nicht erreicht werden kann. Begreiflich ist auch, daß der ein oder andere Widerspruchsführer nach Erhalt der Maßnahme seine ganze „Wut" loswerden will. Dies jedoch in Form der Begründung „abzureagieren" ist oftmals für den Widerspruchsführer im Verfahren nicht vorteilhaft und führt zu einer Verhärtung der Fronten mit den Prüfgremien. Es ist daher dringend anzuraten, daß ein fairer und sachlicher Stil verwandt wird.

8   Weiter sollte auch unbedingt darauf geachtet werden, daß **keine Behauptungen** aufgestellt werden, die leicht widerlegbar sind und sich insbesondere schon aus der Statistik widerlegen lassen. Dies macht den Prüfgremien eine Gegenargumentation leicht und verhindert, daß diese sich möglicherweise mit den entscheidenden Aspekten auseinandersetzen.

5 Beweisregeln im Verfahren

Die Beweisregeln im Verfahren sind insoweit für den Arzt von Bedeu- 9
tung, da sie entscheidend sind für die Fragen, welcher Sorgfalt in der
Begründung genüge getan werden und wie detailliert die Darstellung
erfolgen muß. Hinsichtlich Nachschiebens von Gründen, Präklusion,
Amtsermittlung, Beweisführungslast und objektiver Beweislast – vor
allem im Gerichtsverfahren – s. Kap. 5, Rz. 63 ff.

5.1 Streubreite

Aufgrund von statistischen Ungenauigkeiten und sonstigen Effekten 10
rechtfertigt ein Überschreitungswert bis zu **20 % Überschreitung des
Fachgruppendurchschnitts** nicht den Anschein der unwirtschaftlichen
Handlungsweise. Sollen Kürzungen oder Regresse im Bereich der Streubreite erfolgen, liegt die **Beweislast für die Unwirtschaftlichkeit des
Arztes bei den Prüfgremien,** so daß diese den Nachweis der Unwirtschaftlichkeit nur durch eine Einzelfallprüfung erbringen können.

Bei Kürzungen oder Regressen in diesem Bereich ist nur auf die konkret 11
vorgebrachten Vorwürfe zum Einzelfall einzugehen. Es ist auf den Einzelfall bezogen medizinisch zu argumentieren. Die Dokumentation des
Arztes ist Grundlage hierfür und Beweismittel! In der Regel ist jedoch
davon auszugehen, daß weder eine Antragstellung seitens der Krankenkassen noch der KVen erfolgen wird, so daß Prüfmaßnahmen eine Rari-
tät darstellen.

5.2 Übergangszone

Befindet sich der Überschreitungswert im Bereich **zwischen 20 und 50 %** 12
Überschreitung des Durchschnittswertes der Vergleichsgruppe, so handelt es sich um die sog. Übergangszone. In diesem Bereich obliegt ebenfalls den **Prüfgremien die Beweislast** für die Unwirtschaftlichkeit. Es
besteht zwar zunächst der Verdacht der Unwirtschaftlichkeit, eine ausreichende Verdichtung dieses Verdachtes hat sich jedoch noch nicht
ergeben. Den Prüfgremien wird insoweit aber eine **Beweiserleichterung**
gewährt, als eine beispielhafte Prüfung von repräsentativen Einzelfällen
durchgeführt werden kann (BSG v. 9. 6. 1982 6 RKa 1/81).

Entscheidend ist weiter, daß es sich auch bei dieser „Einzelfallprüfung" 13
nach wie vor um eine Prüfung nach Durchschnittswerten und nicht um
eine wirkliche Einzelfallprüfung handelt. Dies muß auch seitens der
Prüfgremien im Bescheid deutlich gemacht werden, da sonst der
Bescheid mangels einer ausreichenden Begründung rechtswidrig ist.

14 Der Arzt muß, wie unter Kap. 5, Rz. 1 ausgeführt, auf die Vorhaltungen eingehen und diese entkräften. Für diesen Bereich gilt, daß Prüfungen eher die Ausnahme sind, da die Prüfgremien den erheblichen Aufwand scheuen.

5.3 Offensichtliches Mißverhältnis

15 Anders als bei der sog. Streubreite und der Übergangszone verhält sich die Beweislage beim sog. offensichtlichen Mißverhältnis:

Der Begriff des offensichtlichen Mißverhältnisses beschreibt den Grad an statistischer Abweichung, bei dem sich die Mehrkosten regelmäßig nicht mehr durch Unterschiede in der Patientenstruktur und den Behandlungsnotwendigkeiten erklären lassen und bei dem deshalb auf eine unwirtschaftliche Behandlungsweise als Ursache der erhöhten Aufwendungen im Sinne eines Anscheinsbeweises geschlossen werden kann.

16 Ab welchem Überschreitungsprozentsatz diese Voraussetzung erfüllt ist, läßt sich wegen der unterschiedlichen Struktur und Homogenität der verschiedenen Vergleichskollektive nicht für alle Fälle einheitlich beantworten. Den fachkundig besetzten Prüfungseinrichtungen wird insoweit ein gewisser Beurteilungsspielraum zugebilligt und Grenzziehungen bei einer **Fallwertüberschreitung um 50 %** (BSG SozR 2200 § 368n Nr. 31) bzw. um einen Wert zwischen 40 und 60 % (BSG ArztR 1989, 21) werden als vertretbar angesehen.

17 Zu berücksichtigen ist in diesem Zusammenhang, daß sich diese Urteile auf einen Gesamtleistungsvergleich beziehen und nicht unbesehen auf Fälle übertragen werden können, in denen nur die Werte einer bestimmten Leistungssparte oder gar nur Ansätze bestimmter Leistungspositionen miteinander verglichen werden. Die mit einem Sparten- oder Einzelleistungsvergleich verbundenen statistischen Risiken nötigen aber dazu, die Festlegung nicht schematisch vorzunehmen, sondern sich zuvor Rechenschaft über die Strukturen und das tatsächliche Behandlungsverfahren innerhalb des speziellen, engen Leistungsbereichs zu geben, um die Eignung der Vergleichsgruppe und den Aussagewert der gefundenen Vergleichszahlen beurteilen zu können (BSG ArztR 1992, 334).

Als „Richtschnur" für das offensichtliche Mißverhältnis sollte der Bereich um die 50 % angesehen werden.

18 Unabhängig von der Frage, wo das offensichtliche Mißverhältnis beginnt, stellt sich weiter die Frage, welche Konsequenzen mit dem offensichtlichen Mißverhältnis verbunden sind: Befindet sich der Arzt im offensichtlichen Mißverhältnis, so führt dies dazu, von einer **Vermutung der Unwirtschaftlichkeit** zu sprechen. Hierbei handelt es sich um einen sogenannten Anscheinsbeweis (prima facie), der zwar grundsätzlich eine bloße Beweiserleichterung, nicht aber eine Beweislastumkehr zugunsten der Prüfgremien darstellt, in bezug auf die Wirtschaftlichkeitsprüfung aber wohl doch eher einer Beweislastumkehr gleichkommt: Der Anscheinsbeweis setzt voraus, daß ein Tatbestand feststeht, bei dem der behauptete ursächliche Zusammenhang oder das behauptete Verschulden typischerweise gegeben ist, bei dem die Regeln des Lebens und die Erfahrungen regelmäßig auf einen bestimmten Verlauf hinweisen und so sehr das Gepräge des Üblichen und Gewöhnlichen tragen, daß die besonderen Umstände des einzelnen Falles in ihrer Bedeutung zurücktreten. Der Arzt kann diesen Anscheinsbeweis erschüttern, indem er konkrete Tatsachen behauptet und nötigenfalls beweist, aus denen sich die ernsthafte Möglichkeit eines vom gewöhnlichen abweichenden Verlaufs, einer anderen Ursache ergibt (Thomas/Putzo, Zivilprozeßordnung § 286 Rz. 12 f.). Hierzu führt das BSG jedoch aus, „dazu genügt es aber nicht, daß der Arzt die Tatsachen, aus denen sich der atypische Verlauf ergeben soll, lediglich behauptet; diese Tatsachen müssen vielmehr bewiesen werden. Gelingt es den zur Amtsermittlung verpflichteten Prüfungsinstanzen und Gerichten trotz Ausschöpfung der zur Verfügung stehenden Erkenntnisquellen nicht, den Beweis zu erbringen, so geht dies zu Lasten des Arztes. Er hat nach dem Grundsatz der objektiven Beweislast den Nachteil zu tragen, wenn sich nicht feststellen läßt, daß eine Praxis Besonderheiten aufweist, die geeignet sind, den durch das offensichtliche Mißverhältnis prima facie erbrachten Beweis der Unwirtschaftlichkeit in Zweifel zu ziehen" (BSG ArztR 1992, 334). Derartige Besonderheiten sind Praxisbesonderheiten oder mit dem Mehraufwand in Zusammenhang stehende kompensatorische Einsparungen.

6 Einwendung des Arztes im Widerspruchsverfahren

6.1 Allgemeines

„Aus der Rechtspflicht des Arztes, seine Leistungen in wirtschaftlicher **19** Weise zu erbringen, folgt auch die Verpflichtung, die sich auf ihn beziehenden (,arztbezogenen') Prüfungen sowohl zu dulden als auch helfend mitzutragen. Der geprüfte Arzt ist nicht nur reflexhaft als deren bloßes Objekt der Prüfung ausgesetzt, er hat bei ihr durch Vorlage der betreffenden Unterlagen und durch entsprechende Hinweise und Erläuterungen selbst mizuwirken. Seine Rechtspflicht wird weder dadurch ausgeschlossen, daß er aktiv zur Mitwirkung gegenüber behördlichen Prüfungspflichten verpflichtet ist, noch dadurch, daß es dabei um bloße Folgewirkungen seiner Rechtspflicht zum wirtschaftlichen Handeln geht. Denn auch eine bloße Mitwirkungspflicht kann vom Anspruchsberechtigten eingeklagt werden, und eine Rechtspflicht hört nicht deshalb auf, eine Rechtspflicht zu sein, weil sie sich aus einer übergeordneten Rechtspflicht herleiten läßt. Indem die Prüfgremien die Wirtschaftlichkeitsprüfung vornehmen, zu der sie gesetzlich verpflichtet sind, erfüllen sie zwar den Auftrag des Gesetzgebers. Das schließt aber nicht aus, daß den bei der Umsetzung und Konkretisierung dieses Auftrages betroffenen Arzt als Prüfungsunterworfenen eine rechtliche Verpflichtung zur Duldung und Mitwirkung trifft" (BSG v. 31. 7. 1991 6 RKa 18/90). Dieser Mitwirkungspflicht genügt der Arzt durch den Vortrag seiner Einwendungen.

6.2 Formelle Einwendungen

20 Die formellen Einwendungen sind zwar überwiegend von Amts wegen zu prüfen, sollten jedoch bei Vorliegen trotzdem vorgetragen werden.

Zur Vermeidung von Wiederholungen werden hier nicht alle formellen Einwendungen dargestellt, sondern im übrigen auf die Ausführungen des Kap. 5, Rz. 90 ff. verwiesen.

6.2.1 Prüfmethode

21 Als formelle Einwendung gegen den ergangenen Bescheid sollte geprüft werden, ob die von dem Prüfgremium angewandte Prüfmethode die rechtmäßige war oder ob zu unrecht die falsche Prüfmethode eingesetzt wurde.

22 Aus der Verpflichtung zur umfassenden Sachverhaltsaufklärung, § 20 Abs. 1 SGB X, folgt, daß die Prüfinstanzen bei der Ermittlung des Sachverhalts nicht auf die dargestellten Beweismethoden beschränkt sein können. Sie sind vielmehr berechtigt, **alle zulässigen Erkenntnisquellen** heranzuziehen, die über die Ermittlung von Hilfstatsachen Schlüsse auf die Wirtschaftlichkeit/Unwirtschaftlichkeit der Behandlungsweise eines Arztes zulassen. Dazu zählt z. B. der Vergleich verschiedener Abrechnungsquartale eines Arztes miteinander, das Erstellen von Tagesprofilen anhand der abgerechneten Leistungen und auch eine eingeschränkte Einzelfallprüfung.

Bei der **eingeschränkten Einzelfallprüfung** untersuchen die Prüfinstan- 23
zen – ebenfalls regelmäßig unter Heranziehung von sachverständigen
Ärzten – Behandlungsfälle eines Arztes aufgrund von dessen Behandlungsangaben und Behandlungsunterlagen. Die strenge Einzelfallprüfung unterscheidet sich von der eingeschränkten demnach dadurch, daß
bei der letzteren der Prüfung der Behandlungsweise die Indikationsbeurteilung des geprüften Arztes zugrunde gelegt wird. Es handelt sich
damit nicht um eine „wirkliche" Einzelfallprüfung, sondern im Kern um
eine bloße Schlüssigkeitsprüfung. Entgegen der in der oben aufgeführten Entscheidung des BSG (BSGE 62, 18, 20) anklingenden Tendenz ist
sie nicht von vornherein unzulässig. Sie kommt – nur – dann als geeignete Beweismethode in Betracht, wenn aussagekräftigere Beweismittel
und -methoden nicht (mehr) zur Verfügung stehen. Das Ergebnis einer
eingeschränkten Einzelfallprüfung ist in seiner Aussagefähigkeit ebenfalls begrenzt. Da bei ihr die Angaben des zu prüfenden Arztes der Prüfung zugrunde gelegt werden, kann mit ihr zwar nicht der Nachweis der
Wirtschaftlichkeit geführt werden, die Ergebnisse können aber geeignete
Grundlagen einer wertenden Entscheidung der Prüfgremien sein, daß
die Behandlung eines Arztes unwirtschaftlich ist.

Ist die Methode in den aufgezeigten Grenzen an sich geeignet, Feststel- 24
lungen über die Unwirtschaftlichkeit der Behandlungsweise eines Arztes zu treffen, so gilt dies unter bestimmten Voraussetzungen auch für
die sog. **Einzelfallprüfung mit Hochrechnung**. Es handelt sich dabei um
die auf einen Teil der Behandlungsfälle eines Arztes in einem Quartal
bezogene eingeschränkte Einzelfallprüfung, aus deren Ergebnissen auf
die gesamten Behandlungsfälle des Abrechnungsquartals geschlossen
wird. Es ist insoweit allerdings nicht Aufgabe der Gerichte, sondern vielmehr die der Verwaltungsbehörden, die ihre Entscheidung auf die mit
dieser Methode gewonnenen Beweisergebnisse stützen wollen, die
Geeignetheit dieser Methode und deren Voraussetzung darzulegen und
nachzuweisen.

Auf der Grundlage der vorliegenden Erkenntnisse läßt sich grundsätz- 25
lich feststellen, daß die eingeschränkte Einzelfallprüfung mit anschließender Hochrechnung auf das Gesamtergebnis als Beweismethode zur
Feststellung der Unwirtschaftlichkeit der Behandlungsweise und des
Umfangs der Unwirtschaftlichkeit geeignet ist; denn bei ihr wird, ausgehend von gesicherten Tatsachenfeststellungen, eine statistische Wahr-
scheinlichkeitsrechnung vorgenommen. Diese statistische Methode
zählt zu den Mitteln logischer Schlußfolgerungen, die im Kassenarztrecht ebenso wie in anderen Rechtsbereichen der Beweisermittlung

zugrunde gelegt werden können. Als Grundlage von Maßnahmen der Wirtschaftlichkeitsprüfung setzt auf einen bestimmten Teil der Behandlungsfälle begrenzte – eingeschränkte – Einzelfallprüfung mit Hochrechnung voraus, daß sich bei der Überprüfung eine ständige wiederkehrende Verhaltensweise des Arztes feststellen läßt, die von den Prüfungsgremien als unwirtschaftlich beurteilt wird. Um eine mathematisch-statistisch verwertbare Aussage über die gleichgelagerte Verhaltensweise des Arztes zu erhalten, ist es sachgerecht und daher geboten, pro Quartal und Kassenbereich einen prozentualen Anteil von mindestens 20 % der abgerechneten Fälle, der jedoch zugleich mindestens 100 Behandlungsfälle umfassen muß, zu überprüfen. Es muß dabei sichergestellt sein, daß die so zu prüfenden Einzelfälle nach generellen Kriterien ermittelt werden.

26   Der bei dieser Prüfung ermittelte unwirtschaftliche Behandlungsumfang kann auf die Gesamtheit der Fälle hochgerechnet werden. Wegen der mit der Methode der Einzelfallprüfung mit Hochrechnung einhergehenden Unsicherheit bei der Feststellung des Gesamtumfanges von unwirtschaftlichen Behandlungsmaßnahmen darf der so ermittelte Gesamtbetrag nicht als Kürzungsbetrag ausgewiesen werden. Es ist hiervon vielmehr ein **Sicherheitsabschlag von 25 %** des als unwirtschaftlich ermittelten Gesamtbetrages vorzunehmen. Auf der Grundlage der bisher vorliegenden mathematisch-statistischen Erkenntnisse begegnet es danach keinen Bedenken, wenn die so festgestellten unwirtschaftlichen Behandlungskosten der Kürzung zugrunde gelegt werden. Ergänzend ist darauf hinzuweisen, daß die – wie bei der Einzelfallprüfung ohnehin erforderlich – Unwirtschaftlichkeit im Einzelfall anhand jedes geprüften Behandlungsfalles zu belegen ist. Dies kann z. B. dadurch geschehen, daß die Prüfberichte der Prüfärzte, auf die sich die Prüfinstanzen bei der Feststellung der Unwirtschaftlichkeit stützen, zum Inhalt eines Honorarkürzungsbescheides gemacht werden (BSG v. 8. 4. 1992 6 RKa 27/90).

27   Haben die Prüfgremien als in diesem Sinne nicht das ihrerseits Erforderliche getan, so sollte der Arzt dies unbedingt im Rahmen seiner Begründung vorbringen.

6.2.2 Fallzahl

28   Grundsätzlicher Faktor bei der Berechnung von Durchschnitten bei der Prüfung nach Durchschnittswerten gem. § 106 Abs. 1 S. 1 Nr. 1 SGB V ist die Fallzahl. Im Zusammenhang mit der Fallzahl wird dann häufig vorgetragen, daß eine kleine Fallzahl vorliegt und deshalb die statistischen

Werte nicht aussagekräftig wären. Es muß darauf hingewiesen werden, daß die Bildung/mathematische Errechnung des Fallwertes an sich nach dem SGB V nicht (mehr) unter dem Zulässigkeitserfordernis einer bestimmten Mindestfallzahl steht (Spellbrink, Wirtschaflichkeitsprüfung im Kassenarztrecht nach dem Gesundheitsstrukturgesetz Rz. D 439).

Andererseits führt das BSG aus, daß die Wirtschaftlichkeitsprüfung **29** anhand eines statistischen Vergleichs auf Fallzahlen angewiesen ist, durch die eine **Statistik** erst **aussagekräftig** wird (BSGE 60, 69). Fallzahlen von 56, 13 oder 11 Fällen wurden dementsprechend dann auch insoweit beanstandet, als keine Aussagekraft mehr vorhanden sei (SG Hannover v. 11. 8. 1993 S 21 Ka 139/90).

Im übrigen wird auf die weiteren Ausführungen im Rahmen der Praxisbesonderheiten (Rz. 36 ff.) verwiesen.

6.2.3 Begründung des Bescheides

Das Begründungserfordernis des Bescheides wird in der Praxis oft miß- **30** achtet. Dies dürfte nicht zuletzt daran liegen, daß die Bescheide der Prüfgremien vielfach „nicht von Juristen gefertigt werden, sondern von Verwaltungsfachleuten oder von Ärzten, die in der Abfassung nachvollziehbarer schriftlicher Darlegungen nicht geübt sind und solche Anforderungen eher als formalistisch und nicht einleuchtend empfinden". Die gelegentliche Meinung mancher Gremien, daß für sie und auch für die Beteiligten, die an der zugrunde liegenden Ausschußverhandlung teilgenommen hätten, erkennbar und nachvollziehbar sei, wie sie zu der Entscheidung gekommen wären, macht die schriftliche Darlegung nicht entbehrlich. „Auch ein schriftliches Protokoll über die Ausschußsitzung mit detaillierter Wiedergabe aller pro und contra vorgebrachten Argumente macht die schriftliche Begründung im Bescheid selbst nicht entbehrlich" (Clemens in: Schulin, Handbuch des Sozialversicherungsrechts, Bd. 1, § 35, Rz. 47).

Die Prüfungseinrichtungen haben zwar eine gewisse Freiheit hinsicht- **31** lich der Entscheidungen, hinsichtlich der Abfassung der Beschlußbegründung besteht aber keine solche Freiheit. Im Gegenteil: Je größer der Entscheidungsspielraum ist, desto höher sind die Anforderungen an die Beschlußbegründung. Beruht die Prüfentscheidung wie bei der Festsetzung der Regreßbeträge oder Honorarkürzungen auf einer Wahl unter mehreren Möglichkeiten, kann sie ohne ausreichende Begründung leicht als willkürlich empfunden werden. So bezeichnet das BSG die Begründungspflicht „als Korrektiv zu den weitgehenden Entscheidungsspielräumen" der Prüfinstanzen innerhalb der in den Wirtschaftlichkeitsprüfverfahren zugestandenen Ermessens- und Beurteilungsspielräumen (BSG vom 31. 7. 1991 6 RKa 12/89).

32 Deshalb ist die Entscheidung so zu begründen, daß der betroffene Arzt in die Lage versetzt wird, sich gegenüber dem Vorwurf der Unwirtschaftlichkeit sachgemäß zu verteidigen. Diese Verpflichtung umfaßt dementsprechend sowohl die **Angabe der Prüfmethode wie auch die Quantifizierung von Praxisbesonderheiten.** Insoweit genügen jedenfalls Ausführungen wie z. B. „der Prüfungsausschuß hat bei seiner Entscheidung die gesamte Tätigkeit des Arztes, bisher geltend gemachte Gesichtspunkte sowie Vorentscheidungen der Prüfinstanzen berücksichtigt, ..." ohne weitere Ausführungen nicht.

6.2.4 Ermessen

33 Grundsätzlich muß von den Prüfgremien festgelegt werden, in welcher Höhe Kürzungen oder Regresse ausgesprochen werden. Dies stellt keine Entscheidung zwischen mehreren gleichwertigen Möglichkeiten dar, sondern zielt darauf ab, den wahren Sachverhalt möglichst treffend zu ermitteln (BSG v. 27. 11. 1959 6 RKa 4/58). Das bietet zwar den Prüfgremien grundsätzlich einen gewissen Spielraum bei ihren Entscheidungen, gewährt aber keine Freiheit auf willkürliche Entscheidungen, denn das sog. pflichtgemäße Ermessen kann dann auch überprüft werden.

34 Insbesondere im Zusammenhang mit dem pflichtgemäßen Ermessen ist zu überprüfen, ob das Ermessen gleichmäßig ausgeübt wird. Das wird regelmäßig dann nicht der Fall sein, wenn die Prüfgremien in verschiedenen Quartalen unterschiedlich hohe Restüberschreitungen durch die Prüfmaßnahme festgesetzt haben. Eine derartige unterschiedliche Ausübung müßte von den Prüfgremien näher begründet werden (BSG v. 1. 3. 1979 6 RKa 4/78).

6.3 Materielle Einwendungen

35 Im Rahmen der materiellen Einwendungen müssen Praxisbesonderheiten und kausal bedingte Einwendungen seitens des Arztes vorgetragen werden.

6.3.1 Praxisbesonderheiten

6.3.1.1 Allgemeines

36 Mit dem Begriff der Praxisbesonderheit wird im Sinne einer individuellen Wirtschaftlichkeitsprüfung ein **Korrektiv zur statistischen Wirt-**

schaftlichkeitsprüfung geschaffen, das dem individuellen Behandlungsauftrag des Arztes (§§ 27 Abs. 1, 28 Abs. 1 SGB V) Rechnung tragen soll. Eine schematische Honorarkürzung wäre nicht mit der Regel (§ 85 Abs. 4 S. 4 SGB V) zu vereinbaren, daß eine Verteilung der Gesamtvergütung nach Art und Umfang der Leistungen und nicht allein nach der Zahl der Behandlungsfälle erfolgen soll (Jörg, Das neue Kassenarztrecht, Rz. 465).

Praxisbesonderheiten sind also Tatsachen, die als gegeben und sinnvoll **37** anerkannt werden, deren Ursächlichkeit für den erhöhten Kostenaufwand festgestellt ist, die nicht zur Bildung einer besonderen Vergleichsgruppe Anlaß geben, sondern zur **Zuerkennung eines höheren Fallwertes** (WKR 6.6. S. 2).

Praxisbesonderheiten können grundsätzlich nur solche sein, die **von** **38** **außen auf die Praxis einwirken** und dadurch den Arzt zu einem bestimmten Handeln veranlassen. Keine Praxisbesonderheiten liegen dagegen vor, wenn ein Vertragsarzt spezielle Leistungen erbringt oder erbringen kann, diese jedoch für die beanstandete Überschreitung nicht verantwortlich sind.

In diesem Zusammenhang hat dann das BSG auch ausgeführt, medizinische Apparate, insbesondere medizinische Laboratorien, können zu **39** einer ausgedehnten Nutzung und zu routinemäßigen Untersuchungen verleiten. Ein (bloßer) Vergleich mit Ärzten, die über die gleiche apparative Ausstattung verfügen, wäre daher wenig aussagekräftig. Außer der Berücksichtigung des Fachgebietes und weiterer Spezialisierungen ist daher ein Rückgriff auf die Krankheitserscheinungen der Patienten erforderlich (BSG v. 9. 5. 1985 6 RKa 32/84).

Zusammengefaßt bedeutet dies, daß Praxisbesonderheiten solche sind, **40** die von außen auf die Praxis einwirken und vom Arzt nicht verändert werden können. Keine Praxisbesonderheiten sind Leistungen, die der Arzt aufgrund persönlicher Vorliebe oder Qualifikation vorhält und anwendet, ohne daß die Patientenklientel dies durch entsprechende Indikation rechtfertigt (Ehlers, Die Wirtschaftlichkeitsprüfung im Vertragsarztrecht, Teil 4.1 S. 1).

Damit bestimmte Gruppen ärztlicher Leistungen (oder auch Verordnun- **41** gen) überhaupt als bei der Wirtschaftlichkeitsprüfung zu berücksichtigende Praxisbesonderheiten anerkannt werden können, müssen sie entweder ihrer Art nach für die Arztpraxen der Vergleichsgruppe atypisch sein oder von ihrer Häufigkeit in der geprüften Arztpraxis her so wesentlich über ihrem durchschnittlichen Anteil in den Praxen der Vergleichsgruppe liegen, daß allein die große Zahl im Ergebnis ein (spezifisches) Merkmal der betreffenden Arztpraxis darstellt. Zu ihrer Darlegung genügt es deshalb nicht, wenn bestimmte Leistungen der geprüften Arztpraxis bloß als besonders kostenaufwendig herausgestellt werden. Vielmehr muß substantiiert dargetan werden, inwiefern sich die Praxis gerade in bezug auf diese Merkmale im angeführten Sinn von den anderen Praxen der Fachgruppe unterscheidet (BSG v. 12. 10. 1994 6 RKa 6/93).

42 Darauf hingewiesen werden muß, daß die nachfolgend aufgeführten Praxisbesonderheiten keine abschließende Aufzählung enthalten, sondern lediglich die häufigsten Praxisbesonderheiten darstellen. In der Praxis des Arztes können ganz individuelle Praxisbesonderheiten vorliegen, die möglicherweise in keiner anderen Praxis vorkommen. Ausgehend von den Überschreitungen sollte sich der Arzt deshalb ganz genau fragen, wie diese Überschreitungen zustande kommen und was die Ursache hierfür sein kann.

6.3.1.2 Neue Patienten/Anlaufpraxis

43 Bei vielen neuen Patienten, wie sie typischerweise gerade in der Anlaufphase einer Praxis gehäuft vorkommen, kommt der Arzt um eine vermehrte Abrechnung von insbesondere diagnostischen Leistungen aber auch anderen Leistungen nicht herum. Ein Arzt, der auf langjährige Erfahrungen mit dem einzelnen Patienten zurückblicken kann, muß umfangreiche Diagnostik in der Regel nicht mehr durchführen.

Läßt sich der Arzt dann auch noch in einem bisher unterversorgten Gebiet nieder, kann es auch durch diesen Umstand verstärkt zu einer erhöhten Abrechnung kommen.

Das BSG hat daher sowohl die Anlaufpraxis als auch die vorangegangene Unterversorgung als Besonderheit anerkannt.

44 Hiervon zu unterscheiden ist jedoch das bloße Argument, daß der Arzt **Praxisanfänger** ist und deshalb nicht genug Erfahrung mit sparsamer Behandlung oder genug Kenntnisse der Behandlungskosten hat. Dieses Vorbringen kann grundsätzlich vom Ausschuß nur „wohlwollend" berücksichtigt werden. Eine Praxisbesonderheit stellt dies nicht dar, denn auch der Anfänger ist dem Wirtschaftlichkeitsgebot unterworfen (BSG SozR 2200 § 368 n Nr. 44).

6.3.1.3 Schwere Fälle

45 Verschiedene Behandlungsfälle verursachen einen unterschiedlich hohen Kostenaufwand. Aus diesem Grunde wird regelmäßig in Begrün-

dungen auf das Vorhandensein „schwerer Fälle" hingewiesen. Multi-morbide, chronisch und schwer kranke Patienten tragen maßgeblich zur Erhöhung des Gesamtfallwertes und der Verordnungskosten bei.

Grundsätzlich ist hierzu anzumerken, daß das Vorhandensein von **46** schweren Fällen **nicht immer** als Praxisbesonderheit zu werten ist, da es in jeder Praxis schwere Fälle gibt. Unterschiede im Krankengut werden insoweit durch die Offensichtlichkeit des Mißverhältnisses zwischen den Durchschnittswerten des Arztes und der Vergleichsgruppe abge-deckt. Praxisbesonderheiten können daher nur solche Umstände sein, die **außerhalb des Streuungsbereiches** statistisch erfaßter Fälle liegen (BSG v. 9. 11. 1982 6 RKa 16/82, 23/82). Ebenso brauchen die Prüfgremien auf schwere Fälle nicht eingehen, wenn keine Anhaltspunkte dafür vor-liegen, daß es sich insoweit um einen Praxisumstand handelt, der sich von dem der verglichenen Ärzte wesentlich abheben würde (BSG v. 9. 5. 1985 6 RKa 8/84).

Somit muß der Arzt das Vorliegen schwerer Fälle und ihre außerge- **47** wöhnliche Häufung inklusive der Tatsache, daß diese Fälle besonders aufwendig sind, nachweisen.

Eine Aufzählung aller „schweren Fälle" ist nicht möglich. Anerkannt **48** worden sind aber bislang Erkrankungen wie Arthrose, Lungenenphy-seme, Asthma, Krebs, schwere dekompensierte Herzinsuffizienzen, fri-sche und alte Verletzungen (BSG v. 29. 5. 1962 6 RKa 24/59), Multiple Sklerose (SG Hannover v. 13. 1. 1977 S 10 Ka 3/69), Diabetes (SG Mün-chen v. 10. 8. 1972 S 29 Ka 108/71), chronische Lebererkrankungen (SG Hannover v. 4. 9. 1974 S 10 Ka 36/73), rachitische Erkrankungen (SG Frankfurt v. 23. 10. 1974 S 5 Ka 5/74), schwere Osteoporose (SG Hannover v. 4. 12. 1974 S 10 Ka 4/74), Schilddrüsenerkrankungen (SG Mainz v. 27. 9. 1978 S 2 Ka 11/78) und chronische Bronchitis (SG Hannover v. 27. 1. 1981 S 10 Ka 86/79).

Abschließend sei hierzu jedoch angemerkt, daß der Arzt nur selbst auf- **49** grund des Einzelfalles entscheiden kann, ob ein „schwerer Fall" vorliegt oder nicht. Insoweit sollte er sich nicht von der Diagnose alleine beein-flussen lassen. Entscheidend ist, ob der einzelne Fall zu einem **Mehrauf-wand** führt und ob diese Einzelfälle in der Praxis gehäuft vorkommen. Nur dann kann dies als Praxisbesonderheit berücksichtigt werden.

6.3.1.4 Niedrige Fallzahl

Die Tatsache, daß der Arzt weniger Patienten behandelt als seine Kolle- **50** gen ist noch kein Grund für die Annahme, daß er auch geringe interne

Ausgleichsmöglichkeiten für besondere Fälle hatte oder ein besonderes Patientengut. Es ist statistisch zumindest genauso wahrscheinlich oder unwahrscheinlich, daß er dieselbe Patientenstruktur aufweist wie seine Kollegen der Vergleichsgruppe, eben nur mit einer geringeren Anzahl an Patienten. Der Arzt darf sich also nicht damit begnügen, lediglich vorzutragen, er habe sehr wenige Patienten. Zusätzlich muß er die Abweichung innerhalb des Patientengutes dartun, die in Verbindung mit den niedrigen Fallzahlen dazu führt, daß sein Fallwert hochgetrieben wird, weil die spezifischen Fälle/Patienten nicht durch eine große Zahl ausgeglichen werden können (Spellbrink, a. a. O., Rz. 661).

6.3.1.5 Überweisungsfälle

51 Von Fachärzten wird immer wieder geltend gemacht, daß die Überschreitungen durch Überweisungen verursacht würden. Entscheidend für die Homogenität der Vergleichsgruppe ist diese Tatsache in der Regel jedoch nur dann, wenn entweder Fachgebiete vorliegen, in denen die Ärzte der Vergleichsgruppe sowohl hausärztlich als auch rein fachärztlich tätig sind, bzw. bei Fachärzten, die hochspezialisiert sind und deshalb Leistungen erbringen, die in der Regel von den Kollegen der Fachgruppe nicht erbracht werden.

52 Bei einer geltend gemachten Praxisbesonderheit, die auf Überweisungen zurückgeführt werden soll, ist zunächst zu unterscheiden zwischen **ungezielten Überweisungen** und **gezielten Überweisungen:**

53 Ungezielte Überweisungen unterscheiden sich strukturell nicht wesentlich von einem Primärfall und stellen auch für den Facharzt einen neuen, eigenständigen Behandlungsfall dar. Es kann daher nicht generell davon ausgegangen werden, daß ein solcher ungezielter Überweisungsauftrag teurer sein muß als die Diagnose und Behandlung von Primärpatienten. Anders ist der Fall zu behandeln, wenn der Facharzt gezielte Überweisungsaufträge erhält. Hier muß der Facharzt aufgrund der Überweisung durch den Zuweiser eine bestimmte Behandlung oder diagnostische Leistung durchführen, ohne letztlich für deren Anordnung und Durchführung verantwortlich zu sein (Spellbrink, a. a. O., Rz. 674 ff.).

54 Fachgebiete, in denen sowohl eine hausärztliche als auch eine spezialisierte Tätigkeit möglich ist, können unter Umständen dazu führen, daß sich in der einen Praxis das Patientenklientel überwiegend aus überwiesenen Patienten zusammensetzt und in der anderen Praxis ein überwiegender Primärscheinanteil besteht. Diesem Umstand ist dann mögli-

cherweise dadurch Rechnung zu tragen, daß der Anteil an überwiesenen Patienten als Praxisbesonderheit zu berücksichtigen ist. Soweit einem Vertragsarzt von anderen Vertragsärzten Patienten zu einer nach Art und Umfang von dem anderen Arzt festgelegten Behandlung überwiesen werden, hängt die Wirtschaftlichkeit nicht von seinen Entscheidungen ab. Diese Fälle sollten nach Möglichkeit aus der Wirtschaftlichkeitsprüfung herausgenommen werden (BSG v. 19.11.1985 6 RKa 13/84).

Ebenso kann sich dann auch die Bedeutung eines hohen Anteils von   55
Überweisungsscheinen für die Beurteilung der Wirtschaftlichkeit der Behandlungsweise daraus ergeben, daß eine eindeutige Abhängigkeit zwischen dem Verhältnis Überweisungsschein/Primärschein und dem Prozentsatz der Überschreitung beim Gesamthonorar festzustellen ist (LSG Rheinland-Pfalz v. 18. 1. 1980 L 6 Ka 5/79).

6.3.1.6 Ausländeranteil

Ausländeranteile im Klientel führen in der Regel **eher nicht** zu einer Pra-   56
xisbesonderheit.

Es wurde anerkannt, daß ausländischen Patienten aufgrund von Sprach-   57
barrieren und bei fremder Umgebung u. U. mehr Leistungen erbracht werden müssen (SG Mainz v. 16. 1. 1980 S 2 Ka 25/79). Dies kann jedoch nur den Fallwert erhöhen, wenn auch medizinisch mehr Leistungen oder Verordnungen indiziert sind.

Insoweit kann wohl nur von einer derartigen Praxisbesonderheit ausgegangen werden, wenn in diesem Ausländeranteil für die Bundesrepublik ungewöhnliche Erkrankungen zu finden sind und dies beispielsweise erhöhte Laboruntersuchungen oder andere diagnostische Maßnahmen notwendig macht. Im übrigen führt der Ausländeranteil in der Regel wohl eher nicht zu einer Praxisbesonderheit.

6.3.1.7 Spezialisierung

Die Spezialisierung des einzelnen Arztes kann für sich alleine gesehen   58
keine Praxisbesonderheit darstellen. Zwar hat das BSG in diesem Zusammenhang entschieden, daß die **Homogenität** der Behandlungsweise der zu Vergleichszwecken herangezogenen Ärzte nicht mehr gegeben ist, wenn etwa ein Drittel von ihnen die streitigen Positionen nicht abrechnet (BSG vom 5. 8. 1992 14 A/6 RKa 4/90), jedoch kann dies nur zu einer Praxisbesonderheit führen, wenn dann auch das entsprechende Klientel in der Praxis vorhanden ist.

59 Dementsprechend darf die Argumentation des Arztes niemals dahingehen, daß er sich alleine auf seine Spezialisierung beruft, wie dies regelmäßig geschieht. Vielmehr muß er die Besonderheit der Klientel hervor-
heben, die die Überschreitung verursacht.

60 Im folgenden werden Urteile zu verschiedenen Spezialisierungen aufgezählt, wobei darauf hinzuweisen ist, daß nicht immer die Spezialisierung als Praxisbesonderheit anerkannt wurde:

Allergologie (BSG v. 9. 3. 1994 6 RKa 9/92); Ambulantes Operieren (BSG
v. 11. 6. 1986 6 RKa 2/85); Anästhesieleistungen (BSG v. 22. 5. 1984 6 RKa
21/82; SG Dortmund v. 6. 9. 1993 S 22 Ka 113/82; 28. 2. 1984 S 22 Ka
47/83); Augenheilkunde (SG Dortmund v. 30. 11. 1977 S 14 Ka 10/77);
Betreuung eines Pflegeheims (BSG v. 2. 9. 1987 6 RKa 11/87); Bobath
Therapie (BSG v. 19. 11. 1985 6 RKa 13/84); Chirotherapie (SG Dortmund
v. 25. 9. 1979 S 22 Ka 8/79); Elektronische oder Distanz-Thermographie
(SG Dortmund v. 25. 11. 1986 S 22 Ka 135/84); Elektrotherapie (SG Dortmund v. 22. 9. 1981 S 22 Ka 115/80; SG Stuttgart v. 24. 9. 1980 S 14 Ka
304/80); Entwicklungsdiagnostische Leistungen (SG Dortmund v.
25. 11. 1986 S 22 Ka 110/84); Gynäkologie und Geburtshilfe (BSG v.
18. 4. 1984 6 RKa 32/82; LSG Hamburg v. 25. 8. 1982 11 KABf 6/81);
Homöopathische anthroposophische Praxis (LSG Hessen v. 9. 7. 1986
L 11 (1) Ka 5/78); Kardiologie (LSG Niedersachsen v. 23. 6. 1980 L 5 Ka
3/76); Krankengymnastik (SG Mainz v. 4. 1. 1978 S 2 Ka 1/77); Laboratori-
umsleistungen (SG Dortmund v. 24. 2. 1982 S 22 26/81; 18. 5. 1982 S 22
Ka 41/81; 30. 10. 1984 S 22 Ka 66/83); Naturheilverfahren (LSG Hessen v.
9. 7. 1986 L 7 Ka 575/84), Neurologische Untersuchungen (SG Dortmund v. 10. 1. 1989 S 9 Ka 15/58); Physikalische Therapie (BSG v.
8. 5. 1985 6 RKa 24/83); Proktologie und Phlebologie (BSG v. 22. 5. 1984
6 RKa 16/83; SG Stuttgart v. 23. 2. 1980 L 14 Ka 2305/87; SG Dortmund
v. 15. 11. 1977 S 14 Ka 56/76); Psychiatrie (BSG v. 9. 3. 1994 6 RKa 17/92;
SG Stuttgart v. 28. 10. 1981 S 14 Ka 2568/80); Röntgendiagnostik (SG
Dortmund v. 24. 9. 1980 S 14 Ka 304/80; 18. 9. 1984 S 22 Ka 78/83); Zusatzbezeichnung (BSG v. 23. 5. 1984 6 RKa 17/82).

61 Liegen mehrere Praxisbesonderheiten vor, tritt der sog. kumulative
Effekt ein, so daß dann auch extreme Überschreitungen zu rechtfertigen
sein können (BSG v. 26. 4. 1978 6 RKa 18/78).

6.3.2 Kompensatorische Einsparungen

6.3.2.1 Allgemeines

62 Regelmäßig begegnet den Prüfgremien das Argument der geprüften
Ärzte, daß ihre Mehrkosten mit Minderaufwendungen in anderen Berei-

chen zu kompensieren seien. Irrig ist die Annahme der Ärzte, eine „ganzheitliche" Beurteilung der Wirtschaftlichkeit der Behandlungsweise sei in dem Sinne möglich, daß jedem Arzt ein bestimmter Durchschnittswert für erbringbare Leistungen (unter Einschluß der Fremdleistungen) je Behandlungsfall zur Verfügung stehe und daß das Gebot der Wirtschaftlichkeit dann nicht verletzt sei, wenn der Arzt nur insgesamt in seinen Leistungen in einem Abrechnungszeitraum diesen Durchschnittswert nicht überschritten habe. Der unwirtschaftliche Mehraufwand bei Leistungen und Verordnungen kann durch einen Minderaufwand bei anderen Leistungen und Verordnungen nur ausgeglichen werden, wenn zwischen Mehr- und Minderaufwand ein ursächlicher Zusammenhang besteht (BSG v. 29. 5. 1962 RKa 24/59).

Die Einrede der kompensatorischen Einsparung muß demnach nicht **63** nur darlegen und beweisen, daß einige Positionen unter dem Schnitt liegen, sondern vielmehr auch, daß gerade diese Positionen niedriger liegen, weil in anderen Bereichen die beanstandeten Überschreitungen vorliegen (BSG SozR 2200 § 368 n Nr. 43).

Globale Hinweise darauf, daß Einsparungen vorliegen, sind nicht aus- **64** reichend für die konkrete Feststellung von kausalen Einsparungen (BSG v. 18. 5. 1983 6 RKa 18/80). D. h. der ursächliche Zusammenhang muß im einzelnen Behandlungsfall nachgewiesen sein. Ein Fehlen des Nachweises geht zu Lasten des Arztes (BSG SozR 2200 § 368 n Nr. 36).

Somit stellt sich die relativ schwierige Aufgabe kausal bedingte Einspa- **65** rungen nachzuweisen:

Zunächst muß der Beweis erbracht werden, daß bei einigen Gebühren- **66** ziffern unterdurchschnittliche Werte vorliegen. Danach ist anhand von konkreten Einzelfällen zu belegen, daß genau deshalb, weil bei diesen Patienten die beanstandeten Leistungen besonders oft und intensiv erbracht worden sind, bei diesen selben Patienten die Leistung nicht erbracht werden mußte, der der Arzt insgesamt unter dem Durchschnitt der Vergleichsgruppe liegt (Spellbrink, a. a. O., Rz. 684).

Der Nachweis von unterdurchschnittlichen Werten ist sehr oft schon **67** alleine anhand der Statistik zu ermitteln. In einzelnen Bereichen z. B. der Überweisungstätigkeit des geprüften Arztes, stehen zum Teil aber keine Statistiken zur Verfügung. Hier wird der Nachweis dann nur schwer zu führen sein. Eine Beweiserleichterung zugunsten des Arztes kommt nicht in Betracht (BSG SozR 2200 § 368 n Nr. 43).

68 Beim zweiten Nachweis wird sich der Arzt sehr schwer tun. Der konkrete Nachweis ist in der Regel sehr schwer zu führen und wird auch bei größtem Bemühen selten anerkannt.

69 Die Prüfgremien ihrerseits haben dementsprechend nur insoweit einen Anlaß, der Frage eines ursächlichen Zusammenhangs zwischen Mehr- und Minderaufwendungen nachzugehen, als der Sachzusammenhang entweder naheliegt oder sich aufdrängt oder als der geprüfte Arzt konkrete und schlüssige Hinweise liefert. Ihnen muß das Prüfgremium nachgehen, solange das mit vertretbarem Aufwand möglich ist. Ergeben die Nachforschungen keinen Beweis für einen kompensationsfähigen Zusammenhang oder sind weitere Aufklärungsmaßnahmen nur mit unvertretbaren Zeit- oder Kostenaufwand möglich, ist der Nachweis des kompensationsfähigen Zusammenhangs nicht erbracht. Die Minderaufwendungen können dann den Mehraufwendungen nicht gegenüber gestellt werden (WKR 6.5, S. 12).

70 Problematisch ist zudem, daß anerkannte kompensatorische Einsparungen beispielsweise nicht pauschaliert auf z. B. das Gesamthonorar umgerechnet werden dürfen. Der jeweils gegenübergestellte Mehr- und Minderaufwand muß in allen Teilbereichen in einem ursächlichen Zusammenhang stehen (SG Hannover, v. 5. 6. 1991 S 10 Ka 377/89).

71 Nach einer **neuen Tendenz in der Rechtsprechung** soll jedoch diese für den Arzt sehr problematische Praxis des Nachweises von kausal bedingten Einsparungen entschärft und der Nachweis für den Arzt erleichtert werden. Demnach wäre die Lösung darin zu sehen, daß „Unterschreitungen bei den Arzneikosten, Überweisungen, Krankenhauseinweisungen und/oder AU-Feststellungen dann bei der Beurteilung der Gesamtwirtschaftlichkeit des geprüften Arztes anzuerkennen und somit Überschreitungen bei anderen Leistungen hinzunehmen, wenn nach der Art und dem Umfang dieser Leistungen die jeweiligen Einsparungen durchaus wahrscheinlich sind, wenn also mehr dafür als dagegen spricht, weil die Mehrleistungen generell geeignet sind, Einsparungen der bezeichneten Art zu verursachen. Es kommt dabei auf das Gesamtbild der Arbeitsweise des geprüften Arztes an, das anerkannt und beleuchtet werden muß. Diese Gesamtbetrachtung einschließlich der Arzneikosten, Überweisungen, Krankenhauseinweisungen und AU-Fälle muß im Vordergrund der Wirtschaftlichkeitsprüfung stehen. Dafür genügt die Unterschreitung eines einzigen Abrechnungsquartals in der Regel nicht" (LSG Rheinland-Pfalz v. 20. 4. 1995 L 5 Ka 54/93).

6.3.2.2 Beispiele für kausal bedingte Einsparungen

Im Falle eines Mehraufwandes bei **Injektionen, medizinisch-physikali-** 72
schen Leistungen oder Arzneimitteln kommt dem häufigen Einwand,
daß der Mehraufwand durch Einsparungen in den jeweils anderen
Bereichen teilweise oder ganz kompensiert werde, durchaus Gewicht
zu. Denn ein solcher Kompensationszusammenhang hat eine gewisse
Plausibilität für sich (BSG SozR 2200 § 368 n Nr. 57).

Weitere Einsparungen im Arzneimittelbereich sind wohl nur im Einzel- 73
fall darzustellen und entziehen sich einer nur übersichtlichen Darstellung wie dieser. Vorsicht ist vor dem Argument geboten, daß die
höheren Einzelverordnungskosten von einem Minderverbrauch im
Sprechstundenbedarf kompensiert werden. Ein Ausgleich zwischen
Mehraufwendungen beim Sprechstundenbedarf und Minderaufwand
bei Einzelverordnungen kommt dann nicht in Betracht, falls der Arzt
Mittel, die er als Sprechstundenbedarf verordnet hat, einzeln nicht hätte
verordnen dürfen. Der Ausgleich eines Mehraufwandes beim Sprechstundenbedarf mit Minderaufwendungen bei Einzelverordnungen setzt
voraus, daß in jedem Einzelfall die Mittel ihrer Art nach unter die
Sprechstundenbedarfsvereinbarung fallen (sonst sind sie überhaupt
nicht erstattungsfähig) und auch einzeln hätten verordnet werden können. Darüber hinaus hat der Versicherte bei der Abnahme von Arzneien
und Verbandmitteln eine Zuzahlung zu leisten. Die Ermittlung der Einsparung wegen des überhöhten Sprechstundenbedarfs würde deshalb
die Feststellung voraussetzen, wie viele Mittel der Arzt bei Reduzierung
des Sprechstundenbedarfs einzeln verordnet hätte. Dazu sind dann
Ermittlungen anhand des konkreten Einzelfalles notwendig (BSG v.
8. 5. 1985 6 RKa 4/84).

Überschreitungen bei eigenen **physikalisch-medizinischen Leistungen** 74
können mit Unterschreitungen bei physikalisch-medizinischen Verordnungen aufgerechnet werden, da Praxen, die nicht alle erforderlichen
Sachleistungen selbst erbringen, den Fachgruppendurchschnitt verändern. Entweder sind dann solche Praxen bei der Ermittlung des Fachgruppendurchschnitts herauszunehmen oder den anderen Praxen ist in
der Sparte Sachleistungen ein Mehraufwand zuzubilligen (BSG v.
8. 5. 1985 6 RKa 24/83).

Eine Unterschreitung bei den **Krankenhauseinweisungen und Arbeits-** 75
unfähigkeitsfällen allein braucht die Prüfinstanz nicht ohne weiteres zu
der Prüfung zu veranlassen, ob eine Kausalität zwischen der Überschreitungen und diesen Einsparungen vorliegt (BSG v. 2. 9. 1987 RKa 8/87).

76 Hierzu ist sicherlich zuzugeben, daß die Anerkennung von Einsparungen im Bereich der Krankenhauseinweisungen alleine schon dadurch in Frage gestellt ist, inwieweit den Werten der Statistik überhaupt ein Aussagewert zukommen kann: So ist einerseits die Statistik möglicherweise durch unterschiedliche Verhältnisse in den Mitglieder/Familienangehörigen/Rentner-Zahlen verfälscht, andererseits lassen sich die Zahlen durch verschiedene Vorgehensweisen der geprüften Ärzte beeinflussen.

77 Entsprechend wird dann auch immer wieder ausgeführt, daß keine Vermutung dafür besteht, daß durch eine aufwendige ambulante Behandlung eine – erheblich teurere – stationäre Behandlung vermieden oder wenigstens verkürzt würde. Die Zahl der Krankenhauseinweisungen hinge nicht ausschließlich oder wenigstens überwiegend von der Behandlungsweise und hier insbesondere von dem Umfang der Hausbesuche und den Injektionen des Arztes, sondern von vielen anderen Faktoren ab. Hierzu zählten beispielsweise ein durch hausärztliche Behandlung nicht ausreichend beeinflußbarer Gesundheitszustand des Patienten, seine allgemeine Konstitution, ferner die Möglichkeit seiner häuslichen Versorgung und letztlich auch seine Lebenseinstellung. Es gebe Menschen, die eine stationäre Behandlung grundsätzlich ablehnen. Aus diesen Gründen wäre selbst bei Vorliegen entsprechenden statistischen Materials eine vergleichende Betrachtung der Krankenhauseinweisungen zum Beweis der Wirtschaftlichkeit des Arztes nicht geeignet (LSG Baden-Württemberg v. 27. 10. 1982 L 10 Ka 568/80).

78 Dem muß aber entgegengehalten werden, daß mit einer solchen Argumentation grundsätzlich selbst bei tatsächlichem Vorliegen einer Einsparung und damit zusammenhängendem weitestgehenden Nachweis dennoch nicht der Arzt zum Erfolg kommen könnte. Dies erscheint den Arzt unzulässig zu benachteiligen, so daß das durchschnittliche Einweisungsverhalten der Vergleichsgruppe zugrunde gelegt werden muß.

79 Die Anerkennung kausal bedingter Einsparungen durch weniger **Überweisungen** kommt in der Regel nur dann in Frage, wenn der Arzt ein breiteres Diagnostik- und/oder Behandlungsspektrum hat, dadurch die Behandlung vollends selbst durchführt und auf Überweisungen an Ärzte anderer Fachrichtungen verzichten kann. Dies ist jedoch vorrangig bei der Frage der Praxisbesonderheit zu würdigen, so daß eine zusätzliche (doppelte) Berücksichtigung auch noch unter dem weiteren Gesichtspunkt der kausal bedingten Einsparungen nicht möglich ist (Clemens in Schulin, a. a. O., § 35 Rz. 122).

Unter gleichen Gesichtspunkten muß regelmäßig auch die Anerken- 80
nung von kompensatorischen Einsparungen im Bereich der Arbeitsunfä-
higkeitsfälle versagt werden.

6.3.2.3 Quantifizierung von Praxisbesonderheiten und kompensatorischen Einsparungen

Bedauerlicherweise genügt es in der Regel nicht, daß der Arzt nur seine 81
Praxisbesonderheiten oder kompensatorischen Einsparungen angibt,
sondern er muß sie darüber hinaus auch noch weiter quantifizieren.
Dies ist manchmal sogar von Nutzen für den Arzt dahingehend, als zum
Teil völlig falsche Vorstellungen davon herrschen, welche Mehrkosten
durch die einzelne Praxisbesonderheit oder kompensatorische Einsparung überhaupt gerechtfertigt werden können.

Durch die Quantifizierung kann somit verhindert werden, daß der Arzt 82
einerseits mit seinen nicht der Realität entsprechenden Vorstellungen
das Verfahren verliert und andererseits bei der Suche nach Praxisbesonderheiten und kompensatorischen Einsparungen nicht zu früh aufgibt,
da er bereits glaubt, eine Rechtfertigung gefunden zu haben. Oftmals
läßt sich die Überschreitung nicht immer mit der Praxisbesonderheit an
die der Arzt zunächst denkt begründen.

Es empfiehlt sich daher die Quantifizierung nach dem sog. **Fünfstufen-** 83
modell (Ehlers, a. a. O., Teil 4.3, S. 1):

Erste Stufe: Im Rahmen der ersten Stufe sollte sich der Arzt zunächst 84
über mögliche Praxisbesonderheiten und kompensatorischen Einsparungen informieren und dann eine theoretische Erörterung derselben
auf seine Praxis bezogen durchführen.

Hierbei sollte eine komplette Analyse der Praxis erfolgen, wobei teilweise die Statistiken der Kassenärztlichen Vereinigung sehr hilfreich
sein können. Insbesondere kann die Analyse im Bereich der einzelnen
Leistungsziffern dem Arzt einen Hinweis darauf geben, wo die Schwerpunkte der Tätigkeit liegen. Umgekehrt sollte der Arzt aber auch bei seiner täglichen Arbeit darauf achten, ob ihm Auffälligkeiten deutlich werden und sich ein bestimmtes Klientel möglicherweise herauskristallisie-
ren läßt.

Mit Abschluß der ersten Stufe muß der Arzt zumindest theoretisch wissen, welche Praxisbesonderheiten und kompensatorische Einsparungen
für ihn in Frage kommen.

Beispiel: Dr. A ist der Auffassung, daß als mögliche Praxisbesonderheiten „schwere Fälle" in Verbindung mit einer kleinen Fallzahl in Betracht kommen.

Er glaubt, daß er im Vergleich zur Fachgruppe mehr Tumorpatienten betreut, die ursächlich für die hohen Überschreitungen im Arzneimittelbereich sein sollen.

Seine Fallzahl liegt mit 21 % unter der Fallzahl der Vergleichsgruppe.

85 **Zweite Stufe:** Auf der zweiten Stufe muß überprüft werden, in welchem Ausmaß sich die theoretische Praxisbesonderheit in der Praxis beweisen läßt.

Aus diesem Grunde muß der Arzt eine Stichprobe aus der Klientel ziehen. Sie muß im Hinblick auf die vermutete Praxisbesonderheit oder kompensatorischen Einsparung ausgewertet werden. Die Stichprobe sollte nach Zufälligkeitskriterien gezogen werden und in der Regel 5–10 % der Fälle umfassen. Angelehnt an die Rechtsprechung des BSG zur eingeschränkten Einzelfallprüfung ist eine Stichprobengröße von 100 Fällen zu empfehlen. Die Stichprobe muß aus dem Quartal gezogen werden in dem die Prüfmaßnahme getroffen worden ist.

Beispiel: Dr. A analysiert die ersten 100 Scheine der AOK München vom Buchstaben A bis C.

86 **Dritte Stufe:** Die Fälle der Stichprobe sind einzeln durchzusehen und auf die Praxisbesonderheit oder kompensatorischen Einsparung hin zu überprüfen. Es ergibt sich ein Prozentsatz von Fällen innerhalb der Stichprobe, bei denen die vermutete Praxisbesonderheit oder kompensatorischen Einsparung tatsächlich vorliegt.

Beispiel: Dr. A stellt fest, daß 20 Patienten im streitgegenständlichen Quartal wegen bösartiger Malignome behandelt wurden. Dies bedeutet, daß innerhalb der Stichprobe 20 % der Klientel einen „schweren Fall" darstellen.

Gleichzeitig muß ermittelt werden, in welchem Verhältnis die Praxisbesonderheit oder kompensatorische Einsparung bei der Vergleichsgruppe vorliegt:

Da die Statistiken in der Regel keinerlei Aussagen zum Patientengut machen, kann der Arzt nicht auf sie zurückgreifen. Er muß deshalb seinen eigenen statistischen Wert ermitteln, indem er bei Kollegen der Vergleichsgruppe anfragt, welchen Prozentsatz der Anteil der Praxisbesonderheit oder kompensatorische Einsparung in deren Klientel ausmacht.

Dies stellt oft die schwierigste Hürde im Fünfstufenmodell dar: Viele Ärzte wollen aus Gründen des Wettbewerbs oder aus Angst vor folgenden eigenen Prüfverfahren keine Auskünfte erteilen. Es bedarf also insoweit „Überzeugungsarbeit", um die Kollegen zu Aussagen zu bewegen.

Es ist ausreichend bei drei bis fünf Kollegen der Vergleichsgruppe das Durchschnittswertmittel nachzufragen und dies mit ladungsfähigen Anschriften und Prozentangaben mitzuteilen.

Beispiel: Dr. A fragt bei fünf Kollegen an. Diese machen folgende Angaben:

Arzt 1, Adresse	3 % Tumorpatienten
Arzt 2, Adresse	7 % Tumorpatienten
Arzt 3, Adresse	1 % Tumorpatienten
Arzt 4, Adresse	5 % Tumorpatienten
Arzt 5, Adresse	9 % Tumorpatienten

Danach ist zu berechnen, welchen Anteil Praxisbesonderheit und kompensatorische Einsparung in der Praxis der Kollegen ausmacht, indem die einzelnen Prozentzahlen addiert und durch die Anzahl der Ärzte dividiert werden.

Beispiel: Die Kollegen von Dr. A haben durchschnittlich 5 % Tumorpatienten.

Der Vergleich zwischen dem Anteil des Arztes und dem durchschnittlichen Anteil der Kollegen ergibt, ob der Arzt überhaupt mehr Fälle im Sinne der Praxisbesonderheit betreut.

Beispiel: Dr. A betreut 15 % mehr Tumorfälle als die angefragten Kollegen.

Vierte Stufe: Aus den Fällen der nachgewiesenen Praxisbesonderheit 87 oder kompensatorischen Einsparung der ursprünglichen Stichprobe zieht der Arzt eine zweite, kleinere Stichprobe. Diese sollte ebenfalls 5—10 % der ursprünglichen Stichprobe umfassen.

Beispiel: Dr. A zieht eine neue Stichprobe von 10 Patienten aus den ursprünglichen 20 Patienten, die wegen eines Tumors behandelt wurden.

Anhand der Stichprobe stellt der Arzt zunächst dar, daß er ausreichend, zweckmäßig und das Maß des Notwendigen nicht überschritten hat. Hierzu führt er den Patienten mit der entsprechenden Diagnose und Leistung der Verordnung auf. Hieraus ergibt sich dann ein Durchschnittswert an Kosten für die engere Stichprobe. Sodann kann der Arzt nun die Differenz an Mehrkosten gegenüber dem Durchschnittsfallwert, der sich regelmäßig aus der Statisitk ergibt, nachweisen.

Beispiel: Dr. A führt bei jedem der 10 Patienten die Diagnose und Verordnung auf und rechnet nun bei jedem dieser Patienten aus, welche Arzneikosten sie in dem Quartal verursacht haben. Diese werden addiert und der Betrag durch die 10 Patienten dividiert. So erhält er den Wert, den ihn der durchschnittliche Tumorpatient im Quartal gekostet hat. Den durchschnittlichen Fallwert der Vergleichsgruppe sucht er sich aus der Statistik heraus.

88   **Fünfte Stufe:** In der fünften Stufe erfolgt die Gesamtsaldierung dahingehend, daß die berechtigten Mehrkosten, die durch das Verfahren vorher ermittelt wurden, abgezogen werden und damit überprüft werden kann, ob sich der Arzt noch immer im Bereich der Unwirtschaftlichkeit bewegt oder seine Werte nach Abzug der Mehrkosten unauffällig sind. Damit ist die Praxisbesonderheit oder kompensatorische Einsparung bewiesen oder widerlegt.

Beispiel: Dr. A ist damit bekannt, daß er im Klientel 15 % mehr Tumorfälle betreut, die Mehrkosten in Höhe von x % verursachen. Insoweit zieht er diese Mehrkosten und Fälle von seiner Gesamtfallzahl und -wert ab und stellt fest, daß danach keine Überschreitungen mehr bei der Arzneiverordnungsweise vorliegen. Es liegt demnach tatsächlich eine Praxisbesonderheit vor, die die beanstandeten Überschreitungen auch begründen kann.

Aufgrund der Tatsache, daß Dr. A weniger Patienten als die Vergleichsgruppe betreut, entfällt Ausdünnung durch Bagatellfälle. Der Effekt wird verstärkt.

7 Verjährung

89   Der Gesetzgeber hat hinsichtlich der Verjährungsfristen im Sozialrecht eine Frist von **vier Jahren** im Regelfall als angemessen betrachtet (§§ 45 Abs. 1 SGB I, 45 Abs. 4 a. F. SGB I, 25 Abs. 1, 27 Abs. 1 SGB IV; 50 Abs. 4, 113 SGB X). Soweit durch Vereinbarungen der Kassenärztlichen Vereinigungen und der Krankenkassen keine abweichende Regelungen getroffen werden, hat das BSG diese Frist auch auf Ansprüche im Vertrags(zahn)arztrecht angewendet (SozR 2200 § 3368 e Nr. 10; BSGE 69, 158). Es erscheint insoweit auch sachgerecht, diese für die Verjährung

einheitlich festgesetzte Frist als Ausschlußfrist auch auf das Verfahren zur endgültigen der Vertrags(zahn)ärztlichen Honorare zu übertragen.

Der die Wirtschaftlichkeitsprüfung abschließende Bescheid über Hono- **90** rarkürzungen muß danach spätestens vier Jahre nach der vorläufigen Honorarabrechnung (Quartalsabrechnung) durch die K(Z)ÄV dem Vertrags(zahn)arzt zugestellt werden. Später ergehende Kürzungs- und Rückforderungsbescheide können regelmäßig nur noch dann Rechtswirkungen entfalten, wenn sich die Berufung des Vertrags(zahn)arztes auf die Ausschlußfrist wegen besonderer Umstände des Einzelfalls als **rechtsmißbräuchlich** erweist, etwa wegen Verhinderung oder Verschleppung des Prüfverfahrens abzielenden Verhaltens des Vertrags(zahn)arztes (BSG v. 16. 3. 1993 14a RKa 37/91).

8 Abwehrstrategien

8.1 Allgemeines

Nachdem nunmehr deutlich geworden ist, daß der Nachweis der Wirt- **91** schaftlichkeit für den Arzt in der Wirtschaftlichkeitsprüfung oftmals mit sehr vielen Schwierigkeiten und Arbeit verbunden ist, erscheint es um so wichtiger, daß der Arzt Präventivmaßnahmen ergreift, um zukünftig nicht erneut in eine Wirtschaftlichkeitsprüfung hineinzugeraten.

Prüfärzte monieren nicht selten, daß die Hauptursache für die Unwirt- **92** schaftlichkeit oftmals nicht die so regelmäßig genannten „schweren Fälle" oder sonstige Praxisbesonderheiten sind, sondern es vielmehr in verschiedenen Bereichen zu „kleineren Unwirtschaftlichkeiten" kommt, die in der Summe dann die Überschreitung ausmachen.

Aus diesem Grunde ist es für den Arzt wichtig, daß er im Vorfeld präventive Maßnahmen ergreift, um diese „kleineren Unwirtschaftlichkeiten" zu vermeiden. Eine wichtige Information des Arztanwaltes an seinen Klienten.

Als Schlagworte für die präventiven Maßnahmen sollten die folgenden **93** sechs Begriffe dienen:
• Verordnungstransparenz
• Praxisorganisation
• Mitarbeitereinsatz
• Patientenführung
• Kontrollmaßnahmen
• Dokumentation

8.2 Verordnungstransparenz

94   Eine der wesentlichen Voraussetzungen für die Wirtschaftlichkeit des Arztes sind Verordnungs- und Leistungstransparenz. Es ist für den Arzt unumgänglich, daß er genau weiß, welchem Patienten er was, wann verordnet bzw. welchen Patienten er wann und womit behandelt hat.

Dies erscheint auf den ersten Blick als bloße Selbstverständlichkeit. In der Praxis ist leider nicht selten festzustellen, daß dem Arzt hierüber genaue Kenntnisse fehlen.

95   Auf diesem Wege läßt sich zumindest ein Schwerpunkt der Wirtschaftlichkeitsprüfung im Bereich der Verordnungen bekämpfen, nämlich die sogenannten Doppelverordnungen. Diese sind regelmäßig Gegenstand von Prüfverfahren. Von seiten der Ärzte läßt sich in diesem Zusammenhang nicht immer die Doppelverordnung erklären, zum Teil ist es für die Ärzte sogar selbst nicht nachvollziehbar.

96   Aber auch auf eine andere Tatsache soll hingewiesen werden. Nicht immer wird die gutgemeinte Verordnung des Arztes vom Patienten entsprechend „honoriert". Bedauerlicherweise muß man immer wieder feststellen, daß einerseits vereinzelt insbesondere teure Verschreibungen dazu ausgenutzt werden, privaten Bedarf an Verbrauchsgütern oder auch nicht verschreibungsfähigen Medikamenten zu decken. Zum anderen passiert es auch vereinzelt, daß zuzahlungsbefreite Versicherte zum „Großabnehmer" werden und versuchen, die ganze Familie zuzahlungsbefreit mit entsprechenden Medikamenten zu versorgen. Bei einer entsprechenden Verordnungstransparenz fällt dem Arzt in der Regel diese Vorgehensweise früher oder später auf, so daß er die Kosten für die Verordnungen einsparen kann.

97   Abgesehen von diesen vereinzelten betrügerischen Vorgehensweisen wird aber auch anhand von alltäglichen „Versehen" deutlich, daß vermeidbare Unwirtschaftlichkeiten vorhanden sind: So werden möglicherweise Patienten wegen einer Dauerdiagnose einerseits Medikamente verschrieben, die andererseits versehentlich mit den Verordnungen wegen akuter Erkrankungen nicht koordiniert sind. Auch in diesem Bereich lassen sich durch eine entsprechende Koordination einige Beträge einsparen. So könnte z. B. statt der Verordnung von zwei Präparaten ein kostengünstigeres Präparat mit einer Wirkstoffkombination verordnet werden.

8.3 Praxisorganisation

Im Rahmen der Praxisorganisation muß darauf abgestellt werden, daß **98**
insbesondere im Bereich der Verordnungen überhaupt die Möglichkeit
der Verordnungstransparenz besteht. Dies ist regelmäßig nicht der Fall,
wenn dem Arzt eine Vielzahl an Rezepten präsentiert, die dann von ihm,
im Zweifelsfall unter Zeitdruck, unterschrieben werden. Es erscheint in
diesem Zusammenhang unumgänglich, daß sogenannte „**Frühwarnsy-
steme**" einzuführen sind, die den Arzt darauf hinweisen, daß beispielsweise der Patient schon längere Zeit nicht mehr beim Arzt vorgesprochen
hat. So ist beispielsweise bei Telefonaten, die bestimmte Medikamente
bzw. Verschreibungen beim Arzt anfordern, darauf zu achten, daß der
Arzt durch die Mitarbeiter oder den Computer auf diesen Umstand hingewiesen wird. Im Zweifelsfall kann dann der Arzt auch aufgrund der
Diagnose entscheiden, ob eine sofortige Verschreibung angezeigt ist oder
ob der Patient erst beim Arzt vorstellig werden muß.

Wichtig ist auch, daß der Arzt über Neuerungen am Markt und Preise **99**
informiert ist. Entsprechende Computerlisten, die ständig aktualisiert
werden, können dabei eine wertvolle Hilfe sein.

Gleichfalls ist im Bereich der Behandlungsweise von seiten des Arztes **100**
darauf zu achten, daß innerhalb der Praxisorganisation **keine schemati-
schen Abläufe** durchgeführt werden. So darf und muß i. d. R. nur der
Arzt entscheiden, welche diagnostische Maßnahmen bei dem jeweiligen Patienten durchgeführt werden. In Wirtschaftlichkeitsprüfungen
fällt immer wieder auf, daß bei einem neuen Patienten in manchen Praxen bestimmte Standarduntersuchungen durchgeführt werden, die
ihrerseits dann zu erheblichen Überschreitungen führen. Statt dessen
wäre bei einer Stufendiagnostik der Vorwurf der Unwirtschaftlichkeit
möglicherweise gar nicht zu erheben.

8.4 Mitarbeitereinsatz

Zwischen dem vorgenannten Punkt der Praxisorganisation und dem **101**
Mitarbeitereinsatz ist nur schwer zu differenzieren. Wichtig ist vor
allem, daß der Arzt versucht, den Mitarbeiter auch wirklich auszubilden
und ihm zu erklären, weshalb einzelne Dinge durchgeführt oder nicht
durchgeführt werden sollen. Nur ein Mitarbeiter, der den Sinn und
Zweck von Abläufen durchschaut, kann den jeweiligen Arzt entlasten
und ihm eine Hilfe sein.

So sollten auch die Mitarbeiter unbedingt angehalten werden, daß die **102**
Versichertenkarte vorgelegt wird. Häufig werden in schlecht geführten

Praxen die Patientenkarten nicht vorgelegt, so daß die Fallzahl der Statistik unter Umständen erheblich unter der realen Fallzahl liegt. Auch hierdurch kann es zu erheblichen Überschreitungen kommen, da jeder Fall, der nicht abgerechnet wird, in den anderen Fällen zu Buche schlägt.

103 Wichtig erscheint im Rahmen des Mitarbeitereinsatzes auch die genaue **Aufteilung der Aufgabengebiete** zwischen den einzelnen Mitarbeitern. Kommt es hier nicht zu klaren Zuordnungen, wer für was zuständig ist, so fühlt sich unter Umständen keiner verantwortlich bzw. manche Bereiche werden doppelt und andere überhaupt nicht bearbeitet. Der Mitarbeiter muß wissen, daß er mit seinem Einsatz wesentlich zum Erfolg der Praxis beitragen kann. Kürzungen und Regresse werden jeweils die Wirtschaftlichkeit und vor allem die Ertragslage der Praxis angreifen und somit auch die Gehälter der Mitarbeiter beeinflussen.

8.5 Patientenführung

104 Sicher einer der wesentlichsten Punkte überhaupt ist die Frage der Patientenführung. Diese gestaltet sich als eine der wohl schwierigsten Aufgaben des Arztes im Bereich der präventiven Maßnahmen. Ein wesentlicher Anteil an der Unwirtschaftlichkeit kann durch sogenannte **„Wunschverordnungen"** herbeigeführt werden. Der Arzt muß ein Bewußtsein entwickeln, daß nur er die Therapiehoheit besitzt und nicht der Patient.

105 Als Einwendungen der Ärzte kommt oftmals das Argument, daß der Patient einen anderen Arzt aufsucht, falls die Wunschverordnung nicht erfüllt wird. Hierzu ist nur anzumerken, daß der Arzt in der Regel keinen höheren Ertragswert der Praxis durch einen regreßverursachenden Patienten haben wird. Das pauschale Argument, daß der Patient nicht verlorengehen soll, kann also nicht gelten. Darüber hinaus kann sich der Arzt durch die Nichtverordnung Therapiespielräume schaffen, um Patienten mit Indikationen, die eine teure Verordnung verursachen, auch entsprechend ohne Regreßangst therapieren zu können.

106 Im übrigen ist wohl auch nicht davon auszugehen, daß ein Patient den Arzt verlassen wird, wenn ihm eindeutig dargelegt wurde, weshalb eine bestimmte Verordnung nicht erfolgt. Das Gespräch und das **Schaffen einer Vertrauensgrundlage** mit dem Patienten wird in aller Regel ein Abwandern des Patienten verhindern.

8.6 Kontrollmaßnahmen

Präventiv müssen Kontrollmaßnahmen durchgeführt werden. Der Arzt **107**
sollte sich kritisch mit der Behandlungs- und Verordnungsweise auseinandersetzen. Regelmäßig sollten daher insbesondere, wie bereits oben
dargestellt, die **Indikationen** bei den Patienten überprüft werden. Es
passiert häufig, daß bestimmte Indikationen gestellt werden, ohne daß
entsprechende Überprüfungen in gewissen Zeitabständen erfolgen. Der
Patient seinerseits ist an die Einnahme der Medikamente gewöhnt, der
Arzt verschreibt sie routinemäßig. Insoweit macht sich keiner der beiden
u. U. einen Gedanken über eine noch bestehende Indikation. Deshalb
sollten unbedingt entsprechende regelmäßige Überprüfungen stattfinden.

Gleichfalls sollte der Arzt sich selbst kontrollieren und sich seine Vorge- **108**
hensweise vor Augen halten. Eine wertvolle Hilfe können in diesem
Zusammenhang die Statistiken der Kassenärztlichen Vereinigung, die
mit der quartalsmäßigen Honorarabrechnung erstellt werden, sein.
Bedauerlicherweise haben die Ärzte oft überhaupt keine Kenntnis
davon, welche wertvollen Informationen sie aus der Statistik erhalten.
Zugegebenermaßen sind die Statistiken abhängig vom KV-Bereich oft
schwer durchschaubar, die Auseinandersetzung mit der Statistik kann
aber zukunftsweisend sein. Anhand der Behandlungsstatistik kann
deutlich werden, daß aus Gründen, die zum Teil nicht nachvollziehbar
sind, einzelne Ziffern überhaupt nicht, andere überhöht abgerechnet
werden. Der Arzt sollte in diesen Fällen sein Verhalten unbedingt hinter-
fragen.

Auch sollten in regelmäßigen Abständen **Besprechungen** durchgeführt **109**
werden, die in einer gemütlichen Runde stattfinden können, und in
denen die Mitarbeiter um Kritiken und Verbesserungsvorschläge gebeten werden.

8.7 Dokumentation

Auch im Zusammenhang mit der Wirtschaftlichkeitsprüfung wird **110**
immer wieder deutlich, daß einige Ärzte nicht ausreichend dokumentieren. Abgesehen davon, daß die Dokumentationspflicht eine **Neben-
pflicht aus dem Behandlungsvertrag** ist, sollte der Arzt seinerseits
erkennen, daß ein Nachweis von Praxisbesonderheiten und kausal
bedingten Einsparungen ohne entsprechende Dokumentation oftmals
nicht zu erbringen ist. Es erscheint immer wieder bedauerlich, wenn tatsächliche Praxisbesonderheiten oder kausal bedingte Einsparungen vor-

liegen, der Nachweis jedoch mangels Dokumentation nicht anzutreten ist.

Doppelverordnungen beispielsweise, die aufgrund von Nebenwirkungen beim ersten Medikament erfolgen, können oftmals im Nachhinein, d. h. zwei oder drei Jahre später in dem Widerspruchsverfahren nicht erklärt werden. Ebenfalls kann immer wieder nicht erklärt werden, weshalb ein teureres Präparat verordnet wird und nicht das günstigere, da Nebenwirkungen des günstigen Präparates nicht dokumentiert wurden.

111 Eine ordnungsgemäße Dokumentation sollte daher festhalten, welche Beschwerden seitens des Patienten vorlagen, welche konkrete Diagnostik betrieben wurde, was die Ergebnisse der Diagnostik waren, welche Diagnose gestellt wurde und welche Therapie dann von dem Arzt durchgeführt wurde. Nur durch eine derartig lückenlose Dokumentation läßt sich im Zweifelsfall später dann auch die Wirtschaftlichkeit beweisen.

112 Umgekehrt sind den Prüfgremien oftmals trotz größten Wohlwollens die Hände gebunden, wenn die Besonderheiten am Einzelfall mangels Dokumentation für den Prüfarzt überhaupt nicht erkennbar sind.

Kapitel 7

Besonderheiten der Wirtschaftlichkeitsprüfung bei Vertragszahnärzten

1 Überblick

Dieser Abschnitt soll keine selbständige Darstellung der Wirtschaftlich- **1**
keitsprüfung der Zahnärzte sein. Er beschränkt sich darauf, an die vorangegangenen Abschnitte, **insbesondere Kapitel 2,** anzuknüpfen und,
darauf aufbauend, die Besonderheiten und Abweichungen der zahnärztlichen Prüfpraxis aufzuzeigen.

Zunächst – 3 – werden die **Besonderheiten des zahnärztlichen
Behandlungsanspruchs – 3.1 –**, der relevanten **vertraglichen Vereinbarungen – 3.2 –**, der Konkretisierung des Wirtschaftlichkeitsgebotes
durch die **Richtlinien des Bundesausschusses – 3.3 –** und des **Vergütungsanspruches – 3.4 –** erörtert. Sodann – 4 – folgt eine Besprechung
der abweichenden Merkmale der **Wirtschaftlichkeitsprüfung,** die auf
den **Besonderheiten des Abrechnungsweges – 4.1 –**, des zahnmedizinischen Leistungsspektrums **– 4.2 –** und den **Ursachen der Prüfpraxis
– 4.3 –** beruhen, einschließlich ihrer **Konsequenzen für die Einzelfälle
– 4.4 –** und die **Durchschnittswertprüfung – 4.5 –.** Zuletzt – 5 – wird
kurz auf **Abgrenzungsfragen** eingegangen.

2 Vorbemerkung

Soweit sich die Vorschriften des Leistungserbringungsrechtes auf Ärzte **2**
beziehen, gelten sie nach § 72 Abs. 1 S. 2 SGB V entsprechend für Zahnärzte. Dieser Grundsatz führt dazu, daß fachliche Darstellungen der
Wirtschaftlichkeitsprüfung regelmäßig von dem Blickwinkel der Ärzte
aus erfolgen und für die zahnärztliche Praxis darauf verwiesen wird.
Manchmal finden sich die Worte „Zahnarzt, zahnärztlich" einfach in
Klammern den die Ärzte ansprechenden Aussagen zugesetzt. Dies

scheint bei den Rechtsvertretern der Zahnärzteverbände beinahe zu einer Art „Klammer-Trauma" geführt zu haben. Denn obwohl die Grundsätze der Wirtschaftlichkeitsprüfung der Ärzte für den Zahnarztbereich genauso gelten, existieren aufgrund des speziellen Versorgungsgebietes, besonderen gesetzlichen Vorschriften und einem anderen standespolitischem Umfeld einige Besonderheiten, die nicht unbeachtet bleiben sollten.

3 Die Rechtsgrundlagen der Wirtschaftlichkeitsprüfung im Vertragszahnarztrecht

3.1 Anspruch auf zahnärztliche Behandlung und Leistungserbringung

3   Der Anspruch auf Krankenbehandlung umfaßt auch zahnärztliche Behandlung zur Verhütung, Früherkennung und Behandlung von Zahn-, Mund- und Kieferkrankheiten einschließlich der Versorgung mit Zahnersatz (§§ 27 Ab. 1 Nr. 2, 28 Abs. 2 SGB V). Die Kasse erbringt hier durch Mitwirkung des Vertragszahnarztes ebenfalls Sachleistungen, die jedoch bei kieferorthopädischer Behandlung und Zahnersatzleistungen eine besondere Ausgestaltung erfahren. Hier kommt es zu einer Sachleistung mit Eigenbeteiligung (§§ 29, 30 SGB V: „im Rahmen der vertragszahnärztlichen Versorgung") des Versicherten, die direkt an den Zahnarzt zu entrichten ist. Der Zuschuß der Kasse, der unpräzise als Kostenerstattung bezeichnet ist, wird direkt an die Kassenzahnärztliche Vereinigung geleistet. Daneben können Begleitleistungen (z. B. Röntgen) erforderlich sein, die als „normale" Sachleistungen über den Behandlungsausweis abgerechnet werden. Das BSG stellte klar, daß es sich nicht um eine Durchbrechung des Sachleistungsprinzips handelt und diese Leistungen daher grundsätzlich Gegenstand einer Wirtschaftlichkeitsprüfung sein können (BSGE 66, 284, 287; BSG SozR 3-2200 § 182 c Nr. 2; str., zum Streitstand vgl. Höfler, in Kasseler Komm., § 30 SGB V Rn. 6).

3.2 Bundesmantelvertrag, Ersatzkassenvertrag – Zahnärzte und gesamtvertragliche Vereinbarungen

4   Der Bundesmantelvertrag Zahnärzte (BMV-Z) vom 13. 11. 1985 wurde zum 1. 1. 1994 neu gefaßt. Dabei konnten sich die Vertragspartner nicht auf alle Anpassungen, die wegen Änderung des SGB V erforderlich wurden, einigen, so daß die Bestimmungen über die Wirtschaftlichkeitsprüfung der §§ 20–24 BMV-Z, wie z. B. die dortigen Zuständigkeitszu-

weisungen, wegen Verstoß gegen höherrangiges Recht teilweise nicht zu beachten sind. Da sich die Grundlagen der Prüfung aus § 106 SGB V ergeben, führt dies zu keiner durchgreifenden Konsequenz.

Die Einzelheiten der Prüfung einschließlich besonderer Verfahrensregeln bestimmten sich − für Quartale vor dem Inkrafttreten des GSG zum 1. 1. 1993 − nach der als Anlage 4 BMV-Z vereinbarten Verfahrensordnung (in der ab 1. 7. 1977 gültigen Fassung), soweit sie nicht gegen die Normen des SGB V verstieß (§ 22 Abs. 6 und Protokollnotiz zu § 20 BMV-Z). Daneben bestanden Verfahrensordnungen der einzelnen Kassenzahnärztlichen Vereinigungen (KZV), die diese nicht nur ergänzten, sondern auch ändern konnten (§§ 83 Abs. 1, 82 Abs. 1 SGB V, § 22 Abs. 4 BMV-Z). Hierin konnte beispielsweise die Zuständigkeit eigener Ausschüsse für die Feststellung eines sonstigen Schadens begründet sein (Schadensbeschwerdeausschüsse). Die entsprechenden Regelungen für die Behandlung der Ersatzkassenversicherten finden sich im Ersatzkassenvertrag-Zahnärzte (EKV-Z) und dessen Anlagen. Eine abgetrennte Verfahrensordnung (für Quartale bis 4/92) existierte nicht. Die §§ 14 ff. EKV-Z enthalten auch die Vereinbarungen zum Prüfverfahren (bis Quartal 4/1992). **5**

Nach der Verfahrensordnung (VfO) des BMV-Z konnten sich Prüfanträge der Kassen oder deren Verbände auf bis zu acht vorangegangene Quartalsabrechnungen erstrecken (§ 3 Abs. 2 VfO). Ein Antragsrecht auf Prüfung der Verordnungsweise stand nur der Kassenseite zu. Die KZV konnte damit ihr nach § 106 Abs. 5 SGB V an sich bestehendes Antragsrecht nicht ausüben (§ 4 Abs. 1 VfO). Die Prüfquartale durften beim Durchschnittswertvergleich höchstens zwei, bei Einzelfallprüfung ein Jahr zurückliegen (§ 4 Abs. 2 VfO). Einzuhalten war eine Ladungsfrist von mindestens zwei Wochen zu den Sitzungen von Prüfungs- und Beschwerdeausschuß (§§ 9 Abs. 4, 10 Abs. 6 VfO). Die Verfahrensordnung und die Verfahrensregeln des EKV-Z haben heute nur noch insoweit Bedeutung, als vor Rechtsänderung ergangene Bescheide noch keine Bestandskraft erlangten und es ihre Rechtmäßigkeit noch zu prüfen gilt. **6**

Da seit 1. 1. 1993 die Trennung von Primär- und Ersatzkassenbereich, zumindest in bezug auf die Wirtschaftlichkeitskontrolle, aufgehoben ist, muß das Prüfverfahren zwischen Kassenzahnärztlichen Vereinigungen (vgl. Rz. 12 ff.), Primärkassenlandesverbänden und Ersatzkassenverbänden gemeinsam und einheitlich vereinbart werden (§ 106 Abs. 3 S. 1 SGB V n. F.). Nachdem sich die Verhandlungen schwierig gestalteten, werden in den meisten KZV-Gebieten die neuen Prüfvereinbarun- **7** gen (PV) erst in der zweiten Hälfte des Jahres 1995 in Kraft treten. Da für das Gebiet jeder KZV eine eigene Vereinbarung mit nicht identischem Inhalt zu schließen ist, können die folgenden Ausführungen nur summarisch erfolgen.

8 Soweit zu erkennen ist, kommt es in einigen KZVen zu einer Einschränkung des Leistungsbereiches, in denen eine Kontrolle stattfinden soll. Die Ausgrenzung betrifft die Behandlungsbereiche, in denen die Vorlage eines Behandlungsplans (vgl. Rz. 15 ff.) vorgesehen ist. Vor dem umfassenden Prüfauftrag des § 106 SGB V erweist sich die Begrenzung als rechtlich zweifelhaft (vgl. Rz. 26 ff.). Ein weiteres Problem betrifft den zeitlichen Anwendungsbereich und die Frage, auf welcher Grundlage die Quartale 1/93 bis zum Inkrafttreten der neuen PV geprüft werden können. Die Entwürfe sehen zumeist eine Rückwirkung nur für einige Quartale vor. Im Hinblick auf die gesetzliche Ermächtigungsgrundlage, die (schon vor Rechtsänderung) die Regelprüfarten nannte, würde eine ohnehin nur unechte Rückwirkung bis 1. 1. 1993 aus Vertrauensschutzgesichtspunkten heraus keine Probleme entstehen lassen, soweit die Regelprüfarten zur Anwendung kommen.

9 Soweit Zeiträume ab 1993 nicht vom Anwendungsbereich der neuen PV erfaßt werden, bedarf es zumindest einer Übergangsvorschrift (in der neuen PV) oder einer eigenen gemeinsamen Übergangsvereinbarung, die Regelungen über die Bildung und Besetzung der gemeinsamen Ausschüsse enthalten müßte, und im übrigen die Anwendbarkeit der bisherigen Vorschriften (bis Quartal 4/92) bzw. der Regel, einer der beiden Kassenbereiche (ab 1/93) eröffnen könnte. Kam es dazu nicht, wäre eine Prüfmaßnahme mangels Rechtsgrundlage rechtswidrig. Die Ermächtigungsnorm des § 106 SGB V sieht selbst (Abs. 3) den Erlaß eines Konkretisierungs- und Gestaltungsaktes zu den Einzelheiten der Durchführung und des Verfahrens vor. Obwohl die Norm die wesentlichen Punkte der Prüfung enthält und als Verfahrensvorschriften das SGB X anwendbar ist, werden nicht alle wesentliche Einzelheiten geregelt. So enthält das Gesetz keine Vorschriften über die zahlenmäßige Zusammensetzung der gemeinsamen Ausschüsse. Dem Anwalt kann nur empfohlen werden, sich mit den für seinen Mandanten gültigen neuen Prüfverträgen zu befassen.

3.3 Richtlinien des Bundesausschusses Zahnärzte und Krankenkassen

10 In Erfüllung seines Auftrages und aufgrund der gesetzlichen Ermächtigung in § 92 Abs. 1 SGB V beschloß der Bundesausschuß mehrere Richtlinien (die nachstehend aufgeführten Richtlinien wurden jeweils

mit Wirkung ab 16.1.1994 neu gefaßt). Insgesamt weisen diese einen höheren Grad an innerer Verbindlichkeit auf, so daß ihnen eine wesentlich größere Bedeutung zur Bestimmung des wirtschaftlichen Verhaltens beizumessen ist, zumal auch Einzelfallprüfungen (mit Hochrechnung) häufiger als im Arztbereich durchgeführt werden.

Einzelheiten über Umfang und Inhalt diagnostischer Maßnahmen, kon- **11** servierender, chirurgischer sowie Paradontose-Behandlung enthalten die

– Richtlinien für eine ausreichende, zweckmäßige und wirtschaftliche zahnärztliche Versorgung.

Die Regeln enthalten auch eher allgemein gehaltene Bestimmungen über die Arzneimittelverordnung. Zu erwähnen sind zudem die sehr konkreten Gebote enthaltenden Richtlinien für

– eine Versorgung mit Zahnersatz und Zahnkronen sowie für
– die kieferorthopädische Behandlung.

Die Richtlinien stellen Konkretisierungen des Wirtschaftlichkeitsgebotes dar und binden den Zahnarzt unmittelbar. Ihm bleiben jedoch die Einwendungen, daß die betreffende Vorschrift ganz oder teilweise dem Gesetz widerspricht, dem gegenwärtigen Kenntnisstand nicht mehr entspricht oder ein Ausnahmefall vorliegt, der ein Abweichen rechtfertigt (BSG Urt. v. 16. 6. 1993 Az. 14a RKa 4/92). Allerdings trägt er dafür die Darlegungslast.

3.4 Erbringung zahnärztlicher Leistungen

Bereits oben wurde die entsprechende Geltung der die Ärzte erfassen- **12** den Grundsätze der Sicherstellung medizinischer Versorgung auch für Zahnärzte erwähnt. Allerdings ist der Zahnarztbereich organisatorisch von den Ärzten verselbständigt. Die Vertragszahnärzte bilden, vorwiegend auf Länderebene, jeweils eine selbstverwaltete Kassenzahnärztliche Vereinigung, deren Aufgaben, insbesondere Verteilung der Gesamtvergütung, Disziplinarbefugnis und Mitwirkung bei der Wirtschaftlichkeitsprüfung mit denen der Kassenärztliche Vereinigungen identisch sind.

Die Gesamtvergütung berechnet sich bei gleichzeitiger budgetmäßiger **13** Festschreibung (§ 85 SGB V) nach festen, jährlich neu ausgehandelten DM-Beträgen als Punktewerte. Mangels floatendem Punktwert wird mit vertrauter Regelmäßigkeit zum Jahresende einer Finanz- und Versorgungslücke öffentlich das Wort geredet. Die Darstellung ist so nicht richtig, da es sich nur um eine andere, der zahnärztlichen Selbstverwaltungskompetenz obliegende Art der Honorarverteilung handelt. Übersteigen die angeforderten Honorarpunkte die letztjährige Gesamtvergütungssumme, kann die Mehranforderung nur soweit befriedigt werden, als die aktuelle Anpassung der Gesamtvergütung (in den Begrenzungen des § 85 Abs. 3, 3a SGB V) Verteilungsspielraum beläßt. Das Verteilungskonzept der festen Punktwerte läßt das Interesse von Ärztegemeinschaft und KZV, eine unwirtschaftliche Leistungsausweitung einzudämmen, tendenziell sinken.

14 Die Höhe der Punktwerte bestimmt sich für die Behandlung der Primärkassenpatienten nach dem Einheitlichen Bewertungsmaßstab für zahnärztliche Leistungen (BEMA) und bei Ersatzkassenpatienten nach den Teilen A–E des Gebührentarifes (Anlagen zum BMV-Z und EKV-Z), beide auf der Grundlage des durch den Bewertungsausschuß beschlossenen Bewertungsmaßstabes (EBM-Z; vgl. Kap. 2, Rz. 14). Der BEMA gliedert sich nach Behandlungsbereichen in mehrere Teile (entspricht den einzelnen Gebührentarifen A–E). Der Abschnitt betreffend die konservierenden und chirurgischen Leistungen (abgekürzt: kons-chir Leistungen) besitzt für die Prüfpraxis die größte Relevanz. Er enthält die typischen Zahnarztleistungen, von denen prüfungsrelevant vor allem die Leistungen des Präparierens und Füllens eines „Loches" (Nr. 11–13), die Überkappungen zur Pulpaerhaltung (Zahnmarkerhaltung; Nr. 25–26), die Pulpaversorgung, -exstirpation und -devitalisierung (Nr. 27–29), die Vitalitätsprüfung und Behandlung sensibler Zahnflächen (Nr. 8, 10), die Wurzelbehandlungen (Nr. 32–35), die Zahnentfernung (Nr. 44ff.) und die Beseitigung scharfer Zahnkanten (Nr. 106) sind. In den weiteren Teilen sind die Bereiche der Behandlung von Verletzungen des Gesichtsschädels, die Kieferorthopädie-Leistungen (KO-Leistg.), die systematische Behandlung von Parodontopathien (Zahnbetterkrankungen; abgekürzt: Pa-Leistg.) und die Versorgung mit Zahnkronen und festem oder herausnehmbarem Zahnersatz (ZE-Leistg.) zusammengefaßt.

4 Besonderheiten in der Praxis zahnärztlicher Durchschnittswert- und Einzelfallprüfung

4.1 Eingeschränkte Prüfung bei KO-, Pa-, ZE-Behandlung

15 Besonderheiten bei der technischen Abwicklung und im Falle einer Fehlerhaftigkeit von kieferorthopädischen Maßnahmen (z. B. Zahnspange), Parodontopathiebehandlungen und Versorgung mit Zahnersatz sehen

die als Anlagen 6 (KO), 9 (Pa) und 12 (ZE) zum BMV-Z vereinbarte Bestimmungen vor. Ähnliche, aber weniger detaillierte Vorschriften enthält der EKV-Z. Danach erstellt der Zahnarzt einen ausführlichen Behandlungsplan (KO), einen Parodontalstatus (Pa) oder einen Heil- und Kostenplan (ZE), die die jeweils vorgesehenen Maßnahmen und die voraussichtlichen Kosten angeben. Die Kasse kann den Plan durch einen Gutachter prüfen lassen. Gegen dessen Stellungnahme kann ein Obergutachten eingeholt werden. Die Leistungserbringung wird grundsätzlich erst nach Genehmigung der Kasse möglich.

Einwendungen wegen Mangelhaftigkeit der prothetischen Leistung (nur **16** Primärkassenbereich) können seitens der Kasse innerhalb eines Jahres vor dem jeweiligen Prothetik-Einigungsausschuß, einem für jedes KZV-Gebiet gebildeten, gemeinsam besetztem Gremium, erhoben werden. Dieser trifft eine Entscheidung und setzt gegebenenfalls einen Regreß fest. Insoweit wäre die Regreßentscheidung eines Beschwerdeausschusses wegen Unzuständigkeit aufzuheben (vgl. Rz. 31 ff.) sofern dieser auf die Fehlerhaftigkeit der Maßnahme gestützt wird. Anders, wenn die Notwendigkeit der Maßnahme (bloße Unwirtschaftlichkeit) oder eine sonstige Pflichtverletzung gerügt wird.

Innerhalb der drei Behandlungsbereiche (KO, Pa, ZE) ist eine Wirt- **17** schaftlichkeitskontrolle nicht möglich, soweit Leistungen im Streit sind, auf die sich die Genehmigung der Kasse aufgrund des vorgelegten Behandlungsplanes bezieht. Dagegen wurde eine Wirtschaftlichkeitsprüfung der im Zusammenhang mit kieferorthopädischer Behandlung angefallenen Material- und Laborkosten als zulässig angesehen, da der Behandlungsplan nur die Angabe eines Schätzbetrages vorsah und nicht die vorherige Bestimmung einer Obergrenze gewollt war (BSG Urt. v. 8. 9. 1993 14 a RKa 9/92, zum Ersatzkassenbereich). Die Prüfung und Genehmigung des Pa-Status umfaßt nicht die Einhaltung der vorgeschriebenen Vorbehandlung und der Wartefristen (BSG Urt. v. 16. 6. 1993 14 a RKa 4/92). Anhand der entsprechenden Verträge (BMV-Z bzw. EKV-Z nebst Anlagen) ist jeweils durch Auslegung zu prüfen, inwieweit eine Bindung der Kasse gewollt ist und die Genehmigungswirkung reicht. Nur insoweit scheidet eine nachträgliche Wirtschaftlichkeitsprüfung aus. In der Praxis vermeidet man gerne, solche Unterscheidungen treffen zu müssen, so daß sich schon bisher die Prüfung, von Ausnahmen abgesehen, auf den kons-chir Bereich beschränkte. Deswegen wird auch im folgenden der Schwerpunkt der Erörterung auf die Prüfung der kons-chir Leistungen gelegt werden.

4.2 Homogenes und kontrollierbares Leistungsspektrum

18 Zumindest bei konservierenden und chirurgischen Leistungen liegt in den meisten Fällen ein leicht erkennbarer oder häufig sogar offensichtlicher Krankheitszustand zugrunde, der für eine subjektiv vermehrbare Behandlung oder variable Therapieentscheidung erheblich weniger Raum als im Arztbereich läßt. Klagt ein Patient über Zahnschmerzen, wird die Ursache leicht auszumachen sein, ohne daß ein Bündel verschiedener Diagnostikmaßnahmen ausgefahren werden kann. So bleibt z. B. nur den erkannten Kariesdefekt zu beheben. Eine nachträgliche Überprüfung beschränkt sich auf die üblichen Kontrolluntersuchungen. Allenfalls die Wahl zwischen Füllung und Entfernung läßt einen Entscheidungsspielraum zu. Ähnliches gilt für Wurzelbehandlungen (vgl. LSG Rheinland-Pfalz Urt. v. 30. 6. 1994, Breithaupt 1995, S. 189 ff.). Hinzu tritt, daß das Leistungsspektrum des Zahnarztes schon wegen des eingegrenzten Behandlungsbereiches wesentlich enger als das eines für eine Vielzahl von Organen „zuständigen" Arztes ist.

19 Die kons-chir Leistungen lassen sich unterteilen in eine überwiegende Zahl von Leistungen, die anhand des Befundes sicher zu kontrollieren und kaum vermehrbar sind, und in wenige unkontrollierbare, leicht vermehrbare Leistungen. Zur ersten Gruppe zählen z. B. die Füllungen (BEMA Nr. 12), Wurzelbehandlungen (Nr. 32, 35) und die Entfernungen (Nr. 43 ff.). Vermehrbar und nicht auf einer eindeutigen Notwendigkeit beruhend sind beispielsweise die Mundbehandlungen (BEMA Nr. 105), die Behandlung überempfindlicher Zahnflächen (Nr. 10), die Vitalitätsprüfung (Nr. 8), die besonderen Maßnahmen beim Präparieren oder Füllen (Nr. 12), natürlich die Beratung (Nr. 1) und bedingt die Anästhesien (Nr. 40 f.). Eine Überschreitung nur bei diesen Fallwerten legt den Verdacht einer ungerechtfertigten Leistungsausweitung nahe.

20 Vor diesem Hintergrund ist es erklärbar, daß die Zahnärzte (erfolgreich) auf einer Art Vorrang der Einzelfallprüfung beharren konnten. § 6 Abs. 2 der VfO schrieb vor, daß, soweit die Prüfung einzelner Behandlungsfälle ohne unverhältnismäßige Schwierigkeiten und Aufwendungen durchgeführt werden könne, diese – zumindest grundsätzlich – zu verwenden sei. Nur im übrigen waren Durschnittswert- und Vertikalvergleich vorgesehen. Für die Prüfung des Zahnarztes ergeben sich daraus – auch ab 1. 1. 1989 – folgende Konsequenzen:

Werden kontrollierbare Leistungen geprüft (Einzelleistungsvergleich), erhöhen sich die Begründungsanforderungen bei der Wahl der Prüfmethode zwischen beispielhafter Einzelfallprüfung und Durchschnittswertvergleich. Der Ausschuß muß bei Wahl der Durchschnittswertprüfung eine Begründung abgeben, warum die Einzelfallprüfung unzweckmäßig erschien. An diese werden um so höhere Anforderungen zu stellen sein, je weniger, unkontrollierbare Einzelleistungen Gegenstand des gleichen Prüfverfahrens sind. Bei unkontrollierbaren Leistungen bedarf es einer Begründung nicht. Die Anwendung zweier Verfahren nebeneinander ist möglich (LSG Rheinl-Pf. a. a. O., Revision eingelegt). Manche Entscheidungen scheinen im Umkehrschluß darauf hinzudeuten, daß kontrollierbare Leistungen nur mit beispielhafter Einzelfallprüfung prüfbar seien, weil diese insoweit genügend praktikabel wäre (vgl. LSG Rheinl.-Pf. a. a. O.; Bay LSG Urt v. 16. 7. 1980 L 12 Ka 34/78; Hess. LSG Urt. v. 29. 11. 1972, Breithaupt 1973, 521 f.). Dem wäre nicht zuzustimmen. § 106 SGB V, der die Einzelfallprüfung eher als nachrangige Prüfmethode anzusehen scheint (§ 106 Abs. 3 S. 6 SGB V), deckt diesen Vorrang nicht (mehr).

4.3 Die Prüfpraxis

In der Praxis zeigt sich daher zum einen eine stärkere Repräsentanz der   21
beispielhaften Einzelfallprüfung. Soweit die Durchschnittswertmethode gewählt wird, kommt es andererseits in der Regel zur Durchführung von Einzelleistungsvergleichen. An sich mögliche Prüfungen nach Leistungsbereichen sind auch in Zukunft nicht vorgesehen. In diesem Punkt vermochte sich der Widerstand der Zahnärzte gegen vermeintliche Besitzstandseingriffe zu behaupten. Bei beiden Verfahren sind gegenüber dem Arztbereich von vorneherein meistens wesentlich geringere Honoraranteile prüfbefangen, so daß ein Verfahren für den Zahnarzt ein verhältnismäßig niedriges Einkommensrisiko in sich birgt. Umgekehrt führt das zu einer noch weniger ausgeprägten Bereitschaft, der eigenen Mitwirkungspflicht bei der Darlegung von Besonderheiten oder Einsparungen nachzukommen.

Während der Kassenwiderspruch oder die Kassenklage gegen eine Prüf-   22
entscheidung im Arztbereich eher einen Ausnahmefall darstellt, ist er im Zahnarztbereich an der Tagesordnung. Der Grund liegt wohl in einem anderen Aufgabenverständnis der durch die KZVen entsandten Zahnärzte. Standespolitisch scheint von Zahnarztseite, ohne zu differenzieren, alles bekämpft zu werden, von dem man glaubt, daß es den eigenen Interessen schadet. So gewinnt man gelegentlich den Eindruck, daß eine sachliche Kooperation mit Augenmaß einer Haltung Platz macht, die wohl als konsequente Interessenvertretung angesehen wird. Dabei zeigt die Prüfpraxis der Ärzte, daß sich Interessenwahrung und Zusammenarbeit nicht ausschließen müssen.

Hesral   217

23 Nicht selten gilt es am Sitzungstag des Sozialgerichtes eine Reihe von Beschwerdeausschußentscheidungen zu verhandeln, deren Tenor entsprechend dem alternierenden Vorsitz im Beschwerdegremium (Entscheidung bei Stimmengleichheit) für den Zahnarzt günstig (Zahnarztvorsitz) bzw. ungünstig (Kassenvorsitz) ausfielen. Als Kläger wechseln sich Kasse und Zahnarzt ab. Den Bescheiden lassen sich jeweils Begründungen entnehmen, warum in einem Quartal Unwirtschaftlichkeit vorliegen soll oder – u. U. nur ein Quartal später – nicht erkannt werden konnte. Eine allgemeingültige Empfehlung für diese Konstellation kann nicht gegeben werden. Wurden im Verwaltungsverfahren die individuellen Umstände einigermaßen substantiiert vorgetragen, steigen die Chancen einer Aufhebung und Zurückverweisung, zumal wenn in früheren Entscheidungen das Vorliegen von Besonderheiten/Einsparungen anerkannt wurde, weil häufig die dann zu stellenden Anforderungen an die Bescheidbegründung und -abwägung hinter dem erforderlichen Maß zurückbleiben. Im Hinblick auf die Kassenklagen sollte andererseits zur Risikoeingrenzung eine vergleichsweise Gesamtbereinigung erwogen werden, vor allem wenn die Darlegung der individuellen Umstände objektiv eher „dünn" wirkt.

4.4 Besonderheiten bei der Durchführung der Einzelfallprüfung

24 Die beiden Formen der Einzelfallprüfung, die in der Regel eine beispielhafte (mit Hochrechnung) sein wird, wurden bereits besprochen (vgl. Kap. 2, Rz. 172 ff.). Während bei der strengen Einzelfallprüfung der Patient selbst mit seiner nachträglich aufzuklärenden Krankheitsentwicklung und dem dazugehörigen Untersuchungs- und Behandlungsverlauf einzubeziehen ist, begnügt sich die eingeschränkte Form mit den Behandlungsangaben und -unterlagen des Zahnarztes. Es kommt zu einer Indikationsbeurteilung oder Schlüssigkeitsprüfung. Im Zahnarztbereich treten standardmäßig angefertigte Röntgenaufnahmen als sichere Beweisquelle und Alternative zur Patientenuntersuchung hinzu, so daß die beiden Formen etwas vermischt werden. In beiden Fällen muß der Beschwerdeausschuß seine Unwirtschaftlichkeitsaussage am einzelnen Behandlungsfall begründen und darf sich nicht auf eine pauschale Betrachtung beschränken.

25 Die Mindestzahl der beispielhaft zu prüfenden Patientenunterlagen (mindestens 25 % der Fälle, jedoch nicht unter 100 Patienten) soll nach einer Entscheidung des LSG Rheinland-Pfalz (a. a. O., nicht rechtskräftig) nicht der Mindestanforderung von 100 Fällen unterliegen, da der Wahrscheinlichkeitsgrad, zu einer verläßlichen Aussage zu kommen,

angesichts des homogenen zahnärztlichen Leistungsspektrums viel größer sei. Dem kann grundsätzlich zugestimmt werden. Allerdings sollte eine Zahl von 50 Patienten auch hier nicht unterschritten werden.

4.5 Praxisbesonderheiten und Einsparungen (Einzelleistungsvergleich)

Bedingt durch das wesentlich geringere Spektrum der den Normalfall **26** bildenden zahnmedizinischen Beschwerden, verengt sich auch die Bandbreite der auf Patientenunterschiede beruhenden denkbaren Praxisbesonderheiten. Kariesdefekte, Paradontose, nicht erhaltungswürdige Zähne, Indikation zum Zahnersatz u. ä. sind die Säulen des täglichen Anforderungsprofils an die zahnärztliche Tätigkeit, die im einzelnen Patientenstamm naturgemäß weit weniger ungleich verteilt sein werden, als die enorme Bandbreite und Vielfalt medizinischer Erkrankungen und Therapiemöglichkeiten.

Dennoch treten erhebliche Unterschiede im zahnärztlichen Abrech- **27** nungsverhalten auf. Die Vergleichsgruppe umfaßt in der Regel sämtliche der jeweiligen KZV-zugehörigen Zahnärzte. Folgende grobe Unterteilung der Praxistypen läßt sich bei Betrachtung der Abrechnungsstatistik treffen (vgl. Müller/Plöger/Spranger, Leistungsspektren von Zahnarztpraxen, Institut der Deutschen Zahnärzte – Informationen, Nr. 5/92):

– Praxen mit sehr breitem Spektrum an Diagnostik und Therapie bei mittlerer Leistungsintensität sowie Fehlen einer Spezialisierung und Therapiepräferenz;

– Praxen mit mittlerer Leistungsintensität, aber mit Schwerpunkt bei Füllungen und Kariesbehandlung;

– Praxen mit Konzentration auf wenige aufwendige zahnärztliche Maßnahmen, auf Extraktionen und Anfertigung von herausnehmbarem Zahnersatz;

– Praxen mit mittlerer Leistungsintensität bei den zahnerhaltenden und -ersetzenden Maßnahmen bei hoher Zahl von parodontologischen und parodontaltherapeutischen Leistungen;

– Praxen mit Schwerpunkt bei kieferorthopädischer Planung.

Die tatsächlich bestehende Streuung beruht nur in zweiter Linie auf **28** Besonderheiten der Patientenzusammensetzung und in erster Linie auf Behandlungsunterschieden, die ihrerseits durch selbstgewählte Schwerpunkte, den Ort der Ausbildung und generationsbedingte Behandlungsunterschiede hervorgerufen sind. Während der eine Zahnarzt der

Wurzelbehandlung und Zahnerhaltung Vorrang einräumt, meint der Kollege durch Pa-Behandlung oder gleich Zahnentfernung und -ersatz erfolgreicher sein zu können. Solche Therapieunterschiede stellen keine Praxisbesonderheiten dar (vgl. Kap. 2, Rz. 105ff.). Die Wurzel des Dilemmas kann im Einzelfall in einer Kombination beider Ursachen liegen, die zusammen zu einer hohen Überschreitung führen.

29 Soweit Patientenbesonderheiten nicht auszumachen sind, sollte das Augenmerk auf den Versuch gerichtet sein, im Prüfverfahren die kausalen Einsparungen aufzuzeigen, die vielleicht im Rahmen des Einzelleistungsvergleiches zu Überschreitungen bei den bevorzugten Therapieleistungen geführt haben, aber sich in einer Unterschreitung bei den Alternativen auswirken müßten. Dabei wäre auf die Gebote der Richtlinien zu achten, die in der Regel Voraussetzungen der gewählten Behandlung enthalten. Die nicht indizierte Leistung (drastisches Beispiel: Sanierung einer nicht erhaltungsfähigen „Zahnruine") spart nichts ein und ist unwirtschaftlich. Der Nachweis der Kausalität sollte anhand des einzelnen Behandlungsfalles erfolgen. Der Ausschuß muß sich im Rahmen seiner Begründungspflicht mit dem Vorbringen auseinandersetzen.

30 Selbstverständlich können – innerhalb des aufgezeigten Rahmens – individuelle Abweichungen in der Patienten- und Diagnosestruktur auch bei der zahnärztlichen Behandlung auftreten. Zu denken wäre zum einen an eine Massierung von Patienten einer bestimmten Altersklasse, die von häufigerer Milchzahnbehandlung bis hin zum häufiger erforderlichen Zahnersatz ihre spezifischen Behandlungserfordernisse mit sich bringen (vgl. oben 3. Fallgruppe; zur Überschreitung bei Anästhesien aufgrund hohen Kinderanteils: SG München Urt. v. 14. 10. 1981 S 33 Ka 76/81 Z, Raddatz, WKR 9). Zum anderen kann ein Mangel an (von den Versicherten akzeptierten) Zahnärzten in einem Gebiet zu einem höheren Anteil sanierungsbedürftiger Gebisse, damit zu einem abweichenden Patientengut führen, da, im Gegensatz zu sonstigen Krankheiten, viele Zahnerkrankungen keine akute Behandlungsnotwendigkeit auslösen und diese dann schleichend fortschreiten, bis eine neue Praxis Abhilfe schafft (zur Anlaufpraxis vgl. SG München Urt. v. 14.10.1981 S 33 Ka 286/80 Z, Raddatz, WKR 9). Weitere besondere örtliche Umstände, wie Betreuung eines Aussiedlerheimes (u. U. desolate Zahnsituation), können zu abweichender Patientenzusammensetzung führen. Selbstverständlich kann ein in der Umgebung bekannter Behandlungsschwerpunkt (Kieferorthopädie, Prothetik) eine Zuwanderung der komplementären Patienten zur Folge haben. Es bleibt in allen

Fällen jedoch die Notwendigkeit, die besondere Altersstruktur zusammen mit den darauf beruhenden Maßnahmen aufzuschlüsseln, und bei sonstigen Patientenbesonderheiten die Diagnosemassierung durch Auflistung oder Stichproben darzustellen.

5 Abgrenzungsfragen

Die Unterscheidung zwischen sachlicher Richtigstellung, Wirtschaftlich- **31** keitsprüfung und „sonstigem Schaden" ist im Zahnarztbereich besonders schwierig. In jedem Fall besteht – zumindest auch – eine Unwirtschaftlichkeit. Von der rechtlichen Qualifizierung kann die Zuständigkeit für den Erlaß der Maßnahme abhängen. Zweifelsfragen sind höchstrichterlich derzeit noch ungeklärt.

Wesentlich häufiger als im Arztbereich kommt es zur mängelbehafteten **32** Erbringung von Behandlungsleistungen (z. B. Füllung hält nicht, Zahnersatz paßt nicht, nicht verwertbare Röntgenaufnahme). Grundsätzlich setzt die gebührenordnungsmäßige Abrechenbarkeit die fehlerfreie Leistungserbringung voraus. Im Falle der Schlechterfüllung wäre die KZV zur sachlichen Richtigstellung oder zur nachträglichen Berichtigung der Abrechnung befugt und auch verpflichtet, wenn die betroffene Kasse ein möglicherweise gesamtvertraglich bestehendes Antragsrecht auf sachliche Berichtigung wahrnimmt (vgl. auch § 12 EKV-Z; BSG Urt. v. 13. 1. 1994 SozR 3-2500 § 85 Nr. 2). Eine auf Schlechterfüllung gestützte Honorarkürzungszuständigkeit von Prüfungs- und Beschwerdeausschüssen besteht nur innerhalb der Randkompetenz (vgl. Kap. 2, Rz. 38 ff.).

Bei Vorliegen eines sonstigen Schadens kann gesamtvertraglich die **33** Zuständigkeit besonderer Prüfungs- und Beschwerdeausschüsse vereinbart sein (zu Schadensbeschwerdeausschüssen vgl. oben 3.2). Ein sonstiger Schaden setzt eine schuldhafte Verletzung einer vertragszahnärztlichen Pflicht voraus, die, um eine „sonstige" Pflicht zu sein, gerade nicht (nur) in der Verletzung des Wirtschaftlichkeitsgebotes liegen darf. Gebührenordnungsmäßige Richtigstellungen und Schlechterfüllungen gehören ebenfalls nicht hierher. Wird nicht das Honorar für eine fehlerhafte Krone, sondern die Kosten für eine wegen zu vertretender Verschlimmerung erforderlichen weiteren Behandlung beansprucht, wäre ein Fall des sonstigen Schadens gegeben. Verstöße gegen im Zusammenhang mit Behandlungen zu beachtende Dokumentationspflichten können je nach Gestaltung unterschiedlich einzuordnen sein (Richtigstellung: die Diagnosen werden auf den Behandlungsscheinen nicht ange-geben; Unwirtschaftlichkeit: die angegebenen Diagnosen lassen die Maßnahmen als nicht erforderlich erscheinen; sonstiger Schaden: durch verlorene Behandlungsunterlagen entsteht weiterer Aufwand).

Kapitel 8

Rechtsprechungsübersicht

1 Beschlüsse

11. 5. 1993   12 RK 82/92   **Orientierungssatz** – Nach § 97 Abs. 1 Nr. 3   **1**
SGG hat die Klage aufschiebende Wirkung,
wenn die Feststellung der Nichtigkeit eines
Verwaltungsaktes begehrt wird. Dieses gilt im
Berufungs- und Revisionsverfahren entspre-
chend (§ 154 Abs. 1 und § 165 SGG).

Nach dem Wortlaut des Gesetzes (§ 97 Abs. 1
Nr. 3 SGG) hängt der Eintritt der aufschiebenden Wirkung allein von der Erhebung
einer (zulässigen) Nichtigkeitsfeststellungsklage ab. Es stellt weitere Voraussetzungen
nicht auf, wie etwa eine gewisse oder sogar
überwiegende Erfolgsaussicht. Eine Prüfung
der Erfolgsaussicht der Nichtigkeitsfeststellungsklage, die zu ihrer Begründetheit gehört,
kann daher auch bei der klarstellenden Entscheidung über das Bestehen der aufschiebenden Wirkung grundsätzlich nicht stattfindet. Nur wenn lediglich formal eine Nichtigkeitsfeststellungsklage   erhoben   wird,
Nichtigkeitsgründe jedoch entweder nicht
geltend   gemacht   werden   oder   geltend
gemachte Nichtigkeitsgründe offensichtlich
nur Anfechtbarkeitsgründe sind, darf die
Erhebung einer Nichtigkeitsfeststellungsklage
nicht dazu führen, daß die aufschiebende
Wirkung erreicht werden kann.

6. 9. 1993   6 RKa 25/91   **Orientierungssatz** – Verfahren nach § 97   **2**
Abs. 3 Satz 1 SGG sind nicht bloß unselbstän-
dige Teile des (Klage- oder Rechtsmittel-)

Reinhold   223

Hauptsacheverfahrens oder „Nebenverfahren" dazu. Sie sind kostenrechtlich vielmehr als davon getrennte Verfahren anzusehen, die je nach ihrer Beendigung entsprechend der Regelung des § 193 Abs. 1 SGG entweder von Amts wegen oder auf Antrag eine Kostengrundentscheidung des Gerichts erforderlich machen.

2 Urteile

3   29. 3. 1968   6 RKa 1/67   **Leitsatz** – Bei unvorhergesehener Verhinderung eines Ehrenamtlichen Richters darf das Gericht – unter Übergehung eines auswärtigen Beisitzers – einen am Gerichtsort wohnenden hinzuziehen, wenn nur auf diese Weise eine Vertagung der Verhandlung oder eine erhebliche Verzögerung ihres Beginns vermieden werden kann.

Fundstelle: NJW 1968, 1446

4   22. 5. 1984   6 RKa 21/82   **Orientierungssatz** – 1. In Angelegenheiten der Kassenärzte haben bei den Sozialgerichten als ehrenamtliche Richter „Kassenärzte" mitzuwirken; eine Differenzierung nach ärztlichen Fachgebieten – je nach der Fachrichtung, welcher der klagende Arzt angehört – wird vom Gesetz nicht gefordert.

2. Soweit den Prüfinstanzen ein Beurteilungsspielraum zusteht, beschränkt sich die Kontrolle des Gerichts darauf, ob das Verwaltungsverfahren ordnungsgemäß durchgeführt worden ist, ob der Verwaltungsentscheidung ein richtig und vollständig ermittelter Sachverhalt zugrunde liegt, ob die Verwaltung die durch Auslegung des unbestimmten Rechtsbegriffs ermittelten Grenzen eingehalten hat und ob sie ihre Subsumtionserwägungen so verdeutlicht und begründet hat, daß im Rahmen des Möglichen die zutreffende Anwen-

dung der Beurteilungsmaßstäbe erkennbar und nachvollziehbar ist.

3. Steht die Quartalsabrechnung eines Arztes in einem offensichtlichen Mißverhältnis zu den Durchschnittswerten seiner Fachgruppe, können ohne vorherige Information des Arztes Honorarkürzungen vorgenommen werden.

4. Die Wirtschaftlichkeit der Behandlungsweise braucht nicht anhand einzelner Behandlungsfälle geprüft zu werden, wenn die durchschnittlichen Honorarforderungen des Arztes in einem offensichtlichen Mißverhältnis zu den Durchschnittswerten der Vergleichsgruppe stehen und die Praxisbesonderheiten den Mehraufwand nicht rechtfertigen.

5. Rechtfertigen die Eintragungen des Arztes über die Vorgeschichte, die vorgetragenen Beschwerden und die erhobenen Befunde nicht die erbrachten ärztlichen Leistungen, so kann das die Unwirtschaftlichkeit der Behandlungsweise im Einzelfall beweisen; daraus folgt aber nicht der Umkehrschluß, daß bei an sich schlüssigen Angaben des Arztes stets die ärztlichen Leistungen gerechtfertigt sind.

6. Praxisbesonderheiten können in vielfältiger Weise vorliegen, sie sind jedoch nur anzuerkennen, wenn sie mit dem Gebot der Wirtschaftlichkeit in Einklang stehen; wenn die Praxisbesonderheiten zu einem Mehraufwand außerhalb der Praxis führen, liegt auch dann keine unwirtschaftliche Behandlungs- und Verordnungsweise vor, wenn der Mehraufwand durch einen Minderaufwand außerhalb der Praxis (z. B. durch Einsparungen bei der stationären Versorgung) ausgeglichen wird.

Reinhold 225

7. Eine internistisch ausgerichtete Allgemeinpraxis – großes Labor und umfangreiche physikalische Therapie – kann bei der Abrechnung nicht der Fachgruppe der Internisten zugerechnet werden; in einem solchen Falle können jedoch bei bestimmten Leistungen und Leistungssparten Abweichungen von durchschnittlichem Aufwand gerechtfertigt sein, wenn diese Leistungen im Vergleichsbereich nicht praxistypisch sind und sie gesamtwirtschaftlich nicht zu einer Kostenmehrung führen.

8. Ob und inwieweit Praxisbesonderheiten einen Mehraufwand rechtfertigen, wird in der Regel nur ungefähr gesagt werden können; deshalb sind alle Entscheidungen der Prüfinstanz, die die „Zweifelszone" nicht erkennbar verlassen, als rechtmäßig anzusehen.

Fundstelle: USK 84 119

5   8. 5. 1985   6 RKa 4/84

Leitsatz – Der Ausgleich eines Mehraufwands des Arztes beim Sprechstundenbedarf mit einem Minderaufwand bei Einzelverordnungen setzt voraus, daß der ursächliche Zusammenhang im einzelnen Behandlungsfall nachgewiesen ist.

Orientierungssatz – 1. Es ist geboten, bei der Wirtschaftlichkeitsprüfung zwischen Sprechstundenbedarf und Einzelverordnungen zu unterscheiden und für die Feststellung des offensichtlichen Mißverhältnisses nur die Fallwerte für den Sprechstundenbedarf zu berücksichtigen.

2. Der Sprechstundenbedarf weist gegenüber den anderen Verordnungen Besonderheiten auf, die eine auf dieses Gebiet beschränkte Wirtschaftlichkeitsprüfung   rechtfertigen. Sprechstundenbedarf und Einzelverordnungen sind nicht beliebig austauschbar, dem Arzt ist es insbesondere nicht erlaubt, unbe-

grenzt statt Einzelverordnungen mit Sprechstundenbedarf zu arbeiten.

3. Im Antrag des gegen eine Kürzung klagenden Arztes, die angefochtenen Bescheide aufzuheben, ist hilfsweise das Begehren enthalten, den Beschwerdeausschuß zu verurteilen, erneut unter Beachtung der Rechtsauffassung des Gerichts zu entscheiden.

Fundstelle: ArztR 1986, 62

22. 10. 1985 7 C 78/84 **Leitsatz** – 1. Die Regelung, daß im Falle der 6 Verhinderung eines ehrenamtlichen Verwaltungsrichters der nächste noch nicht zu einer Sitzung geladene ehrenamtliche Verwaltungsrichter herangezogen wird, ist rechtmäßig.

2. Erklärt sich ein ehrenamtlicher Richter unter Angabe eines Grundes für verhindert, so ist das Gericht grundsätzlich nicht verpflichtet, den Hinderungsgrund nachzuprüfen.

Fundstelle: NVwZ 1986, 1010–1011

15. 4. 1986 6 RKa 27/84 **Leitsatz** – 1. Wird eine Entscheidung des 7 Prüfungs- oder des Beschwerdeausschusses gemäß § 386 n Abs. 5 Satz 5 RVO von einem durch sie beschwerten Landesverband der Krankenkassen rechtzeitig angefochten, so wird sie auch gegenüber den übrigen beschwerten Landesverbänden nicht bindend.

Orientierungssatz – 1. Wenn die Landesverbände der Krankenkassen mit der Kassenärztlichen Vereinigung eine Gesamtvergütung nach Einzelleistungen vereinbart haben, können sie gegen einen Bescheid des Beschwerdeausschusses klagen, durch den eine Honorarkürzung abgelehnt worden ist.

2. Die Wirtschaftlichkeit der Behandlungs- und Verordnungsweise ist ohne Aufspaltung

nach Versicherten der einzelnen Krankenkassen zu prüfen.

3. Soll ein Mehraufwand an Leistungen durch Praxisbesonderheiten kompensiert werden, ist im Prüfungsbescheid anzugeben, um welche Besonderheiten es sich handelt; ferner ist nachvollziehbar zu begründen, welchen Mehraufwand sie rechtfertigen.

4. Über die Wirtschaftlichkeit der Behandlungs- und Verordnungsweise können die Prüfinstanzen im allgemeinen erst dann entscheiden, wenn zuvor die Abrechnungsfähigkeit der Leistungen festgestellt worden ist.

Fundstelle: ArztR 1987, 8; USK 86 64.

8 11. 6. 1986 6 RKa 2/85

1. Es ist nicht zu beanstanden, wenn die Prüfgremien die Grenze zum offensichtlichen Mißverhältnis bei einer Fallwertüberschreitung um 50 v. H. ziehen.

2. Außergewöhnlich niedrige Fallzahlen können allenfalls im Einzelfall als Praxisbesonderheit zur Rechtfertigung eines Mehraufwandes anerkannt werden.

3. Anfangsschwierigkeiten nach der ersten Niederlassung des Arztes sind keine Praxisbesonderheiten, durch die ein Mehraufwand kompensiert werden könnte; sie können jedoch nach Feststellung eines unwirtschaftlichen Mehraufwandes bei der Festlegung des Kürzungsbetrages berücksichtigt werden.

Fundstelle: USK 86 112; ArztR 1987, 208–216

9 11. 6. 1986 6 RKa 4/85

Orientierungssatz – 1. Der Rechtsschutz des Bürgers und das öffentliche Interesse fordern in der Sozialgerichtsbarkeit in der Regel nicht den Aufschub des Vollzugs des angefochtenen Verwaltungsakts bis zur rechtskräftigen Erledigung des Anfechtungsverfahrens. Insbesondere begründet § 97 Abs. 1 SGG keinen allge-

                  Reinhold

meinen – einstweiligen – Schutz gegen Forderungen der Verwaltung. Vielmehr enthält
die Vorschrift eine abschließende Aufzählung
der Fälle, in denen die Klage aufschiebende
Wirkung hat.

2. Auch eine verfassungskonforme Auslegung
des § 97 Abs. 1 SGG führt nicht zur Anwendung dieser Vorschrift bei Regreßbescheiden.
Der nach Art. 19 Abs. 4 GG gebotene umfassende und wirksame Rechtsschutz ist nicht
nur bei Anwendungen des § 97 Abs. 1 SGG
gewährleistet. Es bedarf dazu nicht des kraft
Gesetzes eintretenden Suspensiveffektes,
denn die Vollziehung von Regreßbescheiden
kann einstweilen gemäß § 80 Abs. 5 VwGO
ausgesetzt werden. Eine Aussetzung des Vollzugs von Regreßbescheiden ist zulässig.

Fundstelle: BSGE 60, 112–126; NJW 1987,
51–53

2. 6. 1987 6 RKa 23/86

Orientierungssatz – 1. Es ist nicht zu bean- **10**
standen, a) der Wirtschaftlichkeitsprüfung im
zahnärztlichen Bereich einen Vergleich der
Geamtfallkosten zugrunde zu legen, b) als
Vergleichsgruppe alle Zahnärzte des Bezirks
heranzuziehen und c) von der Anwendung
der Gauß'schen Normalverteilung bzw. von
der Feststellung der Standardabweichung und
des Variabilitäts-Koeffizienten abzusehen.

2. Der statistische Kostenvergleich, der so-
wieso nur die konservierenden, chirurgischen
und Röntgen-Leistungen umfaßt, ist nicht
noch dadurch weiter zu beschränken, daß die
Füllungen und Extraktionen unberücksichtigt
bleiben.

3. Den Prüfungsgremien bleibt beim Vergleich
der Gesamtfallkosten für die Festsetzung der
Grenze zum offensichtlichen Mißverhältnis
kein großer Spielraum; denn eine Fachgruppe, bei der wegen unterschiedlicher

Reinhold   229

Behandlungsausrichtungen ein größerer Toleranzbereich zugestanden werden müßte, dürfte kaum als gemeinsame Vergleichsgruppe geeignet sein. Dagegen liegt es nahe, bei einem Vergleich von Leistungssparten und Leistungsarten auch höhere Grenzwerte in Betracht zu ziehen; denn werden innerhalb einer Fachgruppe, die für die Behandlung gleicher Krankheiten zuständig ist, in den einzelnen Praxen verschiedene Methoden angewandt, so sollte dadurch zwar nicht der Gesamtfallwert wesentlich beeinflußt werden, gegen eine unterschiedliche Inanspruchnahme von Leistungssparten und Leistungsarten bestünden jedoch keine Bedenken.

4. Mit der Anrufung des Beschwerdeausschusses (§ 368n Abs. 5 Satz 5 RVO) wird dieser für die umstrittene Wirtschaftlichkeitsprüfung ausschließlich zuständig. Er behält diese Zuständigkeit bis zur rechtsverbindlichen Erledigung des Verfahrens. Das Verfahren vor dem Beschwerdeausschuß ist nicht (nur) ein Vorverfahren im Sinne des SGG, es ist vielmehr ein umfassendes Verwaltungsverfahren in einer zweiten Verwaltungsinstanz. Die das Prüfungsverfahren abschließende Entscheidung wird vom Beschwerdeausschuß getroffen und von diesem allein im gerichtlichen Verfahren vertreten. Nur in bezug auf die Klagevoraussetzung des § 78 SGG gilt das Verfahren vor dem Beschwerdeausschuß als Vorverfahren.

Fundstelle: BSGE 62, 24–32; ArztR 1989, 21–24

11 15. 12. 1987 6 RKa 21/87 **Leitsatz** – Die Vorschrift des § 63 SGB X über die Erstattung von Kosten im Vorverfahren findet in der kassenärztlichen Wirtschaftlichkeitsprüfung Anwendung, soweit Abweichendes nicht bestimmt ist.

20. 9. 1988   6 RKa 22/87   **Leitsatz** – 1. Bei der kassenärztlichen Wirt-   **12**
schaftlichkeitsprüfung ist die vom Beschwer-
deausschuß gewählte Prüfmethode grundsätzlich auch für die gerichtliche Überprüfung
maßgebend.

2. Zur Ergänzung des statistischen Kostenvergleichs kann eine (beschränkte) Einzelfallprüfung durchgeführt werden.

3. Verspätet vorgebrachte Einwendungen des
Kassenarztes können im gerichtlichen Verfahren unter Umständen unberücksichtigt bleiben.

Orientierungssatz – Nichtbeteiligung am
Prüfverfahren – Wirtschaftlichkeitsprüfung:
Wenn sich ein Kassenarzt am Prüfverfahren
nicht beteiligt und erstmals im gerichtlichen
Verfahren Einwendungen erhebt, unterläuft er
das gesetzlich vorgesehene Verfahren und verlagert so die Wirtschaftlichkeitsprüfung
(unzulässiger Weise) in die gerichtliche
Instanz.

Fundstelle: ArztR 1989, 310–314; MedR 1990,
101–104

16. 1. 1991   6 RKa 24/89   **Leitsatz** – 1. Der Antrag einer Krankenkasse   **13**
auf Überprüfung der Honorarforderungen
eines Kassen(zahn)arztes ist nicht deshalb
verspätet, weil er innerhalb der Antragsfrist
statt an die zuständige Stelle (Prüfungsausschuß der KÄV) an die unzuständige Stelle
gerichtet worden und der zuständigen Stelle
nicht vor Fristablauf zugegangen ist (Grundsatz der Einheitlichkeit der Antragstellung).

2. Die Kassen(zahn)ärztlichen Verinigungen
einerseits und die Prüfungsgremien andererseits sind verpflichtet, den Prüfantrag bei
Zuständigkeit des anderen Entscheidungsträ-
gers an diesen weiterzuleiten.

Fundstelle: NJW 1991, 2987

Reinhold   231

14 31. 7. 1991 6 RKa 19/90 **Orientierungssatz** – 1. Eine landesrechtliche Bestimmung (hier: Prüfvereinbarung) zur Wirtschaftlichkeitsprüfung kann allenfalls dann revisibel sein, wenn ihr Geltungsbereich sich über den Bezirk des Berufungsgerichts hinaus erstreckt. Dafür reicht es zwar aus, wenn für andere Bundesländer inhaltlich übereinstimmende Vorschriften geschaffen worden sind und dies bewußt und gewollt um der Rechtseinheit willen geschehen ist. Dies muß aber der Revisionskläger dartun und eine gleichlautende Norm im Bezirk eines anderen Berufungsgerichts benennen sowie den Erlaß zum Zweck der Vereinheitlichung darlegen (vgl. BSG vom 15. 11. 1983 – 1 S 10/82 – BSGE 56, 45, 50 = SozR 2100 § 70 Nr. 1 und BSG vom 16.1.1991 – 6 RKa 24/89 – SozR 3 – 2500 § 106 Nr. 3).

Fundstelle: ArztuR 1992, Nr. 1, 18

15 20. 5. 1992 14 a/6 RKa 9/90 **Leitsatz** – Die Kassenzahnärztliche Vereinigung ist zuständig für die Feststellung von Schadensersatzansprüchen einer Vertragskasse gegen den Vertragszahnarzt wegen mangelhafter prothetischer Versorgung (Anschluß an BSG vom 10. 4. 1990 – 6 RKa 11/89 und vom 16. 1. 1991 – 6 RKa 25/89 = SozR 3-5555 § 12 Nr. 1 und 2).

Orientierungssatz – 1. Bei einem Rechtsstreit zwecks Feststellung von Schadensersatzansprüchen gegen einen Vertragszahnarzt handelt es sich um eine Angelegenheit der Kassenzahnärzte im Sinne des § 12 Abs. 3 Satz 2 SGG und nicht um eine Angelegenheit des Kassenzahnarztrechts im Sinne des § 12 Abs. 3 Satz 1 SGG.

2. Die Genehmigung des Heil- und Kostenplans schließt es nicht aus, die Ausführung des Planes als mangelhaft anzusehen. Die Genehmigung bewirkt lediglich, daß die

genehmigte Behandlung nachträglich nicht mehr als unwirtschaftlich bewertet werden kann. Ob die Planung fachlich in Ordnung war, bleibt ebenso wie die Ausführung des Planes weiterhin zu prüfen.

3. Bei Leistungsstörungen durch den Leistungsberechtigten kommen ausschließlich privatrechtliche Ansprüche des Zahnarztes gegen den Leistungsberechtigten in Betracht (vgl. BSG vom 18. 2. 1970 – 6 RKa 29/69 = BSGE 31, 33), während bei Behandlungsfehlern des Kassenzahnarztes neben dem privatrechtlichen Anspruch des Leistungsberechtigten kumulativ öffentlich-rechtliche Schadensersatzansprüche der Krankenkasse gegen den Kassenzahnarzt bestehen (vgl. BSG vom 22. 6. 1983 – 6 RKa 3/81 = BSGE 55, 144 = SozR 2200 § 368 n Nr. 26).

4. Wird einem ordnungsgemäßen Antrag auf Einholung eines Obergutachtens verfahrensfehlerhaft nicht entsprochen, so führt ein solcher Verfahrensfehler nach § 40 SGB X nicht zur Nichtigkeit des Verwaltungsaktes.

5. Auch die in einem mehrstufigen Verwaltungsverfahren von der Behörde eingeholten Gutachten sind im gerichtlichen Verfahren als Beweismittel und nicht als Privatgutachten zu werten, wenn die das Verwaltungsverfahren leitende Behörde sie heranzieht und die Entscheidung hierauf stützt.

Fundstelle: NJW 1993, 1549

5. 8. 1992   14 a/6
RKa 4/90

Orientierungssätze – 1. Die Wirtschaftlichkeit **16** der Behandlungsweise eines Kassenarztes bzw. Kassenzahnarztes braucht nicht anhand einzelner Behandlungsfälle geprüft zu werden, wenn eine genaue Berechnung nicht möglich oder mit unverhältnismäßigem Aufwand verbunden ist. Das ist verfassungsrechtlich zulässig (BSG, Beschl. v. 10. 4. 1990 –

Reinhold   233

6 BKa 80/89 –, nicht veröffentlicht). Damit ist praktisch im Regelfall die statistische Methode anzuwenden (BSGE 62, 18, 20). Das Gesetz sieht nunmehr den statistischen Kostenvergleich ausdrücklich in § 106 Abs. 2 Nr. 1 SGB V vor.

2. Die Rechtsprechung des BSG läßt grundsätzlich statistische Wirtschaftlichkeitsprüfungen und Kürzungen auch in einzelnen Leistungsbereichen zu (BSGE 62, 24, 29). Dabei sind aber die Gesamtfallkosten mit zu berücksichtigen (BSGE 69, 138, 143; BSG, Urt. v. 8. 4. 1992 – 6 RKa 34/90 – zur Veröffentlichung vorgesehen).

3. Die Prüforgane dürfen Umstände nicht unberücksichtigt lassen, die einerseits leicht aufzuklären sind und die andererseits nach ihrem Gewicht eine erhebliche Fehlerquelle der statistischen Methode nahelegen und damit einen Ausgleich erfordern. Dabei sind Aufklärungsbemühungen und Aufklärungsgewinn gegeneinander abzuwägen. Fehlerquellen (z. B. Abrechnungs- oder Erfassungsfehler, ferner statistische „Ausreißer") werden unabhängig von ihrem Nachweis im Einzelfall dadurch ausgeglichen, daß die Prüforgane in Ausfüllung eines ihnen zustehenden Beurteilungsspielraumes für den Bereich der normalen Streuung und für die Grenze zur offenbaren Unwirtschaftlichkeit bestimmte Vomhundertsätze festsetzen. Dabei hat die Rechtsprechung den Grenzwert 20 v. H. für die normale Streuung und um 40 bis 60 v. H. für die Grenze zur offenbaren Unwirtschaftlichkeit beim Fallkostendurchschnitt als nicht zu beanstanden angesehen.

4. (nicht abgedruckt)

5. Bei Fehlerquellen, die außergewöhnlich und erheblich sind, ist ein Ausgleich nur gerechtfertigt und dann auch geboten, wenn sie tatsächlich vorliegen.

6. Die Aufklärung entscheidungserheblicher Umstände fällt grundsätzich in die Amtsermittlungspficht des Gerichts. Eine Rückgabe an die Verwaltung mit der Auflage, die erforderlichen Feststellungen zu treffen, ist in aller Regel unzulässig. Das gilt grundsätzlich auch, wenn die Verwaltung im vorangegangenen Verwaltungsverfahren ihrer Verpflichtung, den Sachverhalt aufzuklären, nicht nachgekommen ist.

7. Dem steht nicht entgegen, daß Prüfbescheide nur einer eingeschränkten Kontrolle durch die Gerichte unterliegen. Sie beschränken sich unter anderem darauf, ob der Verwaltungsentscheidung ein richtiger und vollständig ermittelter Sachverhalt zugrunde liegt. Unvollständig ermittelt ist ein Sachverhalt, wenn Umstände, die im Verwaltungsverfahren nicht ermittelt und nicht berücksichtigt wurden, tatsächlich vorliegen. Ergeben die Ermittlungen des Gerichts hingegen, daß der nicht aufgeklärte Umstand tatsächlich nicht vorliegt, so liegt der Verwaltungsentscheidung der richtige Sachverhalt zugrunde. Hiernach ist es für die Aufklärungspflicht des Gerichts ohne Bedeutung, ob die beweiserhebliche Tatsache für die Ermessensausübung oder für die Rechtsanwendung von Bedeutung ist. Nur wenn der Behörde gerade hinsichtlich der Feststellung der betroffenen Tatsache eine Einschätzungsprärogative zusteht, kann dies die Amtsermittlungspflicht des Gerichts einschränken.

8. Sollte die behauptete Menge der Nullfälle bewiesen werden, so könnte der Beklagte dies zum Anlaß nehmen, zu einer anderen statistischen Methode hinsichtlich aller Positionen überzugehen. Der Übergang zur Gauß'schen Normalverteilung liegt nahe. Auch diese Methode führt allerdings nicht zu brauchba-

Reinhold 235

ren Ergebnissen, wenn ein Drittel der Zahnärzte die erbrachte Leistung nicht abrechnet.

17 5. 8. 1992 14 a/6
RKa 17/90

Orientierungssatz – 1. Die Überwachung der Wirtschaftlichkeit der kassenzahnärztlichen Versorgung ist ein einheitlicher Vorgang, und die Krankenkassen (KK) und ihre Landesverbände bzw. der Kassenverband haben hieran ein übergreifendes und rechtlich geschütztes Interesse, auch soweit die begehrte Kürzung andere Landesverbände oder andere KK betrifft (vgl. BSG v. 15. 4. 1986 – 6 RKa 27/84 = BSGE 60, 69, 71 = SozR 2200 § 368n Nr. 42). Dementsprechend sind sie rechtsmittelbefugt.

2. Die Rechtsmittelbefugnis des Kassenverbandes kann jedoch nicht daran scheitern, daß (verfahrensfehlerhaft) nicht der Prüfungsausschuß, sondern die Kassenzahnärztliche Vereinigung über die Honorarkürzung entschieden hat.

3. Soweit die einzelne KK neben dem Landesverband klagebefugt ist, kann auch ein Kassenverband im Sinne von § 406 RVO (vgl. nunmehr § 218 SGB V), wenn das Prüfverfahren zu seinem Aufgabengebiet gehört, im Wege der Prozeßstandschaft die Rechte der KK ausüben.

4. Die Revisionsbegründung muß bei materiellrechtlichen Rügen darlegen, daß und warum eine revisible Rechtsvorschrift auf den vom Tatsachengericht festgestellten Sachverhalt nicht oder nicht richtig angewandt worden ist. Obwohl es bei einer Prüfung der Zulässigkeit der Revision nicht darauf ankommt, ob die Revisionsbegründung den Revisionsangriff auch trägt, muß die Begründung aber doch rechtliche Erwägungen anstellen, die das Urteil als unrichtig, die Rechtsnorm als „verletzt" erscheinen lassen.

Fundstelle: SozR 3-2500 § 106 Nr. 12

Reinhold

14. 10. 1992 14 a/6
RKa 3/91

Leitsatz – Die Kostenerstattung für das Vor- **18**
verfahren kann in der Satzung einer Kassenzahnärztlichen Vereinigung nicht zu Lasten
des Kassenzahnarztes abweichend von § 63
SGB X geregelt werden.

Nicht veröffentlicht

28. 10. 1992 6 RKa 3/92

Leitsätze – 1. Zur Zulässigkeit einer Überprü- **19**
fung der Wirtschaftlichkeit der Abrechnung
einzelner Leistungspositionen nach der Methode des statistischen Vergleichs (Anschluß
an BSG vom 31. 7. 1991 – 6 RKa 12/89 =
BSGE 69, 138, 143 = SozR 3-2500 § 106 Nr. 6;
BSG vom 5. 8. 1992 – 14 a/6 RKa 4/90 = SozR
3-2500 § 106 Nr. 13).

2. Einer Schätzung des unwirtschaftlichen
Mehraufwandes bedarf es nicht, wenn dem
Arzt nach der Kürzung bei einzelnen Leistungspositionen ein Honorarbetrag belassen
wird, der weiterhin im Bereich des offensichtlichen Mißverhältnisses liegt (Anschluß an
BSG vom 3. 6. 1987 – 6 RKa 24/86 = SozR
2200 § 368 n Nr. 49; insoweit Aufgabe von
BSG vom 31. 7. 1991 – 6 RKa 12/89 = BSGE
69, 138, 145 f. = SozR 3-2500 § 106 Nr. 6).

Fundstelle: BSGE 71, 194–202; ArztR 1993,
267

2. 12. 1992 14 a/6
RKa 43/91

Leitsätze – 1. Die Genehmigung des Heil- **20**
und Kostenplans schließt Schadensersatzansprüche der Krankenkasse aus, die aus einer
nicht sachgerechten Planung des Zahnersat-
zes hergeleitet werden.

2. Zur Ermittlung des Schadens einer Krankenkasse beim Abbruch einer zahnprotheti-
schen Behandlung.

Fundstelle: NZS 93, 178

21. 4. 1993 14 a RKa
6/92

Leitsätze – 1. Auch im Ersatzkassenrecht ist **21**
die Aufrechnung der Krankenkasse mit einem

Schadensersatzanspruch wegen vertragswidriger Zahnbehandlung gegen laufende Gesamthonorare der KZÄV ausgeschlossen, solange der Anspruch nicht durch den Vorstand der KZÄV gegen den Vertragsarzt durch den Verwaltungsakt festgestellt worden ist.

2. Zum Schadensersatzanspruch der Ersatzkasse wegen fehlerhafter Behandlung im Vertragsarztrecht.

Orientierungssatz – Zur Begründung der Revision reicht es aus, wenn sich aus dem Inhalt der Darlegungen des Revisionsklägers ergibt, daß er sich mit den Gründen der angefochtenen Entscheidung rechtlich auseinandergesetzt hat und inwieweit er bei der Auslegung der angewandten Rechtsvorschriften anderer Auffassung ist (vgl. BSG, BSGE 70, 186, 187 f. = SozR 3-1200 § 53 Nr. 4 und BSG SozR 1500 § 164 Nr. 5 und 12), ist es nicht erforderlich, daß sie die betreffenden Vorschriften ausdrücklich und zutreffend anführt; dies wäre bei der Anwendung ungeschriebenen Rechts auch nicht möglich.

Nicht veröffentlicht

22 21. 4. 1993 14 a
RKa 11/92

Leitsätze – 1. Ein Bescheid des Beschwerdeausschusses in der kassenärztlichen Wirtschaftlichkeitsprüfung ist schon dann als nicht mit Gründen versehen, wenn er den Beteiligten erst später als ein Jahr nach der Beschlußfassung zugestellt wird.

2. Bei einem Begründungsmangel des Bescheides des Beschwerdeausschusses ist im Regelfall nur dieser und nicht auch der Bescheid des Prüfungsausschusses aufzuheben.

Orientierungssätze – 1. Für das Verfahren des Beschwerdeausschusses ist unter anderem § 85 Abs. 3 SGG anzuwenden. Der

Bescheid des Beschwerdeausschusses ist danach schriftlich zu erlassen, zu begründen und den Beteiligten zuzustellen.

2. Eine fehlende Begründung bei einem die kassen(zahn)ärztliche Wirtschaftlichkeitsprüfung betreffenden Bescheid kann nicht nach § 42 SGB X unbeachtlich sein, soweit dieser eine Ermessensentscheidung und/oder eine Entscheidung enthält, die aufgrund eines gerichtlich nicht voll überprüfbaren Beurteilungsspielraums zu treffen ist. In einem solchen Fall kann nicht ausgeschlossen werden, daß ohne Verletzung der Verfahrensvorschrift in der Sache eine andere Entscheidung hätte getroffen werden können.

3. Die Kontrolle der Gerichte beschränkt sich bei der Überprüfung von Verwaltungsentscheidungen, denen ein Beurteilungsspielraum zugrunde liegt, unter anderem darauf, ob die Verwaltung ihre Subsumtionserwägungen so verdeutlicht und begründet hat, daß im Rahmen des Möglichen die zutreffende Anwendung der Beurteilungsmaßstäbe erkennbar und nachvollziehbar ist.

4. Eine Ermessensentscheidung der Verwaltung ist nur daraufhin zu überprüfen, ob die gesetzlichen Grenzen des Ermessens eingehalten und vom Ermessen in einer dem Zweck der Ermächtigung entsprechenden Weise Gebraucht gemacht ist (§ 54 Abs. 2 Satz 2 SGG). Wegen der nur eingeschränkt möglichen gerichtlichen Überprüfung hat die Rechtsprechung, ausgehend von den allgemeinen Anforderungen an die Begründung der Ermessensentscheidung (§ 35 Abs. 1 Satz 3 SGB X), an die Begründung der die Wirtschaftlichkeitsprüfung abschließenden Entscheidung der Beschwerdeinstanz stets besondere Anforderungen gestellt (BSGE 11, 102, 116; BSGE 55, 110 ff.).

5. Dem Bescheid kommt ebenso wie dem gerichtlichen Urteil in besonderer Weise eine Beurkundungsfunktion zu. Die Begründung eines Bescheides, die keine Gewähr dafür bietet, daß sie das Abstimmungsergebnis im Beschwerdeausschuß und die hierfür maßgebenden Gründe verläßlich wiedergibt, ist für eine gerichtliche Überprüfung untauglich. Eine erhebliche zeitliche Verzögerung bei der Beschwerdeabfassung begründet allein wegen des mit der Zeit schwindenden Erinnerungsvermögens in der Regel ernsthafte Zweifel, daß eine derartige Gewähr nicht besteht.

Fundstelle: ArztR 94, 161

23 16. 5. 1993 14 a RKa 4/92

Orientierungssatz – Wenn nach § 164 Abs. 2 Satz 3 SGG die Revisionsbegründung die verletzte Rechtsnorm bezeichnen muß, bedeutet dies, daß der Revisionskläger mit der nach seiner Auffassung verletzten Norm des Landesrechts zugleich eine gleichlautende Norm im Bezirk eines anderen LSG zu benennen und weiter darzulegen hat, daß und aus welchem Grunde er sie als zum Zwecke der Vereinheitlichung erlassen qualifiziert (vgl. BSG vom 15. 11. 1983 – 1 S 10/82 = BSGE 56, 45, 50 f. = SozR 2100 § 70 Nr. 1). Für das Kassenarztrecht gilt insoweit keine Ausnahme, selbst wenn hier überregionale Übereinstimmungen besonders häufig zu verzeichnen sind (vgl. BSG vom 16. 1. 1991 – 6 RKa 24/89 – BSGE 68, 93, 95 = SozR 3-2500 § 106 Nr. 3).

Fundstelle: SozR 3-2500 § 106 Nr. 18

24 16. 6. 1993 14 a/6 RKa 37/91

Leitsätze – 1. Die kassen(zahn)ärztliche Wirtschaftlichkeitsprüfung unterliegt nicht der Verjährung (Aufgabe von BSGE 68, 97 = SozR 3-2500 § 106 Nr. 4 und BSGE 69, 147 = SozR 3-2500 § 106 Nr. 7). **24**

2. Der die Wirtschaftlichkeitsprüfung abschließende Bescheid über Honorarkürzun-

gen muß dem Kassen(zahn)arzt spätestens vier Jahre nach der vorläufigen Honorarabrechnung bekanntgegeben werden.

Orientierungssätze – 1. Der Prüfungsbescheid wahrt die Frist auch dann, wenn der Prüfungsausschuß einen Antrag (der KK oder der KZÄV) auf Honorarkürzung oder -regreß ablehnt. Der Kassen(zahn)arzt kann nach einem für ihn positiven Prüfungsbescheid noch nicht davon ausgehen, daß er das Honorar in der ursprünglich festestzten Höhe endgültig behalten darf und seine Behandlungsweise nicht als unwirtschaftlich angesehen wird. Auch wenn der Beschluß des Beschwerdeausschusses vom Gericht aufgehoben wird und der Beschwerdeausschuß erneut über die Beschwerde zu entscheiden hat, behält der zugrundeliegende Beschluß des Prüfungsausschusses seine fristwahrende Wirkung.

2. Verwirkung kann eintreten, wenn die Begründung des Prüfantrags längere Zeit verzögert wird und der betroffene Kassen(zahn)arzt daraus entnehmen kann und entnommen hat, daß die das Prüfungsverfahren betreibenden Hoheitsträger den Antrag nicht weiter verfolgen wollen (BSG SozR 5548 § 3 Nr. 2). Diese aus dem Grundsatz von Treu und Glauben abgeleitete und auch im öffentlichen Recht durchgreifende Rechtsfolge setzt jedoch voraus, daß durch ein Verhalten der am Prüfverfahren Beteiligten auf Seiten des Kassen(zahn)arztes ein Vertrauenstatbestand geschaffen worden ist, der eine spätere Weiterverfolgung eines längere Zeit nicht betriebenen Prüfungsverfahrens als treuwidrig erscheinen läßt. Es fehlt jedoch an einem besonderen Vertrauenstatbestand, wenn der Vertrags(zahn)arzt lediglich über längere Zeit nicht vom Eingang eines Prüfantrages in Kenntnis gesetzt worden ist.

3. Honorarkürzungen verstoßen nicht gegen § 45 Sozialgesetzbuch – Verwaltungsverfahren – (SGB X). Diese Vorschrift ist nicht anwendbar, soweit die Honorarkürzung von den Prüfungsorganen aufgrund einer Prüfung der Wirtschaftlichkeit vorgenommen wird und der Honorarbescheid unter dem Vorbehalt einer derartigen Prüfung ergangen ist (BSGE 68, 97, 98 = SozR 2500 § 106 Nr. 4 und a. a. O. Nr. 7). Dies gilt für die gesamte Prüfungsentscheidung, soweit den Prüfungsgremien im Rahmen der Überwachung der Wirtschaftlichkeit der kassen(zahn)ärztlichen Versorgung durch gesamtvertragliche Vereinbarungen auch die Kompetenz zur Feststellung unzutreffender gebührenordnungsmäßiger Ansätze übertragen hat, die (erst) gelegentlich der Wirtschaftlichkeitsprüfung offenbar werden.

Fundstelle: BSGE 72, 271–280; NJW 94, 3036–3039

25 14. 7. 1993   6 RKa 13/91   **Orientierungssatz** – Die repräsentative Einzelfallprüfung mit anschließender Hochrechnung wird als grundsätzlich mögliche und selbständig einsetzbare Prüfungsmethode anerkannt, wenn aussagekräftigere Beweismittel und -methoden nicht (mehr) zur Verfügung stehen (Festhaltung an BSG vom 8. 4. 1992 – 6 RKa 27/90 = BSGE 70, 246). Für eine mathematisch-statistisch verwertbare Aussage über die Verhaltensweise des Arztes ist es jedoch erforderlich, pro Quartal und Kassenbereich einen prozentualen Anteil von mindestens 20 % der abgerechneten Fälle, der jedoch zugleich mindestens 100 Behandlungsfälle umfassen muß, zu überprüfen (vgl. BSG vom 8. 4. 1992 a. a. O.).

2. Die Voraussetzungen einer Richtigstellung von Honorarforderungen können nicht im Weg einer Hochrechnung ermittelt werden.

Reinhold

Richtigstellungen haben vielmehr im Einzelfall – dann durch die zuständigen Instanzen – zu erfolgen.

3. Hat der Beschwerdeausschuß bezeichnete Fehler der Prüfbescheide in seinen Widerspruchsbescheiden nicht berücksichtigt, sie im Ergebnis vielmehr durch die Zurückweisung der Widersprüche des Arztes gegen diese Bescheide inhaltlich bestätigt und zu seiner eigenen Entscheidung gemacht, weisen dies Widerspruchsbescheide dieselben Rechtsfehler wie die Bescheide des Prüfungsausschusses auf und sind dementsprechend aufzuheben.

Nicht veröffentlicht

26. 1. 1994 6 RKa 29/91 **Leitsatz** – Auf die rechnerische und gebüh- **26** renordnungsmäßige Berichtigung von Honorarbescheiden der Kassenärztlichen Vereinigung findet § 45 SGB X keine Anwendung.

Orientierungssätze – 1. Ein Honorarbescheid ist nicht schon deshalb fehlerhaft, weil er eine nach § 32 Abs. 1 SGB X unzulässige Nebenbestimmung enthält.

2. Mit der in einem Rückforderungsbescheid vorgenommenen Aufteilung der Honorarminderung in einen bereits aktuell bestimmbaren, konkret zurückgeforderten Betrag und einen erst potentiell bezifferbaren, noch nicht geltend gemachten weiteren Betrag ist keiner der Tatbestände erfüllt, den § 32 SGB X als Möglichkeit einer – selbständigen oder unselbständigen – Nebenbestimmung vorsieht.

3. Zu den besonderen Regelungen im Sinne des § 37 Satz 1 SGB I gehörten das – zur Zeit des Erlasses des Widerspruchsbescheides noch in der RVO geregelte – Recht der gesetzlichen Krankenversicherung und damit auch das Kassenarztrecht als Teilgebiet der gesetzli-

Reinhold 243

chen Krankenversicherung (vgl. BSG vom 15. 12. 1987 – 6 RKa 21/87 = SozR 1300 § 63 Nr. 12 Satz 41 f.; vom 14.10.1992 – 14 a/6 RKa 3/91 = SozR 3-1300 § 63 Nr. 4 Satz 16). Es können auch solche vom SGB X inhaltlich abweichende Vorschriften verdrängende Wirkung haben, die zwar nicht unmittelbar im SGB enthalten, aber aufgrund einer darin geregelten Ermächtigung erlassen worden sind (vgl. BSG vom 14. 10. 1992 a. a. O.).

4. Inhaltlich abweichende Vorschriften mit verdrängender Wirkung im bezeichneten Sinn stellen die vertraglichen Regelungen der rechnerischen und gebührenordnungsmäßigen Prüfung und Richtigstellung ärztlicher Honorarforderungen dar, wie sie in § 34 Abs. 1 und 2 BMV-Ä und § 12 Abs. 3 EKV-Ä enthalten sind.

Fundstelle: BSGE 74, 44–51

27 9. 3. 1994 6 RKa 5/92

Leitsatz – In Rechtsstreitigkeiten aus dem Bereich der vertragsärztlichen Wirtschaftlichkeitsprüfung ist Gegenstand der Klage grundsätzlich allein der Bescheid des Beschwerdeausschusses.

Orientierungssätze – 1. Die Landesverbände der Krankenkassen und die Krankenkassen, die die Rechtsstellung eines Landesverbandes haben, sind im Sinne des § 75 Abs. 2 SGG notwendig zu den Verfahren beizuladen, in denen über die Wirtschaftlichkeit der Behandlungs- oder Verordnungsweise eines Kassenarztes (seit dem 1. 1. 1993: Vertragsarztes) gestritten wird (vgl. zuletzt BSG vom 5. 8. 1992 – 14 a/6 RKa 17/90 = SozR 3-2500 § 106 Nr. 12).

2. Sofern ein Bescheid des Beschwerdeausschusses rechtswidrig ist, ist nur er – von Ausnahmen abgesehen – aufzuheben, nicht dagegen auch ein ihm vorausgegangener –

ebenfalls rechtswidriger Bescheid des Prüfungsausschusses (vgl. unter anderem BSG vom 3. 6. 1987 – 6 RKa 24/86 = SozR 2200 § 368 n Nr. 49).

3. Die Formulierung des § 106 Abs. 5 Satz 4 SGB V, nach der gegen die Entscheidung des Prüfungsausschusses der Beschwerdeausschuß „angerufen" werden kann, zeigt in der Terminologie den Unterschied zum Widerspruchsverfahren auf. Das „Beschwerde"-Verfahren dient somit dem Zweck, den Zugang zum sozialgerichtlichen Rechtsschutz zu eröffnen, ohne daß es selbst zum Vorverfahren im Sinne des § 78 SGG wird. Bei dem Beschwerde-Verfahren handelt es sich somit um ein eigenständiges und umfassendes Verwaltungsverfahren in einer zweiten Verwaltungsinstanz.

Fundstellen: BSGE 74, 59–63; MedR 1995, 248–250

9. 3. 1994   6 RKa 16/92   **Orientierungssätze** – 1. Der durchschnittliche **28** Behandlungsaufwand einer Arztgruppe ist grundsätzlich ein geeigneter Maßstab für die Wirtschaftlichkeitsprüfung eines Angehörigen dieser Arztgruppe (statistischer Kostenvergleich).

2. Eine Unwirtschaftlichkeit ist anzunehmen, wenn der Fallwert des geprüften Arztes so erheblich über dem Vergleichsgruppendurchschnitt liegt, daß sich die Mehrkosten nicht mehr durch Unterschiede in der Praxisstruktur und den Behandlungsnotwendigkeiten erklären lassen und deshalb zuverlässig auf eine unwirtschaftliche Behandlungsweise als Ursache der erhöhten Aufwendungen geschlossen werden kann.

3. Die statistische Betrachtung macht nur einen Teil der Wirtschaftlichkeitsprüfung aus und muß durch eine sogenannte intellektuelle

Prüfung und Entscheidung ergänzt werden, bei der die für die Frage der Wirtschaftlichkeit relevanten medizinisch-ärztlichen Gesichtspunkte, wie das Behandlungsverhalten und die unterschiedlichen Behandlungsweisen innerhalb der Arztgruppe und die bei dem geprüften Arzt vorhandenen Praxisbesonderheiten, in Rechnung zu stellen sind (BSG vom 2. 6. 1987 – 6 RKa 23/86 = BSGE 62, 24, 25 ff. = SozR 2200 § 368 n Nr. 48 m. w. N.; BSG vom 28. 10. 1992 – 6 RKa 3/92 = BSGE 71, 194, 197 = SozR 3-2500 § 106 Nr. 15).

4. Der Feststellung eines offensichtlichen Mißverhältnisses kommt praktisch die Wirkung eines Anscheinsbeweises zu.

5. In der Begründung eines Verwaltungsaktes müssen zwar gemäß § 35 Abs. 1 Satz 2 SGB X die wesentlichen tatsächlichen und rechtlichen Gründe mitgeteilt werden, die die Behörde zu ihrer Entscheidung bewogen haben. Die Begründungsanforderungen sind aber von Fall zu Fall verschieden und richten sich nach den Besonderheiten des jeweiligen Rechtsgebietes und nach den Umständen des Einzelfalles. Es reicht aus, wenn dem Betroffenen die Gründe der Entscheidung in solcher Weise und in solchem Umfang bekanntgegeben werden, daß er seine Rechte sachgemäß wahrnehmen kann. Die Verwaltung darf sich deshalb auf die Angabe der maßgebend tragenden Erwägungen beschränken und braucht Gesichtspunkte und Umstände, die auf der Hand liegen oder dem Betroffenen bekannt sind, nicht nochmals ausführlich darzulegen (vgl. BSG vom 28. 10. 1976 – 8 RU 28/76 = SozR 2200 § 773 Nr. 1; BVerwG vom 14. 10. 1965 – II C 3.63 = BVerwGE 22, 215, 217 f.; BVerwG vom 15. 6. 1971 – II C 17.70 = BVerwGE 38, 191, 194; BVerwG vom 9. 5. 1985 – 2 C 16/83 und vom 15. 5. 1986 – 5 C 33/84 =

NVwZ 1986, 374, 375 und 919, 921; jeweils m. w. N.).

6. Die im Verfahren der Wirtschaftlichkeitsprüfung ergehenden Bescheide richten sich an einen sachkundigen Personenkreis, der mit den Leistungs- und Abrechnungsvoraussetzungen vertraut ist und zu dessen Pflichten es gehört, über die Grundlagen der wirtschaftlichen Praxisführung und der Abrechnung der vertragsärztlichen Leistungen unter Wahrung des Gebots der Wirtschaftlichkeit Bescheid zu wissen. Das erlaubt es den Prüfgremien, entsprechende Kenntnisse vorauszusetzen und die Begründung ihrer Bescheide hierauf einzustellen.

Nicht veröffentlicht

4. 5. 1994 6 RKa 20/92 **Orientierungssätze** – 1. Nach § 161 Abs. 1 **29** Satz 1 und 3 SGG ist zur Zulässigkeit einer Sprungrevision erforderlich, daß der Rechtsmittelgegner der Einlegung des Rechtsmittels schriftlich zugestimmt hat und, wenn die Revision im Urteil zugelassen ist, diese Zustimmungserklärung der Revisionsschrift beigefügt wird. Zwar wird allgemein anerkannt, daß die in der mündlichen Verhandlung zu Protokoll eines Gerichts erklärte Zustimmung zur Einlegung der Sprungrevision dem Begriff der schriftlichen Zustimmungserklärung genügt. Die Einreichung einer Fotokopie der Zustimmungserklärung – sei diese privatschriftlich oder in Form der gerichtlichen Protokollierung niedergelegt – erfüllt die vorgeschriebenen Merkmale nur, wenn die Fotokopie noch einen Beglaubigungsvermerk über ihre Übereinstimmung mit dem Original trägt.

2. Ein Rechtsanwalt übt keine allgemeine öffentliche Beglaubigungs- oder Beurkundungsfunktion aus.

Nicht veröffentlicht

Reinhold   247

30 12. 10. 1994 6 RKa 6/93 **Orientierungssätze** – 1. Damit bestimmte Gruppen ärztlicher Leistungen überhaupt als bei der Wirtschaftlichkeitsprüfung zu berücksichtigende Praxisbesonderheiten anerkannt werden können, müssen sie entweder ihrer Art nach für die Arztpraxen der Vergleichsgruppe atypisch sein oder von ihrer Häufigkeit in der geprüften Arztpraxis her so wesentlich über ihrem durchschnittlichen Anteil in den Praxen der Vergleichsgruppe liegen, daß allein die große Zahl im Ergebnis ein (spezifisches) Qualitätsmerkmal der betreffenden Arztpraxis darstellt. Zu ihrer Darlegung genügt es deshalb nicht, wenn bestimmte Leistungen der geprüften Arztpraxis bloß als besonders kostenaufwendig herausgestellt werden. Vielmehr muß substantiiert dargetan werden, inwiefern sich die Praxis gerade in bezug auf diese Merkmale im angeführten Sinn von den anderen Praxen der Fachgruppe unterscheidet.

2. Die für die Wirtschaftlichkeitsprüfung in Betracht kommenden Beweismethoden – Einzelfallprüfung oder statistische Vergleichsprüfung – dürfen nicht miteinander vermengt werden, weil jede von ihnen nur dann zu rechtlich tragbaren Ergebnissen führt, wenn die ihr eigenen Gesetzmäßigkeiten beachtet werden. Die Durchsicht von Behandlungsscheinen kann im Rahmen einer Vergleichsprüfung zwar zusätzliche Erkenntnisse vermitteln, die aus methodischer Sicht erforderlichen Feststellungen aber nicht ersetzen.

Nicht veröffentlicht

31 12. 10. 1994 6 RKa 24/94 **Orientierungssätze** – 1. Bescheide sind in entsprechender Anwendung des § 96 Abs. 1 i. V. m. § 153 Abs. 1 Sozialgerichtsgesetz (SGG) Gegenstand des anhängigen Pozesses, wenn sie auf dieselben Rechtsgründe wie die Erstbescheide gestützt sind und von den Klägern mit derselben Begründung angegriffen werden (vgl. m. w. N. Urteil des Senats vom 24. 8. 1994 – 6 RKa 8/93 –, zur Veröffentlichung vorgesehen; ausdrücklich zur Anwendbarkeit des § 96 SGG bei Honorarbegrenzungen wegen übermäßiger Praxisausdehnung: Urteil vom 20. 6. 1989 – 6 RKa 26/88 – in: USK 89 161).

2. Werden durch eine Honorarvorschrift, die im ganzen den Anforderungen des Art. 12 Abs. 1 GG entspricht, nicht nur einzelne, aus dem Rahmen fallende Sonderfälle, sondern Ärzte mit einem typischen, wenn auch nur in begrenzter Zahl anzutreffenden Leistungsspektrum ohne zureichende sachliche Gründe wesentlich stärker als die anderen Fachgruppenangehörigen belastet, kann darin eine unzulässige Gleich- bzw. Ungleichbehandlung liegen (BVerfGE 33, 171, 188; 68, 155, 173; vgl. auch BSGE 73, 131, 138 f. = SozR 3-2500 § 85 Nr. 4). Andererseits verlangt § 85 Abs. 4 Satz 4 SGB V eine praktikable und damit notwendigerweise pauschale Regelung, die nicht alle individuellen Besonderheiten der einzelnen Praxen hinsichtlich der apparativen Ausstattung und der Behandlungsschwerpunkte berücksichtigen kann. Der Normgeber darf sich deshalb, insbesondere im Anfangsstadium einer Regelung, mit gröberen Typisierungen und Generalisierungen auf der Grundlage der in der Vergangenheit gesammelten Erfahrungswerte begnügen. Erweist sich allerdings im weiteren Verlauf, daß die Vorschrift eine bestimmte Gruppe von Ärzten unzulässig benachteiligt, ist er von Verfassungs wegen gehalten, weitergehende Differenzierungen vorzunehmen bzw. durch Ausnahme- oder Härteregelungen den Besonderheiten der betroffenen Gruppe Rechnung zu tragen.

Fundstelle: SozR 3-2500 § 85 Nr. 8

Reinhold 249

32 30. 11. 1994 6 RKa 16/93 **Orientierungssätze – 1.** Die Prüfung nach Durchschnittswerten beruht auf einer Gegenüberstellung der durchschnittlichen Fallkosten des geprüften Arztes einerseits und der Gruppe vergleichbarer Ärzte andererseits. Eine Unwirtschaftlichkeit ist dann anzunehmen, wenn der Fallwert des geprüften Arztes so erheblich über dem Vergleichsgruppendurchschnitt liegt, daß sich die Mehrkosten nicht mehr durch die Unterschiede in der Praxisstruktur und den Behandlungsnotwendigkeiten erklären lassen und deshalb zuverlässig auf eine unwirtschaftliche Behandlungsweise als Ursache der erhöhten Aufwendungen geschlossen werden kann.

2. Die zur Festlegung der offensichtlichen Mißverhältnisses angestellten Erwägungen müssen, damit sie auf ihre sachliche Richtigkeit und auf ihre Plausibilität und Vertretbarkeit hin überprüft werden können, im Bescheid genannt werden oder jedenfalls für die Beteiligten und das Gericht erkennbar sein.

3. Die Festlegung des Grenzwertes erfordert eine wertende Entscheidung. Die Kontrolle der Gerichte beschränkt sich hierbei auf die Prüfung, ob das Verwaltungsverfahren ordnungsgemäß durchgeführt ist, ob der Verwaltungsentscheidung ein richtig und vollständig ermittelter Sachverhalt zugrunde liegt, ob die Verwaltung die durch die Auslegung des unbestimmten Rechtsbegriffs ermittelten Grenzen eingehalten und ob sie ihre Subsumtionserwägungen so verdeutlicht und begründet hat, daß im Rahmen des Möglichen die zutreffende Anwendung der Beurteilungsmaßstäbe erkennbar und nachvollziehbar ist. Eine derartige Festlegung der Grenzwerte für die Annahme eines offensichtlichen Mißverhältnisses enthält die Prüfvereinbarung/Ersatzkassen jedoch nicht.

4. Die statistische Methode „Randlage in der Normalverteilung", die auch als sogenannte Gauß'sche Normalverteilung bezeichnet wird, geht davon aus, daß von einem bestimmten Wert – der sogenannten Grenzwahrscheinlichkeit – an nicht mehr eine nur zufällige Abweichung vom Fachgruppendurchschnitt gegeben sein kann. Sie fordert an sich die Festlegung fester Grenzwerte für die Anahme eines offensichtlichen Mißverhältnisses. Wird dieser Grenzwert bei den Leistungsgruppen auf eine Abweichung vom Fachgruppendurchschnitt auf ±2 Standardabweichungen bestimmt, verringert sich die Wahrscheinlichkeit auf 2,25%, daß ein Arzt gekürzt wird, obwohl er in Wirklichkeit wirtschaftlich handelt. Trotz der so gewonnenen Wahrscheinlichkeitsaussage kann die statistische Prüfung nach der Methode „Randlage in der Normalverteilung" kein alleiniges Kriterium für eine Kürzung der Honorarforderung sein. Sie hat bei homogener Leistungserbringung bei der jeweiligen Leistungsgruppe zur Folge, daß bei einem Grenzwert von 2 S für das offensichtliche Mißverhältnis bereits geringe Überschreitungen des Fachgruppendurchschnitts die Vermutung der unwirtschaftlichen Behandlungsweise nach sich zögen, während bei inhomogenen Fachgruppen auch erhebliche Abweichungen noch nicht zu einer Überschreitung des Grenzwertes von 2 S ausreichten.

Fundstelle: NZS 95, 38 c

30. 11. 1994 6 RKa 38/93 **Orientierungssätze** – 1. Der Grenzwert für **33** das offensichtliche Mißverhältnis kann nicht auf der Grundlage einer vorgegebenen Grenzwahrscheinlichkeit nach rein mathematisch-statistischen Kriterien bestimmt werden. Eine solche Vorgehensweise wird weder den gesetzlichen Vorgaben noch den Erfordernis-

sen einer effizienten Wirtschaftlichkeitsprüfung gerecht (Festhaltung an BSG vom 9.3.1994 – 6 RKa 18/92 = BSGE 74, 70 = SozR 3-2500 § 106 Nr. 23).

2. Eine Verkürzung der Wirtschaftlichkeitsprüfung auf eine ausschließlich statistische Untersuchung ist vor allem der Eigenart des Prüfungsgegenstandes nicht angemessen.

Eine Überschreitung des Fachgruppendurchschnitts beruht nicht „auf reinem Zufall", sondern hat stets eine in den Praxisumständen oder der Behandlungsweise des Arztes begründete Ursache, die sich jedenfalls dann, wenn der Mehraufwand eine erhebliche Größenordnung erreicht, durch eine genauere Untersuchung, gegebenenfalls unter Mitwirkung des betroffenen Arztes, auch feststellen läßt.

3. Die Prüfung nach Durchschnittswerten baut zwar auf einem statistischen Kostenvergleich auf, die statistische Betrachtung macht aber nur einen Teil der Wirtschaftlichkeitsprüfung aus und muß durch eine intellektuelle Prüfung und Entscheidung ergänzt werden, bei der die für die Frage der Wirtschaftlichkeit relevanten medizinisch-ärztlichen Gesichtspunkte in Rechnung zu stellen sind.

4. Einer Prüfung und gegebenenfalls Kürzung werden fachgruppentypische Leistungen unterzogen, die nach Einschätzung der Mitglieder der Prüfungsorgane bei Berücksichtigung des Behandlungsverhaltens innerhalb der Fachgruppe und der Praxisumstände des geprüften Arztes wegen der Häufigkeit ihres Ansatzes als auffällig im Sinne einer zu vermutenden Unwirtschaftlichkeit bewertet werden. Einzelpositionen können trotz massiver Überschreitung der Durchschnittswerte unbeanstandet bleiben, wenn entweder die Vergleichsgrundlagen nicht ausreichen oder eine

Behandlungsart vorliegt, die als solche nicht unwirtschaftlich ist. Eine Überschreitung des Fachgruppendurchschnitts kann in einem solchen Fall nicht „auf reinem Zufall" beruhen, sondern hat stets eine in den Praxisumständen oder der Behandlungsweise des Arztes begründete Ursache, die sich jedenfalls dann, wenn der Mehraufwand eine erhebliche Größenordnung erreicht, durch eine genauere Untersuchung, gegebenenfalls unter Mitwirkung des betroffenen Arztes, auch feststellen läßt.

Nicht veröffentlicht

15. 3. 1995   6 RKa 8/94   **Orientierungssätze – 1.** Die Prüfgremien sind **34** nicht uneingeschränkt und in jedem Fall befugt, der Prüfung lediglich die Behandlungs- bzw. Verordnungsfälle einer Krankenkasse zugrunde zu legen. Die statistische Wirtschaftlichkeitsprüfung setzt eine ausreichende Anzahl von Behandlungsfällen des betroffenen Arztes voraus und ermöglicht um so zuverlässigere Aussagen, je größer die Zahl dieser Behandlungsfälle ist. Eine Beschränkung der Prüfung auf die Behandlungsfälle lediglich einer Krankenkasse verschlechtert die Vergleichsbasis. Die Verminderung der der Prüfung unterliegenden Behandlungsfälle hat auch zur Folge, daß Eiwendungen des Arztes über das Vorliegen von Praxisbesonderheiten in verstärktem Umfang nachgegangen werden muß. Im Ergebnis kann das dazu führen, daß auf dem Umweg über die Beschränkung des Prüfungsumfangs wegen der zu berücksichtigenden Einwendungen des Arztes bezüglich einzelner Behandlungsfälle vermehrt Einzelfälle zu prüfen sind. Dies widerspräche zugleich der mit der statistischen Methode verfolgten Zielsetzung einer praktikablen Durchführung der Wirtschaftlichkeitsprüfung. Hinzu kommt, daß der danach stärker zu berücksichtigenden Prüfung von Einzelfäl-

Reinhold   253

len aus methodischen Gründen lediglich ein begrenzter Beweiswert zukommt. Eine Beschränkung der Prüfung auf die Behandlungsfälle einer Kasse kann deshalb – ausnahmsweise – nur dann zulässig sein, wenn sie durch sachliche Gründe gerechtfertigt ist. Ein ausreichender Anlaß für eine Verengung der Prüfung auf eine Kasse könnte zum Beispiel gegeben sein, wenn bei einem Gesamtvergleich der Arzt den Vergleichswert der Fachgruppe zwar überschreitet, damit aber noch unterhalb des offensichtlichen Mißverhältnisses liegt und sich Anhaltspunkte dafür zeigen, daß die Überschreitung im wesentlichen auf der Behandlungs- oder Verordnungsweise nur bei Versicherten einer Kasse beruht.

2. Auch bei einer solchen Konstellation bedarf es einer Mindestquote der in die Prüfung einbezogenen Fälle. Um die Aussagefähigkeit des statistischen Kostenvergleichs zu erhalten, ist die Beschränkung der Prüfung auf die Behandlungsfälle einer Krankenkasse nur dann zulässig, wenn diese mindestens 20 v. H. der Durchschnittsfallzahl der Fachgruppe umfassen.

3. Die weitere Verengung der Prüfung auf eine bestimmte Versichertengruppe einer Krankenkasse setzt wiederum sachliche Gründe und zudem voraus, daß die Fallzahl dieser Gruppe ebenfalls mindestens 20 v. H. der Durchschnittsfallzahl der Fachgruppe beträgt.

(Noch) nicht veröffentlicht

Kapitel 9

Folgeverfahren (Disziplinarverfahren und Entziehungsverfahren)

1 Auswirkungen ständiger Unwirtschaftlichkeit

Behandelt und verordnet ein Vertragsarzt ständig unwirtschaftlich, führt 1
dieser Verstoß gegen das Wirtschaftlichkeitsgebot (§ 12 SGB V) nicht nur
zu Honorarkürzungen und Regressen, sondern ist daneben auch geeignet, ein Disziplinarverfahren oder ein Verfahren zur Zulassungsentziehung auszulösen. Dies wird von Ärzten und auch Anwälten, die in der
Wirtschaftlichkeitsprüfung beraten, oft nicht bedacht, obgleich die Kassenärztlichen Vereinigungen in der Regel auf die Gefahr von Folgeverfahren hinweisen.

2 Disziplinarverfahren

2.1 Disziplinarhoheit und Disziplinarausschuß

Die Disziplinarhoheit über die Vertragsärzte, die ermächtigten Ärzte 2
und die ermächtigten ärztlich geleiteten Einrichtungen steht den Kassenärztlichen Vereinigungen zu (§ 81 Abs. 5 SGB V i. V. m. den jeweiligen Satzungsbestimmungen bzw. Disziplinarordnungen). Abgeleitet
wird die Disziplinargewalt aus dem Recht der ärztlichen Selbstverwaltung (zu den Grundlagen vertragsärztlicher Disziplinarverfahren einschließlich Maßnahmenkatalog und Verfahrensfragen s. Becker, Berufsgerichtliche und Kassenärztliche Ahndung ärztlicher Pflichtverletzung
unter besonderer Berücksichtigung der Rechtslage in Nordrhein-Westfalen, S. 156 ff. m. w. N.; s. auch Till, Disziplinarmaßnahmen im Kassenarztrecht nach Inkrafttreten des Gesundheitsstrukturgesetzes, S. 179).

Ständige Unwirtschaftlichkeit in der Praxisführung ist zugleich ein Ver- 3
stoß gegen vertragsärztliche Pflichten und kann daher auch disziplinarrechtlich geahndet werden. In einigen Kassenärztlichen Vereinigungen
machen die Verstöße gegen das Gebot der Wirtschaftlichkeit zahlenmä-

ßig den größten Teil der Disziplinarverfahren aus. Verfahren zum Widerruf der Approbation (Grundlage: Bundesärzteordnung; Voraussetzung eines Widerrufs der Approbation: Unwürdigkeit der Unzuverlässigkeit zur Ausübung des ärztlichen Berufs) und berufsgerichtliche Verfahren (Grundlage: die jeweiligen Heilberufsgesetze; s. Becker, a. a. O., S. 75 ff.) als Folge dauernder Unwirtschaftlichkeit sind demgegenüber ausgeschlossen.

4   Als Sanktion kommen im Disziplinarverfahren je nach Schwere der Verfehlung in Betracht (§ 81 Abs. 5, S. 2 SGB V i. V. m. Disziplinarordnung/Satzung):

- Verwarnung,

- Verweis,

- Geldbuße (maximal 20000,– DM),

- Anordnung des Ruhens der Zulassung (bis zu zwei Jahren; eingeführt durch das GRG).

Auch Kombinationen dieser Maßnahmen sind möglich (zum Maßnahmenkatalog s. Becker, a. a. O., S. 212 ff.).

5   Bei der Auswahl und der Disziplinarsanktionen steht dem Disziplinarausschuß ein Ermessen zu. Der Grundsatz der Verhältnismäßigkeit ist zu beachten. Bei dauernder Unwirtschaftlichkeit als Pflichtverletzung sind dabei insbesondere Dauer der Unwirtschaftlichkeit und Höhe der Kürzungssummen/des Regresses im Verhältnis zum gesamten Abrechnungsvolumen zu berücksichtigen. Die Entscheidung des Disziplinarausschusses ist gerichtlich insoweit nur auf Ermessensfehler überprüfbar (BSGE 62, 126 [127]).

6   Voraussetzung für die Einleitung eines Disziplinarverfahrens ist ein Antrag. Antragsberechtigt ist die jeweilige Kassenärztliche Vereinigung. Stellt diese dauernde Unwirtschaftlichkeit bei einem Vertragsarzt fest, unterrichtet sie den zuständigen Disziplinarausschuß und beantragt die Einleitung eines Disziplinarverfahrens. Zuständig für diesen Beschluß ist der Vorstand. Der Vorstand unterliegt dem Opportunitätsprinzip.

7   Der Disziplinarausschuß, eine Einrichtung der jeweiligen Kassenärztlichen Vereinigung, besteht in der Regel aus Ärzten; bei einigen Kassenärztlichen Vereinigungen ist der Vorsitzende ein zum Richteramt befähigter Jurist. Der Arzt darf sich eines Beistandes bedienen (Grundlage: § 13 SGB X). Die Befangenheit eines Mitgliedes beurteilt sich nach § 17 SGB X.

Die Verhängung einer Disziplinarmaßnahme setzt ein Verschulden vor- **8**
aus. Fahrlässige Verletzung vertragsärztlicher Pflichten genügt insoweit.
– Eine Disziplinarmaßnahme ist nur zulässig, solange ein Arzt (noch)
zugelassen ist; verzichtet er auf seine Zulassung oder scheidet er aus
anderen Gründen aus der vertragsärztlichen Versorgung aus, so ist ein
früherer Verstoß gegen das Wirtschaftlichkeitsgebot nicht mehr disziplinarrechtlich zu ahnden.

2.2 Dauernde Unwirtschaftlichkeit als Verletzung vertragsärztlicher Pflichten

Nach herrschender Meinung und ständiger Rechtsprechung bedeutet **9**
der fortwährende Verstoß gegen das Wirtschaftlichkeitsgebot zugleich
einen Verstoß gegen vertragsärztliche Pflichten (LSG München, Breithaupt 1985, 563; KassKomm/Hess § 81 Rz. 26; Spellbrink, Wirtschaftlichkeitsprüfung und Kassenarztrecht nach dem Gesundheitsstrukturgesetz, S. 181 m. w. N.). Stellen die Prüfgremien eine Unwirtschaftlichkeit nur in einzelnen Quartalen fest, während dazwischen auch
unbeanstandete Abrechnungszeiträume liegen, kann von dauernder
Unwirtschaftlichkeit nicht ausgegangen werden. Nach verbreiteter
Ansicht setzt dauernde Unwirtschaftlichkeit einen Zeitraum von mindestens drei Quartalen voraus.

Ist ein Arzt über diesen Zeitraum unwirtschaftlich, so weisen einigen **10**
Kassenärztliche Vereinigungen den Arzt auf die Gefahr eines Disziplinarverfahrens hin, bevor dieses tatsächlich eingeleitet wird. Disziplinarrechtlich kann eine Unwirtschaftlichkeit nur geahndet werden, wenn sie
bestandskräftig festgestellt ist. Während laufender Sozialgerichtsverfahren gegen Entscheidungen der Beschwerdeausschüsse kann der Disziplinarausschuß die Unwirtschaftlichkeit noch nicht disziplinarrechtlich
ahnden. Steht die Unwirtschaftlichkeit für bestimmte Zeiträume fest
und schließen sich weitere unwirtschaftliche Abrechnungsquartale an,
über die noch nicht bestandskräftig entschieden ist, können die Unwirtschaftlichkeit im Folgezeitraum und auch eventuelle Unwirtschaftlichkeiten aus früheren Quartalen allenfalls bei der Entscheidung über die
Höhe der Sanktion mitberücksichtigt werden.

Der Disziplinarausschuß ist an die bestands- oder rechtskräftigen Ent- **11**
scheidungen der Prüfgremien oder der Sozialgerichte gebunden (BSG
Urteil vom 18. 8. 1972 – 6 RKa 4/72; LSG NRW 10. 2. 1993 – L 11 Ka
43/92; 8. 3. 1995 – L 11 Ka 56/94; SG Dortmund 30. 5. 1995 – S 9 Ka
248/92). Er kann mithin nicht die Unwirtschaftlichkeit in eigener Zustän-

digkeit (erneut) überprüfen und von wirtschaftlicher Praxisführung ausgehen, obgleich Unwirtschaftlichkeit bestandskräftig festgestellt ist.

12 Diesen Zusammenhang verkennen viele Anwälte sowohl in Disziplinarverfahren als auch in Sozialgerichtsverfahren gegen den Beschluß des
Disziplinarausschusses. Bei den Mandanten wird dann die Hoffnung
geweckt, über eine Klage gegen die Disziplinarentscheidung vom
Gericht die bestandskräftig festgestellte Unwirtschaftlichkeit erneut
überprüfen lassen zu können. Folgt der Anwalt dieser Spur, investiert er
ohne Erfolgsaussichten viel Zeit und Aufwand. Eine Disziplinarentscheidung, die ständige Unwirtschaftlichkeit ahndet, kann nur beseitigt werden, indem die Ursprungsentscheidung zur Unwirtschaftlichkeit über
eine Wiederaufnahme des Verfahrens beseitigt wird.

2.3 Rechtsmittel gegen die Entscheidung des Disziplinarausschusses

13 Gegen die Entscheidung des Disziplinarausschusses ist Klage vor
dem Sozialgericht möglich (ohne verwaltungsgerichtliches Vorverfahren
– § 78 SGG – § 85 Abs. 5 S. 4 SGB V). Die Tatbestandsvoraussetzungen
der Disziplinarmaßnahmen sind gerichtlich voll überprüfbar (BSGE 62,
127 [128]). Die Klage (Anfechtungsklage) hat keine aufschiebende Wirkung (§ 97 Abs. 1 SGG) (h. M.; vgl. Becker, a. a. O., S. 203 f.). Dies gilt
auch für den Fall der Ruhensanordnung. Es besteht allerdings die Möglichkeit, im Wege der einstweiligen Anordnung die Aussetzung der Vollziehung zu beantragen (analog § 97 Abs. 2 SGG, § 123 VwGO) (Jörg,
Das neue Kassenarztrecht, a. a. O., S. 218; LSG NRW v. 25. 1. 1989 [L 11
SKa 26/88]; SG Kiel v. 15. 3. 1989 [S 8 SKa 10/89]; SG Münster MedR
1989, 156 ff.; a. A. jedoch SG Hannover NdsRpfl. 1990, 30).

14 Ob der Sofortvollzug auszusetzen ist, hängt von den Umständen des
Einzelfalles ab. Die existentielle Gefährdung des Arztes (z. B. bei einer
Ruhensanordnung als Folge dauernder Unwirtschaftlichkeit) ist gegen
die Erfolgsaussichten der Klage einerseits und gegen eventuelle Sicher-
stellungsbedürfnisse andererseits abzuwägen (s. a. dazu Till, a. a. O.; zur
Verhältnismäßigkeit speziell bei der Ruhensanordnung s. Eicher, MedR
1987, 165 ff.).

2.4 Kosten

15 Das Gesetz sieht keine Kostenregelung für die Disziplinarverfahren vor.
Einige Kassenärztlichen Vereinigungen schließen in ihren Satzun-
gen/Disziplinarordnungen die Kostenerstattung aus oder begrenzen auf
einen Höchstbetrag. Der Kostenausschluß ist zulässig (da das Diszipli-

narverfahren Verwaltungsverfahren ist, und nicht Vorverfahren, für das
§ 63 SGB X gilt). Obsiegt ein Arzt in diesen Fällen im Disziplinarverfahren mit anwaltlicher Unterstützung, muß er seine eigenen Kosten und
die Anwaltskosten selbst tragen. Sieht die jeweilige Disziplinarord-
nung/Satzung ausdrücklich eine Kostenerstattung vor, sind die notwendigen eigenen Kosten und die Kosten des Rechtsanwalts nach der
BRAGO zu erstatten.

3 Entziehungsverfahren

Erklärt ein Arzt schon vor seiner Zulassung, er werde das Wirtschaftlich- **16**
keitsgebot nicht einhalten (können), gefährdet er die Funktionsfähigkeit
des Systems der vertragsärztlichen Versorgung. Er ist dann für die vertragsärztliche Tätigkeit von Anfang an ungeeignet i. S. d. § 21 Ärzte-ZV
und kann daher von vornherein nicht zugelassen werden (so auch
Schallen, Zulassungsverordnung für Vertragsärzte, Rz. 180).

3.1 Dauernde Unwirtschaftlichkeit als gröbliche Pflichtverletzung

Fortlaufende Verstöße gegen das Wirtschaftlichkeitsgebot nehmen einem **17**
Vertragsarzt in aller Regel die Eignung, weiterhin als Vertragsarzt tätig zu
sein. Eine vertrauensvolle Zusammenarbeit mit dem Arzt ist den Kassen
nicht (mehr) zumutbar (BSGE 34, 252 [253]; BSG SozR 2200, § 368a
Nr. 15, 24; s. a. LSG Schleswig-Holstein 3. 1. 1995 – 6 RKa 12/93; s. a.
KassKomm/Hess, § 95 SGB V, Rz. 76).

Die Beweislast für eine gröbliche Pflichtverletzung, liegt bei den Zulas- **18**
sungseinrichtungen (BSGE 53, 291 [293]). Strittig ist, ob sich der Zulassungsausschuß und zuvor auch die Prüfgremien sogenannte Tagesprofile (dazu eingehend Clemens, Sachlich-rechnerische Richtigstellung, in:
Schulin [Hrsg.], Handbuch des Sozialversicherungsrechts, Band 1, 1994,
§ 34 Rz. 17 ff. m. w. N.; sehr differenzierend auch Schneider, SGb 1992,
269 ff. in seiner Anmerkung zu der Entscheidung LSG Baden Württem-
berg SGb 1992, 265 ff.) zum Nachweis der Unwirtschaftlichkeit bedienen
dürfen. Das Tagesprofil, das die erbrachten Leistungen eines Arztes einzelnen Tagen zuordnet und eine Bewertung zulassen soll, ob der Zeit-
vorrat ausreicht, um die angemeldeten Leistungen auch in ihrem vollen
Leistungsinhalt zu erbringen, ist indessen nur geeignet, eine sachlich-
rechnerische Richtigstellung zu veranlassen (so auch Clemens, a. a. O.,
Rz. 9 und Schneider, a. a. O., Rz. 865 sowie Schneider SGb 1992, 265
[269 ff.]). Das BSG vertrat in seiner Entscheidung vom 24. 11. 1993

(6 RKa 79/91) eine andere Auffassung (zu den Tagesprofilen als Beweismittel in Entziehungsverfahren s. neuerdings auch BSG MedR 1994, 206 ff.).

19 Die Entziehung der Zulassung ist keine Strafe, sondern nach anerkannter Rechtsprechung Ordnungsmittel zur Aufrechterhaltung der Funktionsfähigkeit des Vertragsarztsystems. Die vertragsärztliche Versorgung beruht im wesentlichen auf der freiberuflichen Tätigkeit niedergelassener Ärzte und als Folge davon auf dem Vertrauen der Kassenärztlichen Vereinigungen und der Krankenkassen, d. h. auch wirtschaftliche Behandlung der Patienten (BSGE 43, 250 ff.; s. a. BVerfGE 69, 233 ff.).

3.2 Zulassungsinstanzen und Voraussetzungen der Zulassungsentziehung

20 Für die Entscheidung für die Zulassungsentziehung sind die Zulassungsausschüsse zuständig (§§ 95 Abs. 6, 96 i. V. m. der Ärzte-ZV; Vorverfahren i. S. d. § 78 SGG). Die Zulassungsausschüsse sind paritätisch besetzt mit Vertretern der Kassenärztlichen Vereinigungen und Kassen. Der Zulassungsentziehung kann widersprochen werden. Über den Widerspruch entscheidet der Berufungsausschuß (§ 97 SGB V i. V. m. Ärzte-ZV). Der Widerspruch hat aufschiebende Wirkung. Gegen den Widerspruchsbescheid kann Anfechtungsklage vor dem Sozialgericht erhoben werden. Der Berufungsausschuß ist nach § 97 Abs. 4 SGB V berechtigt, die sofortige Vollziehung seiner Entscheidung anzuordnen. Der Sofortvollzug kommt jedoch nur ausnahmsweise in Betracht, wenn weiterer Schaden von den Kassen oder der Kassenärztlichen Vereinigung abzuwenden ist. Beim Sozialgericht kann nach § 97 Abs. 3 SGG beantragt werden, den Sofortvollzug auszusetzen. Eine ablehnende Entscheidung ist einer Beschwerde beim LSG zugänglich.

21 Die Klage vor dem Sozialgericht gegen die Entziehung der Zulassung hat aufschiebende Wirkung (§ 97 Abs. 1 Nr. 4 SGG).

22 Nach § 95 Abs. 6 SGB V i. V. m. §§ 21, 27 Zulassungsverordnung-Ärzte (Ärzte-ZV) **ist** die Zulassung zu entziehen, wenn ihre Voraussetzungen nicht mehr vorliegen. Nach § 21 Ärzte-ZV muß ein Vertragsarzt für die vertragsärztliche Tätigkeit geeignet sein. Wer vertragsärztliche Pflichten gröblich verletzt, ist für die Ausübung einer Vertragsarztpraxis ungeeignet.

23 Das bisherige Recht (§§ 368 Abs. 1 S. 4, 368a Abs. 6 RVO i. V. m. § 21 ZOÄ) räumte den Zulassungs- und Beteiligungsinstanzen einen Ermessensspielraum bei der Rechtsfolge (Zulassungsentscheidung) ein (BSG

BKK 1973, 70; BSG SozR 2200 § 368 a RVO Nr. 3). Das Gesetz sieht nunmehr den Zulassungsentzug zwingend vor, wenn ein Arzt für die vertragsärztliche Tätigkeit ungeeignet ist (keine Ermessensentscheidung mehr; s. BSGE 66, 6 [7]). Die Entziehung ist unbefristet. Eine Entziehung für eine bestimmte Dauer ist unzulässig (BSGE 10, 292).

4 Stufenverhältnis zwischen Disziplinar- und Entziehungsverfahren

Bei dauernder Unwirtschaftlichkeit sind (parallel) sowohl Disziplinar- **24** als auch Entziehungsverfahren rechtlich zulässig. Dennoch stehen beide Verfahrensarten faktisch in einem Stufenverhältnis zueinander, obgleich für das Disziplinarverfahren allein die Kassenärztliche Vereinigung und für das Entziehungsverfahren die gemeinsame Selbstverwaltung (Zulassungsausschuß) zuständig ist (vgl. dazu Engelhard SGb 1989, 368 ff. und Spieß DOK 1989, 465 ff.). Dieses Stufenverhältnis war vom BSG zunächst allgemein formuliert worden (BSGE 60, 76 ff.; vgl. Anm. dazu von Schimmelfeng-Schütte SGb 1987, 167). In dem entschiedenen Fall hatte der Arzt seine Praxis mehr als sechs Jahre unwirtschaftlich geführt; ihm war daraufhin die Zulassung entzogen worden. Das BSG hatte darin zwar eine gröbliche Pflichtverletzung gesehen, jedoch die Prüfung vermißt, ob nicht ein geringeres Mittel (Disziplinarmaßnahme) ausreichen würde, um den Arzt zur Erfüllung seiner vertragsärztlichen Pflichten anzuhalten.

Obwohl der Berufungsausschuß die Entscheidung des Disziplinaraus- **25** schusses der jeweiligen Kassenärztlichen Vereinigung nicht beeinflussen kann, hat das BSG die Disziplinarmaßnahme mittlerweile für „vorgreiflich" erachtet (BSGE 60, 76 [79]). Bevor eine Zulassung entzogen werden kann, ist nach Auffassung des Gerichts daher stets zu prüfen, ob das Ruhen der Zulassung als disziplinarrechtliche Maßnahme nicht ausreicht, zumal der bisherige Ruhenszeitraum von sechs Monaten durch das GRG auf zwei Jahre angehoben wurde. In einer späteren Entscheidung hat das BSG dieses Stufenverhältnis nicht mehr ohne Einschränkung bestätigt (BSGE 66, 6 m. Anm. Schmimmelfeng-Schütte SGb 1990, 495 ff.). Danach kann eine Pflichtverletzung so schwerwiegend sein, daß die vertragsärztliche Versorgung nur durch die sofortige Entziehung der Zulassung geschützt werden kann. Bei dauernder Unwirtschaftlichkeit ist jedoch nach wie vor an dem Stufenverhältnis festzuhalten. Dies ergibt sich aus dem Grundsatz der Verhältnismäßigkeit. Fast ausnahmslos ist hier zunächst eine Disziplinarmaßnahme angemessen. Erst bei deren Wirkungslosigkeit kommt eine Zulassungsentziehung in Betracht (so z. B. in dem Fall des LSG Schleswig-Holstein 3. 1.1995 – 6 Ka 12/93; in dem entschiedenen Fall mußte das vertragsärztliche Honorar durchgehend trotz Ermahnung und disziplinarrechtlicher Maßnahmen gekürzt werden).

26   Ein späteres Wohlverhalten vermag die Zulassungsentscheidung nur unter engen Voraussetzungen entbehrlich zu machen (zu den Voraussetzungen im einzelnen s. BSG SozR 3 – 2500 § 95 SGB V Nr. 4 m. w. N.; s. neuerdings auch den Beschluß des BA Berlin MedR 1995, 255 f.).

27   Der Sofortvollzug der Entziehung der Zulassung (zulässig nach § 95 Abs. 6 SGB V) dürfte in den Fällen fortgesetzter Unwirtschaftlichkeit unverhältnismäßig sein (BSGE 60, 76; ebenso Spellbrink, a. a. O., Rz. 404). Unter demselben Gesichtspunkt sind Disziplinarverfahren aufzuheben, wenn dem Vertragsarzt wegen der Schwere und Dauer des Verstoßes gegen das Wirtschaftlichkeitsgebot die Zulassung entzogen wird (BSGE 61, 1).

5 Wiederzulassung

28   Ist einem Arzt die Zulassung entzogen, kann er auf Antrag wieder zugelassen werden. Nach welcher Frist ein Arzt wieder zugelassen werden kann, ist gesetzlich nicht geregelt. In der Rechtsprechung haben sich dazu noch keine gefestigte Ansicht oder eine starre zeitliche Grenze ergeben. Im Anschluß an die Entscheidung des BSG (MedR 1987, 254) ist eine Wartefrist von fünf Jahren jedoch realistisch (zustimmend Schneider, a. a. O., Rz. 867), obgleich das BSG eine schematische Lösung (starre Frist) ausdrücklich ablehnt bzw. dem Gesetzgeber vorbehalten will.

29   Das GRG hat zum 1. 1. 1989 eine Altersgrenze für die Zulassung von Vertragsärzten eingeführt (§ 98 Abs. 2 Nr. 12 SGB V i. V. m. § 25 Ärzte-ZV). Nach den Vorstellungen des Gesetzgebers soll die Altersgrenze der Gefährdung der Wirtschaftlichkeit der vertragsärztlichen Versorgung entgegenwirken (BT-Dr. 11/3480, S. 39). Gegen die Regelung (zur Härtefallklausel s. § 25 S. 2 Ärzte-ZV; zur Auslegung des Begriffs „unbillige Härte" s. neuerdings Urteil des BSG vom 21. 6. 1995 – 6 RKa 44/94) sind verfassungsrechtliche Bedenken geäußert worden, über die sich der Rechtsausschuß des Deutschen Bundestages (BT-Dr. 11/3480, S. 39) auf Empfehlung des 11. Ausschusses hinweggesetzt hat (BT-Dr. 11/3480). Der (inzwischen wieder aufgelöste) 14a-Senat des BSG hat die Einstiegs-

altersgrenze für Vertragsärzte als verfassungswidrig eingestuft (SGb 1994, 332 ff.) und die Frage zur abschließenden Entscheidung dem Bundesverfassungsgericht vorgelegt (SGb 1994, 332 ff.; zu dem Vorlagebeschluß s. Wigge SGb 1994, 310 ff.). Der 6. Senat des BSG hat für den vertragsärztlichen Bereich die 55-Jahres-Grenze für verfassungsmäßig erachtet und in einer ergänzenden Entscheidung vom selben Tag entschieden, daß die Altersgrenze nicht nur für die erstmalige Zulassung zur vertragsärztlichen Versorgung gilt, sondern auch für Fälle der Wiederzulassung (MedR 1994, 494 ff.).

Das Wohlverhalten des Vertragsarztes nach der Entziehung der Zulas-   30
sung kann in engen Grenzen ein Anhaltspunkt zur Wiedererlangung der Eignung für eine vertragsärztliche Tätigkeit sein (s. dazu neuerdings BSG MedR 1994, 206 [210]).

6 Dauernde Unwirtschaftlichkeit als Betrugstatbestand?

Zum Teil wird die Auffassung vertreten, fortwährende Unwirtschaftlich-   31
keit der Praxisführung erfülle den Tatbestand des Betruges (§ 263 StGB). Dies gelte insbesondere, wenn der Arzt in Kenntnis früherer Kürzungsmaßnahmen seine unwirtschaftliche Behandlungsweise bewußt fortsetze (vgl. Teyssen in: Steinhilper [Hrsg.], Arzt und Abrechnungsbetrug, S. 105 [108 f.]). Diese Auffassung überzeugt indessen nicht. Setzt der Arzt seine Unwirtschaftlichkeit nach Prüfmaßnahmen fort, riskiert er zwar Disziplinarmaßnahmen und letztlich sogar den Entzug der Kassenzulassung. Betrügerisch handelt er indessen schon deswegen nicht, weil er die Kassenärztliche Vereinigung nicht über die Wirtschaftlichkeit seiner Behandlungsweise täuscht; die Unwirtschaftlichkeit ist der Kassenärztlichen Vereinigung vielmehr bekannt (i. d. S. auch Hess, a. a. O., S. 46).

Übersicht Anhang

Seite

A1 Adressen der Kassenärztlichen und Kassenzahnärzt-
    lichen Vereinigungen und ihre zuständigen Sozialge-
    richte   267

A2 Checkliste für die Wirtschaftlichkeitsprüfung   273

A3 Ablaufschema der Wirtschaftlichkeitsprüfung nach § 106
    SGB V i. V. m. den Prüfvereinbarungen   277

A4 Statistikbeispiel   279

Anhang 1

Adressen der Kassenärztlichen und Kassenzahnärztlichen Vereinigungen und ihre zuständigen Sozialgerichte

Bundessozialgericht
34119 Kassel, Graf-Bernadotte-Platz 5, Telefon (05 61) 31 07-1,
Telefax (05 61) 31 07-4 75

Baden-Württemberg
Landessozialgericht: 7190 Stuttgart, Hauffstraße 5, Telefon (0711) 921-0,
Telefax (0711) 921-2000

Kassenärztliche Vereinigung Südbaden
Kassenzahnärztliche Vereinigung Regierungsbezirk Freiburg
Zuständiges Sozialgericht
79104 Freiburg i. Br., Habsburgerstraße 127, Telefon (0761) 205-0

Kassenärztliche Vereinigung Nordbaden
Zuständiges Sozialgericht
76133 Karlsruhe, Karl-Friedrich-Straße 13, Telefon (0721) 135-1

Kassenzahnärztliche Vereinigung Regierungsbezirk Karlsruhe
Zuständiges Sozialgericht
68161 Mannheim, P6, 20, Telefon (0621) 292-0

Kassenärztliche Vereinigung Südwürttemberg
Kassenzahnärztliche Vereinigung Regierungsbezirk Tübingen
Zuständiges Sozialgericht
72762 Reutlingen, Gustav-Werner-Straße 25, Telefon (07121) 940

Kassenärztliche Vereinigung Nord-Württemberg
Kassenzahnärztliche Vereinigung Regierungsbezirk Stuttgart
Zuständiges Sozialgericht
70176 Stuttgart, Senefelderstraße 48, Telefon (0711) 6673-0

Bayern

Landessozialgericht: 80539 München, Ludwigstraße 15, Telefon (089) 2367-1, Telefax (089) 2367-290

Kassenärztliche Vereinigung Bayerns
Kassenzahnärztliche Vereinigung München

Zuständiges Sozialgericht
80634 München, Richelstraße 11, Telefon (089) 1301-1, Telefax (089) 1301-223

Berlin

Landessozialgericht: 10557 Berlin, Invalidenstraße 52, Telefon (030) 39701-0, Telefax (030) 39701-248

Kassenärztliche Vereinigung Berlin
Kassenzahnärztliche Vereinigung Berlin

Zuständiges Sozialgericht
10557 Berlin, Invalidenstraße 52, Telefon (030) 39701-0, Telefax (030) 39701-248

Brandenburg

Landessozialgericht: 14467 Potsdam, Henning-von-Tresckow-Str. 5–8, Telefon (0331) 332-0, Telefax (0331) 332-2229

Kassenärztliche Vereinigung Brandenburg
Kassenzahnärztliche Vereinigung Brandenburg

Zuständiges Sozialgericht
14467 Potsdam, Rubensstraße 8, Telefon (0331) 21167, Telefax (0331) 22268

Bremen

Landessozialgericht: 28203 Bremen, Contrescarpe 32, Telefon (0421) 361-1, Telefax (0421) 361-6911

Kassenärztliche Vereinigung Bremen
Kassenzahnärztliche Vereinigung Bremen

Zuständiges Sozialgericht
28203 Bremen, Contrescarpe 32, Telefon (0421) 361-1, Telefax (0421) 361-6911

Hamburg

Landessozialgericht: 20355 Hamburg, Kaiser-Wilhelm-Straße 100, Telefon (040) 34913-1, Telefax (040) 34913-3358

Kassenärztliche Vereinigung Hamburg
Kassenzahnärztliche Vereinigung Hamburg
Zuständiges Sozialgericht
20355 Hamburg, Kaiser-Wilhelm-Straße 100, Telefon (040) 34913-1, Telefax (040) 34913-3358

Hessen
Landessozialgericht: 64293 Darmstadt, Steubenplatz 14, Telefon (06151) 804-01, Telefax (06151) 804-350

Kassenärztliche Vereinigung Hessen
Kassenzahnärztliche Vereinigung Hessen
Zuständiges Sozialgericht
60322 Frankfurt a. M., Adickesallee 36, Telefon (069) 1535-0, Telefax (069) 1535-666

Mecklenburg-Vorpommern
Landessozialgericht: 17036 Neubrandenburg, Hauerweg 2–4, Telefon (0395) 72844, Telefax (0395) 781062

Kassenärztliche Vereinigung Mecklenburg-Vorpommern
Kassenzahnärztliche Vereinigung Mecklenburg-Vorpommern
Zuständiges Sozialgericht
19053 Schwerin, Demmlerplatz 1–2, Telefon (0385) 7415-0, Telefax (0385) 7415-261

Niedersachsen
Landessozialgericht: 29233 Celle, Georg-Wilhelm-Straße 1, Telefon (05141) 31035, Telefax (05141) 381131

Kassenärztliche Vereinigung Niedersachsen
Kassenzahnärztliche Vereinigung Niedersachsen
Zuständiges Sozialgericht
30167 Hannover, Nienburger Straße 14 a, Telefon (0511) 716074, Telefax (0511) 709889

Nordrhein-Westfalen
Landessozialgericht: 45130 Essen, Zweigertstraße 54, Telefon (0201) 7992-1, Telefax (0201) 7992-302

Kassenärztliche Vereinigung Westfalen-Lippe
Zuständiges Sozialgericht
44139 Dortmund, Ruhrallee 3, Telefon (0231) 5415-1, Telefax (0231) 5415-509

Kassenärztliche Vereinigung Nordrhein
Kassenzahnärztliche Vereinigung Nordrhein
Zuständiges Sozialgericht
40227 Düsseldorf, Ludwig-Erhard-Allee 21, Telefon (0211) 7770-0, Telefax (0231) 7770-373

Kassenzahnärztliche Vereinigung Westfalen-Lippe
Zuständiges Sozialgericht
48143 Münster i. W., Alter Steinweg 45, Telefon (0251) 51023-0, Telefax (0251) 51023-74

Rheinland-Pfalz
Landessozialgericht: 55110 Mainz, Ernst-Ludwig-Straße 1, Telefon (06131) 141-0, Telefax (06131) 141-567

Kassenärztliche Vereinigung Koblenz
Kassenzahnärztliche Vereinigung Koblenz Trier
Zuständiges Sozialgericht
56068 Koblenz, Gerichtsstraße 5, Telefon (0261) 12561-4, Telefax (0261) 160606

Kassenärztliche Vereinigung Rheinhessen
Kassenzahnärztliche Vereinigung Rheinhessen
Zuständiges Sozialgericht
55110 Mainz, Ernst-Ludwig-Straße 1, Telefon (06131) 141-0, Telefax (06131) 141-567

Kassenärztliche Vereinigung Pfalz
Kassenzahnärztliche Vereinigung Pfalz
Zuständiges Sozialgericht
67346 Speyer/Rhein, Schubertstraße 2, Telefon (06232) 74001, Telefax (06232) 74004

Kassenärztliche Vereinigung Trier
Zuständiges Sozialgericht
54290 Trier, Saarstraße 2, Telefon (0651) 9482-0, Telefax (0651) 9482-100

Saarland
Landessozialgericht: 66111 Saarbrücken, Egon-Reinert-Straße 4–6, Telefon (0681) 62042, Telefax (0681) 63471

Kassenärztliche Vereinigung Saarland
Kassenzahnärztliche Vereinigung Saarland
Zuständiges Sozialgericht
66111 Saarbrücken, Egon-Reinert-Straße 4–6, Telefon (0681) 62042, Telefax (0681) 63471

Sachsen
Landessozialgericht: 09126 Chemnitz, Carl-v.-Ossietzky-Straße 18, Telefon (0371) 58006, Telefax (0371) 54539
Kassenärztliche Vereinigung Sachsen
Kassenzahnärztliche Vereinigung Sachsen
Zuständiges Sozialgericht
01069 Dresden, Lingnerallee 3, Telefon (0351) 487-0, Telefax (0351) 487-3714

Sachsen-Anhalt
Landessozialgericht: 06122 Halle, Neustädter Passage 9, Telefon (0345) 625-0, Telefax (0345) 625-586
Kassenärztliche Vereinigung Sachsen-Anhalt
Kassenzahnärztliche Vereinigung Sachsen-Anhalt
Zuständiges Sozialgericht
39104 Magdeburg, Schönebecker Straße 67 a, Telefon (0391) 5694-0, Telefax (0391) 5694-111

Schleswig-Holstein
Landessozialgericht: 24837 Schleswig, Gottorfstraße 2, Telefon (04621) 86-9, Telefax (04621) 86-1025
Kassenzahnärztliche Vereinigung Schleswig-Holstein
Zuständiges Sozialgericht
24114 Kiel, Deliusstraße 22, Telefon (0431) 604-1, Telefax (0431) 604-2840
Kassenärztliche Vereinigung Schleswig-Holstein
Zuständiges Sozialgericht
23568 Lübeck, Eschenburg 2, Telefon (0451) 371-0, Telefax (0451) 371-1350

Thüringen
Landessozialgericht: 99084 Erfurt, Karl-Marx-Platz 3, Telefon (0361) 6771159, Telefax (0361) 6771155
Kassenärztliche Vereinigung Thüringen
Kassenzahnärztliche Vereinigung Thüringen
Zuständiges Sozialgericht
99867 Gotha, Bahnhofstraße 2–4, Telefon (03621) 451400, Telefax (03621) 432155

Kassenärztliche Vereinigung	Ort	Straße	Telefon Vorwahl	Telefon Ortsnetz	Telefax
Baden-Württemberg					
– Nordbaden	76185 Karlsruhe	Kesslerstraße 1	0721	5961-0	5961-188
– Nord-Württemberg	70567 Stuttgart (Möhringen)	Albstadtweg 11	0711	7875-0	7875-274
– Südbaden	79114 Freiburg	Sundgaualleee 27	0761	884-0	84107
– Südwürttemberg	72074 Tübingen	Wächterstraße 76	07071	208-0	208-123
Bayern	81677 München	Mühlbaurstraße 16	089	4147-1	4147-324
Berlin	10625 Berlin	Bismarckstraße 95/96	030	31003-0	31003-302
Brandenburg	14469 Potsdam	Gregor-Mendel-Straße 10	0331	2868-0	2868-175
Bremen	2809 Bremen	Schwachhauser Heerstraße 26/28	0421	3404-111	3404-108
Hamburg	22083 Hamburg	Humboldtstraße 56	040	22802-1	22802-420
Hessen	60325 Frankfurt	Georg-Voigt-Straße 15	069	79502-0	79502-500
Mecklenburg-Vorpommern	19057 Schwerin	Neumühler Straße 21	0385	7431-0	7431-222
Niedersachsen	30175 Hannover	Berliner Allee 22	0511	380-03	380-3236
Nordrhein-Westfalen					
– Nordrhein	40547 Düsseldorf	Emanuel-Leutze-Straße 8	0211	5970-0	5970-287
– Westfalen-Lippe	44141 Dortmund	Robert-Schimrigk-Straße 4–6	0231	9432-0	9432-267
Rheinland-Pfalz					
– Koblenz	56073 Koblenz	Emil-Schüller-Straße 14–16	0261	39002-0	39002-111
– Pfalz	67433 Neustadt	Maximilianstraße 22	06321	893-0	893-119
– Rheinhausen	55118 Mainz	Hindenburgstraße 32	06131	9964-0	9964-150
– Trier	54290 Trier	Balduinstraße 10–14	0651	4603-0	4603-171
Saarland	66111 Saarbrücken	Faktoreistraße 4	0661	4003-0	4003-350
Sachsen	01307 Dresden	Fetscherstraße 72	0351	44789-0	4415-778
Sachsen-Anhalt	39120 Magdeburg	Doctor-Eisenbart-Ring 2	0391	627-600	627-8999
Schleswig-Holstein	23795 Bad Segeberg	Bismarckallee 1–3	04551	883-0	883-209
Thüringen	99423 Weimar	Bauhausstraße 11	03643	559-0	559-191
Kassenärztliche Bundesvereinigung	50931 Köln	Herbert-Lewin-Straße 3	0221	4005-0	408039

Verzeichnis der Kassenärztlichen Vereinigungen der Länder der Bundesrepublik Deutschland

Verzeichnis der Kassenzahnärztlichen Vereinigungen der Bunderepublik Deutschland

KZV	Ort	Straße	Telefon Vorwahl	Ortsnetz	Telefax
Baden-Württemberg					
– Freiburg	79115 Freiburg	Schönauer Straße 4	0761	4506-0	4506-220
– Karlsruhe	68167 Mannheim	Joseph-Meyer-Straße 8–10	0621	38000-0	33247
– Stuttgart	70567 Stuttgart	Albstadtweg 9	0711	7877-0	7877265
– Tübingen	72072 Tübingen	Bismarckstraße 96	07071	9110	911131 + 2
Bayern	81369 München	Fallstraße 34	089	72401-0	72401276 u. 291
Berlin	10711 Berlin	Georg-Wilhelm-Straße 16	030	89004-0	89004-102
Brandenburg	14469 Potsdam	Eisenhartstraße 5	0331	9678-0	9678318
Bremen	28359 Bremen	Universitätsallee 25	0421	22007-0	2200731
Hamburg	20457 Hamburg	Katharinenbrücke 1	040	361470	364470
Hessen	60528 Frankfurt	Lyoner Straße 21	069	6607-0	6607344
Mecklenburg-Vorpommern	19061 Schwerin	Werkstraße 4	0385	371212	612149
Niedersachsen	30175 Hannover	Berliner Allee 14	0511	3493-0	3493300
Nordrhein-Westfalen					
– Nordrhein	40237 Düsseldorf	Lindemannstraße 34–42	0211	9684-0	9684333
– Westfalen-Lippe	48147 Münster	Auf der Horst 25	0251	507-0	507-117
Rheinland-Pfalz					
– Koblenz-Trier	56068 Koblenz	Bahnhofstraße 32	0261	9120-0	9120-260
– Pfalz	67059 Ludwigshafen	Brunhildenstraße 1	0621	5969-0	622972
– Rheinhessen	55116 Mainz	Eppichmauergasse 1	06131	287760	225706
Saarland	66119 Saarbrücken	Puccinistraße 2	0681	58608-0	58608-14
Sachsen	01069 Dresden	Lingnerallee 3	0351	4859-700	4859-701
Sachsen-Anhalt	39008 Magdeburg	Postfach 1880	0391	6293-000	6293-234
Schleswig-Holstein	24106 Kiel	Westring 498	0431	3897-0	3897-100
Thüringen	99085 Erfurt	Liebknechtstraße 8	0361	67520	6752-104 + 108
Kassenzahnärztliche Bundesvereinigung	50931 Köln	Universitätsstraße 71–73	0221	40010	4061430

Anhang 2

Checkliste für die
Wirtschaftlichkeitsprüfung

1. Name des Arztes:

   _____

2. Fachrichtung:

   _____

3. Zusatzbezeichnung:

   _____

4. Praxisschwerpunkt:

   _____

5. Praxissitz:

   _____

   _____

6. Lage der Praxis: ☐ Stadt   ☐ Land

7. Infrastruktur: ☐ gut   ☐ schlecht

8. KV-Randbezirk: ☐ ja   ☐ nein

9. Quartal: ☐ I   ☐ II   ☐ III   ☐ IV/19....

10. Scheinzahl der
    Praxis: _____
    Vergleichsgruppe: _____

11. Anteil in der Praxis
    an Mitgliedern: _____
    Familienangehörigen: _____
    Rentnern: _____

12. Anteil der Praxis an
    Originalscheinen: _____
    Überweisungen allg.: _____
    Zielaufträgen: _____

13. Überweisungen der
    Praxis: _____
    Vergleichsgruppe: _____

14. Gesamtwirtschaftlichkeit der Praxis:

	Praxis:	Vergleichsgruppe:	Differenz:
Honorar:	%	%	DM
Einzelverordnungen:	%	%	DM
pc-Bedarf:	%	%	DM
Phys.-med. Leistung:	%	%	DM
KH-Einweisungen*:			
AU-Tage*:			
AU-Fälle*:			

* Fälle auf 100 Scheine

15. Honorarkürzung: ☐ ja   ☐ nein

A) Erstmalige Honorarkürzung: ☐ ja   ☐ nein

B) Honorarkürzungen bislang: _____
a) Wie viele: _____
b) Widerspruchsverfahren: ☐ ja ☐ nein ☐ Erfolg
c) Klageverfahren: ☐ ja ☐ nein ☐ Erfolg

C) Kürzung dieses Quartals in
   a) Gesamtleistungen: ☐ ja   ☐ nein
   b) Leistungsgruppe: ☐ ja   ☐ nein
   c) Leistungsziffer: ☐ ja   ☐ nein
   d) Zwischensumme: ☐ ja   ☐ nein

D) Bei b)–d) in welcher: _____
_____
_____
_____

E) Höhe der Kürzung: _____ % _____ DM
_____ % _____ DM
_____ % _____ DM
_____ % _____ DM

F) Restüberschreitung: _____ %
_____ %
_____ %
_____ %

16. Regreß: ☐ ja ☐ nein

A) Erstmaliger Regreß: ☐ ja ☐ nein

B) Regresse bislang: _____
a) Wie viele: _____
b) Widerspruchsverfahren: ☐ ja ☐ nein ☐ Erfolg
c) Klageverfahren: ☐ ja ☐ nein ☐ Erfolg

C) Regreß dieses Quartals in
a) Einzelverordnungen: ☐ ja ☐ nein
b) pc-Bedarf: ☐ ja ☐ nein
c) Phys.-med. Leistungen: ☐ ja ☐ nein
d) KH-Einweisungen: ☐ ja ☐ nein

D) Höhe des Regresses: _____ % _____ DM
_____ % _____ DM
_____ % _____ DM
_____ % _____ DM

E) Restüberschreitung: _____ %
_____ %
_____ %
_____ %

17. Disziplinarverfahren: ☐ ja ☐ nein

Gräfin von Strachwitz-Helmstatt 277

18. Anerkannte Praxisbesonderheiten: _____

_____

_____

_____

19. Anerkannte Einsparungen: _____

_____

_____

_____

20. Vermutete Praxisbesonderheiten: _____

_____

_____

_____

21. Vermutete Einsparungen: _____

_____

_____

_____

Anhang 3

Ablaufschema
der Wirtschaftlichkeitsprüfung nach
§ 106 SGB V i.V.m. den Prüfvereinbarungen

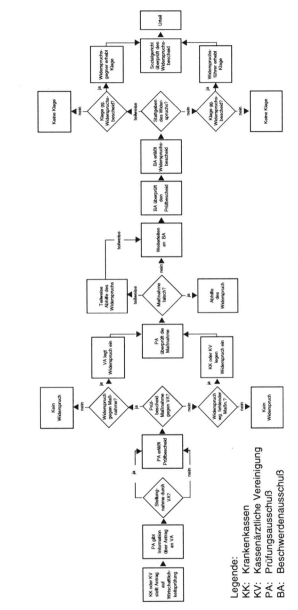

Legende:
KK: Krankenkassen
KV: Kassenärztliche Vereinigung
PA: Prüfungsausschuß
BA: Beschwerdenausschuß

Anhang 4

Statistikbeispiel

KVB Kassenärztliche Vereinigung Bayerns
Bezirksstelle Oberfranken

GKV

| Arzt-Nr. | Name | Quartal |
| | Dr. med. A. | 3/93 |

| Praxis-Ort | Fallzahl |
| | 981 |

Wichtige Information über Ihre Abrechnungs- und Verordnungswerte

Honorarabrechnungssumme		113 185,54 DM
Arzneikosten ohne Sprechstundenbedarf		115 764,29 DM
Sprechstundenbedarf		5 171,51 DM
Verordnete Massagen	2 004,80 DM	
Verordnete Krankengymnastik	1 771,20 DM	
Verordnete medizinische Bäder	153,50 DM	
Verordnete sonstige physikalische Maßnahmen	2 548,55 DM	
Verordnete physikalisch-medizinische Leistungen gesamt		6 478,05 DM
INSGESAMT		240 599,39 DM
Anzahl der Krankenhauseinweisungen	11	
Anzahl der abgeschlossenen AU-Fälle	92	
Anzahl der AU-Tage für abgeschlossene AU-Fälle	632	

Hesral

Vergleichswerte

	Fallwerte			Abweichung im Vorjahres-quartal
	Arzt	Arztgruppe	Über-/Unter-schreitung	
Leistungsbedarf	1 129,1	853,5	32,3 %	%
Arzneikosten ohne Sprechstundenbedarf	150,91 DM	120,15 DM	24,1 %	%
Sprechstundenbedarf	6,78 DM	4,89 DM	38,7 %	%
Verordnete physikalisch-medizinische Leistungen	10,72 DM	12,12 DM	11,6 %	%
Krankenhauseinweisungen (Häufigkeit auf 100 Behandlungsfälle)	1,5	2,0	——————	
Abgeschlossene AU-Fälle (Häufigkeit auf 100 Behandlungsfälle Mitglieder)	36,9	25,8	——————	
Arbeitsunfähigkeitstage (je abgeschlossenen AU-Fall)	7,0	13,4	——————	
Arzneirezepte: (ohne Sprechstunden- bedarf) Anzahl	1 806	——————	——————	
Rezepte je Fall	2,4	1,8	33,3 %	
Kosten je Rezept	64,09 DM	59,11 DM	8,4 %	

Um Kenntnisnahme und Beachtung wird gebeten!

KVB Kassenärztliche Vereinigung Bayerns
Bezirksstelle Oberfranken

Gesamtübersicht

Bereich	Arztgruppe 800/3	Name	Kassenart GKV	Behandlungsart AMBULANT	Quartal 3/93
Arzt-Nr.		Dr. med. A	Praxis-Ort		Blatt 1

Leistungs-Gruppe [1]	Mitglieder Leistungsbedarf Punkte/DM [2]	Fam.-Angehörige Leistungsbedarf Punkte/DM [3]	Rentner Leistungsbedarf Punkte/DM [4]	Gesamt Leistungsbedarf Punkte/DM [5]	Praxis [6]	Arztgruppe [7]	Arztgruppe gewichtet [8]	Gew. Abweichung Punkte/DM +/- [9]	in % +/- [10]
LG 01 Beratungen/Visiten	136197,0	40842,0	162540,0	339579,0	346,14	281,2	288,1	58,0 +	20,1 +
LG 02 Besuche	13960,0	9875,0	221256,0	245091,0	249,8	136,2	152,4	97,4 +	63,9 +
LG 03 Eingehende Untersuch.	47330,0	16040,0	70700,0	134070,0	136,7	121,3	125,8	10,9 +	8,7 +
LG 04 Allgemeine Leistungen	15900,0	1670,0	4240,0	21810,0	22,2	27,2	27,7	5,5 –	19,9 –
LG 08 Sonderleistungen	122090,0	20105,0	177090,0	319285,0	325,5	170,8	179,6	145,8 +	81,2 +
LG 09 Physik.-med. Leistungen	90,0			90,0	0,1	7,8	8,0	7,9 –	98,8 –
LG 10 Basis/Allg. Laborunters.	20315,0	6095,0	21040,0	47450,0	48,4	69,8	72,8	24,4 –	33,5 –
LG 11 Spez. Laborunters.									
LG 12 Radiolog. Leistungen u.ä.						3,4			
Summe kurativ	355882,0	94827,0	656866,0	1107375,0	1128,8	817,7	858,0	293,6 +	31,6 +
LG 07 Sonstige Hilfen	280,0			280,0	40,0	50,4	50,1	10,1 –	20,2 –
Summe kurativ + Sonstige Hilfen	356162,0	94627,0	656866,0	1107655,0	1129,1	811,7	853,5	296,0 +	32,3 +
LG 13 Wegepauschalen	246,12	195,14	6022,64	6463,90	6,59	3,72	4,19	2,40 +	57,3 +
LG 14 Kosten	28,70	14,90	24,00	67,60	0,07	0,11	0,12	0,5 –	41,7

Hesral

KVB Kassenärztliche Vereinigung Bayerns
Bezirksstelle Oberfranken

Gesamtübersicht

Bereich	Arztgruppe 800/3		Kassenart GKV	Behandlungsart AMBULANT	Quartal 3/93
Arzt-Nr.		Name **Dr. med. A**	Praxis-Ort		Blatt 1

Leistungs-Gruppe	Mitglieder Leistungsbedarf Punkte/DM	Fam.-Angehörige Leistungsbedarf Punkte/DM	Rentner Leistungsbedarf Punkte/DM	Gesamt Leistungsbedarf Punkte/DM	Durchschnitt je Fall Praxis	Durchschnitt je Fall Arztgruppe	Durchschnitt je Fall Arztgruppe gewichtet[²]	Gewichtete Abweichung[³] Punkte/DM +/-	Gewichtete Abweichung[³] in % +/-	Be-merkun-gen
1	2	3	4	5	6	7	8	9	10	
LG 14/1 Impfungen		530,0	2230,0	2760,0	110,4	143,2	129,3	18,9 –	14,6 –	
LG 15⁴⁾ Übrige Vorsorgen										
LG 05 Mutterschaftsvorsorge						842,2				
LG 06 Früherkennung	3052,80	1660,0	2080,0	6792,5	522,5	624,8	598,5	76,0 –	12,7 –	

KVB Kassenärztliche Vereinigung Bayerns
Bezirksstelle Oberfranken

Gesamtübersicht

Bereich	Arztgruppe 800/3	Name Dr. med. A	Kassenart GKV	Behandlungsart AMBULANT	Quartal 3/93
Arzt-Nr.			Praxis-Ort		Blatt 2

Fallzahlen kurativ

	Mitglieder	Fam.-Angehörige	Rentner	Gesamt
Krankenscheinfälle	388	141	273	802
Überweisungsfälle				
Rahmenaufträge				
Zielaufträge				
Konsiliaruntersuch.				
Mtb./Weibl./And. Gr.	22/54/4	9/25/4	8/42/11	39/121/19
Vertreterfälle				
Notfälle				
Gesamtfallzahl der Praxis	468	179	334	981
Durchschnittsatz. Arztgruppe je Arzt (bei Gem.-Praxen) Praxisbezogen	578	272	351	1201
Abweichung5) in %	19,0	34,2	4,9	18,3
VG-Anteil in % Praxis	47,7+	18,2+	34,0+	100,0+
VG-Anteil in % Arztgruppe	48,1+	22,6+	29,2+	100,0+
Abweichungen in %	0,8	19,5	16,4+	

Fallzahlen präventiv/Sonstige Hilfen

	Mitglieder	Fam.-Angehörige	Rentner	Gesamt
Mutterschaftsvorsorge Praxis				
Arztgruppe				
Früherkennung Praxis	5	5	3	13
Arztgruppe	16	13	12	41
Sonstige Hilfen Praxis	7	7		7
Arztgruppe	20	7		27
Impfungen Praxis	0	4	21	25
Arztgruppe	42	30	43	115
Übrige Vorsorgen 4) Praxis				
Arztgruppe				

Behandlungsausweise

	Mitglieder	Fam.-Angehörige	Rentner	Gesamt
Praxis	471	179	334	984
Arztgruppe	592	281	352	1225

Erläuterungen:

1) Für Primärkassen: In den Leistungsgruppen 13, 14, 14/1 und 15 sind DM-Beträge, in den übrigen Leistungsgruppen Punktzahlen ausgewiesen.
Für Ersatzkassen: Nur DM-Beträge ausgewiesen.

2) Der gewichtete Arztgruppenwert berücksichtigt die unterschiedlichen Versichertengruppenanteile (M/F/R) bei der jeweiligen Praxis im Vergleich zum Durchschnitt der Arztgruppe. Um diesen Wert zu erhalten, werden die jeweiligen Versichertengruppen-Durchschnittswerte der Arztgruppe mit den entsprechenden M-/F-/R-Fallzahlen der Praxis multipliziert und durch deren Gesamtzahl dividiert (gewichtet).

3) Bei der gewichteten Abweichung werden die Fallwerte der Praxis mit dem gewichteten Arztgruppendurchschnittswert verglichen und die Differenz ausgewiesen.

4) Unter „Übrige Vorsorgen" werden die Abrechnungswerte aus gesonderten Vorsorgeprogrammen, die mit einzelnen Krankenkassen vereinbart sind, ausgedruckt (z. B. Herz-Kreislauffrüherkennungsuntersuchungen).

5) Bei Einzelpraxen finden die Fallzahlen der Praxis, bei Gemeinschaftspraxen die Fallzahl je teilnehmenden Arzt der Gemeinschaftspraxis Anwendung.

Hesral

KVB Kassenärztliche Vereinigung Bayerns
Bezirksstelle Oberfranken

Häufigkeitsstatistik

Bereich	Arztgruppe 800/3	Name Dr. med. A
Arzt-Nr.		Praxis-Ort

	Fallzahlen		Kassenart
Kurativ 981	Sonstige Hilfen		GKV 7
Mutterschaftsvorsorge	Impfungen		Behandlungsart AMBULANT 25	Blatt 2
Früherkennung 13	Übrige Vorsorgen		Quartal 3/93

1 GO-Nummer	2 Häufigkeit	3 Wert der GO-Nummer	4 Betrag in Punkten/DM	5 Ansatz in Fällen	6 Leistungen je Fall	7 PK/DM je Fall	8 Ansatz in % der Fallzahl	9 Häufigkeit auf 100 Fälle	10 Häufigkeit d. AG auf 100 Fälle	11 Abweichung des Arztes in %	12 Ansatz bei Ärzten in %
200	93	45,0	4 185,0	33	2,81	4,3	3,36	9,48	8,09	17,18 +	100,00
204	10	95,0	950,0	4	2,50	1,0	0,40	1,01	5,39	81,27 –	89,81
207	98	120,0	11 760,0	20	4,90	12,0	2,03	9,98	1,00	898,00 +	52,87
211	3	60,0	180,0	1	3,00	0,2	0,10	0,31	0,36	13,06 –	48,41
250	151	50,0	7 550,0	115	1,31	7,7	11,72	15,39	22,17	30,59 –	100,00
252	543	40,0	21 720,0	161	3,37	22,1	16,41	55,35	40,93	35,23 +	100,00
253	23	80,0	1 840,0	19	1,21	1,9	1,93	2,34	6,41	63,50 –	99,36
255	14	95,0	1 330,0	8	1,75	1,4	0,81	1,42	2,54	44,10 –	59,24
261	23	30,0	690,0	5	4,60	0,7	0,50	2,34	1,26	85,71 +	39,49
266*	42	60,0	2 520,0	10	4,20	2,6	1,01	4,28	4,23	1,18 +	64,33
267	76	80,0	6 080,0	15	5,06	6,2	1,52	7,74	3,24	138,88 +	59,24
272	232	220,0	51 040,0	11	21,09	52,0	1,12	23,64	5,02	370,91 +	91,08
380	10	440,0	4 400,0	10	1,00	4,5	1,01	1,01	3,87	73,91 –	40,76
381	10	55,0	550,0	10	1,00	0,6	1,01	1,01	1,74	41,96 –	30,57
385	1	180,0	180,0	1	1,00	0,2	0,10	0,10	1,12	91,08 –	35,67
386	3	70,0	210,0	1	3,00	0,2	0,10	0,30	1,69	82,25 –	28,66
406	3	60,0	180,0	3	1,00	0,2	0,30	0,30	1,14	73,69 –	80,89
415	80	160,0	12 800,0	15	5,33	13,0	1,52	8,15	3,57	128,29 +	28,38
421	4	65,0	260,0	4	1,00	0,3	0,40	0,40	0,37	8,10 +	63,69
603	29	250,0	7 250,0	29	1,00	7,4	2,95	2,95	6,86	57,00 –	96,82
604	4	500,0	2 500,0	4	1,00	2,0	0,40	0,40	1,12	64,29 –	50,32
671	2	150,0	300,0	2	1,00	0,3	0,20	0,20	0,31	35,49 –	2,55
676	1	130,0	130,0	1	1,00	0,1	0,10	0,10	0,59	83,06 –	12,74
691	20	130,0	2 600,0	20	1,00	2,7	2,03	2,03	2,46	17,48 –	66,24
692	20	110,0	2 200,0	20	1,00	2,2	2,03	2,03	2,94	30,96 –	33,12
800	4	320,0	1 280,0	4	1,00	1,3	0,40	0,40	0,59	32,21 –	53,50
801	39	170,0	6 630,0	34	1,14	6,8	3,46	3,97	0,68	483,82 +	38,22
803	2	500,0	1 000,0	2	1,00	1,0	0,20	0,20	0,20	100,00 +	0,64
820	4	320,0	1 280,0	4	1,00	1,3	0,40	0,40	1,75	77,15 –	67,52
825	208	250,0	52 000,0	57	3,64	53,0	5,81	21,20	9,57	121,52 +	95,54

KVB Kassenärztliche Vereinigung Bayerns
Bezirksstelle Oberfranken

Häufigkeitsstatistik

Bereich	Arztgruppe 800/3	Name Dr. med. A		
Arzt-Nr.				
		Praxis-Ort		

		Fallzahlen 981	Sonstige Hilfen 7	Kassenart GKV
Kurativ			Impfungen	Behandlungsart AMBULANT 25 / Blatt 2
Mutterschaftsvorsorge Früherkennung			Übrige Vorsorgen 13	Quartal 3/93

1 GO-Nummer	2 Häufigkeit	3 Wert der GO-Nummer	4 Betrag in Punkten/DM	5 Ansatz in Fällen	6 Leistungen je Fall	7 PK/DM je Fall	8 Ansatz in % der Fallzahl	9 Häufigkeit auf 100 Fälle	10 Häufigkeit d. AG auf 100 Fälle	11 Abweichung des Arztes in %	12 Ansatz bei Ärzten in %
835	22	250,0	5500,0	22	1,00	5,6	2,24	2,24	1,26	77,77 +	70,70
851	2	300,0	600,0	2	1,00	0,6	0,20	0,20	3,01	93,36 −	54,78
922	1	380,0	380,0	1	1,00	0,4	0,10	0,10	0,10	0,00 +	0,64
1540	10	40,0	400,0	10	1,00	0,4	1,01	1,01	0,72	40,27 +	94,90
2000	21	100,0	2100,0	18	1,16	2,1	1,83	2,14	1,42	50,70 +	91,08
2001	6	160,0	960,0	3	2,00	1,0	0,30	0,61	0,32	90,62 +	61,78
2003	20	170,0	3400,0	13	1,53	3,5	1,32	2,03	0,52	290,38 +	54,14
2006	1	40,0	40,0	1	1,00		0,10	0,10	0,96	89,59 −	96,82
2010	2	100,0	200,0	2	1,00	0,2	0,20	0,20	0,42	52,38 −	82,80
2011	2	200,0	400,0	2	1,00	0,4	0,20	0,20	0,18	11,11 +	43,31
2020	74	80,0	5920,0	12	6,16	6,0	1,22	7,54	4,73	59,40 +	91,08
2021	86	120,0	10320,0	13	6,61	10,5	1,32	8,76	4,35	101,37 +	79,62
2100	3	160,0	480,0	3	1,00	0,5	0,30	0,30	0,60	50,00 −	73,25
2101	2	250,0	500,0	2	1,00	0,5	0,20	0,20	0,24	16,67 −	37,58
2142	1	220,0	220,0	1	1,00	0,2	0,10	0,10	0,10	0,00 +	13,38
2206	1	90,0	90,0	1	1,00	0,1	0,10	0,10	0,17	41,18 −	44,59
2210	2	150,0	300,0	2	1,00	0,3	0,20	0,20	0,28	28,58 −	55,41
2213	4	250,0	1000,0	1	4,00	1,0	0,10	0,40	0,28	42,85 +	10,83
3210	406	200,0	81200,0	265	1,53	82,8	27,01	41,38	11,11	272,45 +	9,55
3211	1	180,0	180,0	1	1,00	0,2	0,10	0,10	1,32	92,43 −	4,46

LSTGR 08 SONDERLEISTUNGEN
319.285,0

SU. 54 2.419   325,5

Stichwortverzeichnis

Die halbfetten Zahlen verweisen auf die Kapitel,
die mageren auf die Randziffern.

Abwehrstrategien **6** 91 ff.
- Dokumentation **6** 110 ff.
- Kontrollmaßnahmen **6** 107 ff.
- Mitarbeitereinsatz **6** 101 ff.
- Patientenführung **6** 104 ff.
- Praxisorganisation **6** 98 ff.
- Verordnungstransparenz **6** 94 ff.

Akteneinsicht **3** 19, **4** 57, **4** 99

Amtsermittlungsgrundsatz **4** 19

Amtsermittlungspflicht **3** 43, **3** 47

Anordnungsanspruch **5** 48 f.

Anordnungsgrund **5** 49 f.

Antragsberechtigung **4** 21, **4** 30

Antragsfristen **4** 31

Anwalt **4** 16, **4** 20, **4** 57, **4** 62, **4** 79, **4** 81, **4** 95 f., **4** 100, **4** 105, **4** 111

Anwaltskosten **4** 103, **4** 106 f.
- Erstattung **4** 103, **4** 106, **4** 108 f.

Arzneimittelrichtlinien **1** 15, **3** 3

Aufschiebende Wirkung **4** 64 ff., **5** 40, **5** 42 f., **5** 51

Auswahlgespräch **4** 29

Auswahlkriterien **4** 29

Bagatellgrenze **4** 44

Befangenheit **3** 33

Befangenheitsantrag **3** 41

Behandlungs- und Verordnungs-
weise **4** 3, **4** 12, **4** 15, **4** 33 f., **4** 61

Behandlungsfehler **1** 11

Beistand **4** 101

Berufung **5** 144 ff., **5** 156

Berufungsfrist **5** 152

Beschwerde siehe Rechtsbehelf

Beschwerdeausschuß **3** 8, **3** 21, **3** 24, **3** 39, **4** 51, **4** 55, **4** 93, **4** 96, **4** 104 f., **4** 110 f., **5** 23, **5** 32, **5** 87

Beschwerdeverfahren **3** 31

Beteiligte **5** 22 f., **5** 85 f.

Beweislast **3** 31

Bewertungsmaßstab, einheitlicher **4** 5

Bismarck'sche Reformen **1** 2

BRAGO **3** 5

Budget **1** 1, **1** 4, **4** 85 f., **4** 89 f.

Deckungszusage **3** 20

Disziplinarverfahren **3** 41, **3** 50

Disziplinarverfahren **9** 2 ff.
- Antragsberechtigung **9** 6
- Aufschiebende Wirkung **9** 13
- Aussetzung der Vollziehung **9** 13
- Disziplinarausschuß **9** 5 ff.
- Disziplinargewalt **9** 2
- Disziplinarmaßnahme **9** 4
- Geldbuße **9** 4
- Kosten **9** 15
- Opportunitätsprinzip **9** 6
- Pflichtenverstoß **9** 9
- Prüfgremien **9** 11
- Ruhen der Zulassung **9** 4
- Sofortvollzug **9** 14
- Sozialgerichte **9** 11
- Verhältnismäßigkeitsgrundsatz **9** 5
- Verwarnung **9** 4
- Verweis **9** 4
- Wiederaufnahme des Verfahrens **9** 12

Durchschnittswert **1** 11, **4** 10, **4** 12f., **4** 76, **4** 81f., **4** 82

Einheitlicher Bewertungsmaßstab **3** 3
Einsparungen, kompensatorische **3** 14, **3** 17, **3** 21, **3** 28, **3** 35f.
Einstweilige Anordnung **5** 19, **5** 47, **5** 52
Einzelfallprüfung **4** 12, **4** 73
Entziehungsverfahren (Zulassungsentziehung) **9** 16ff.
– Aufschiebende Wirkung **9** 21
– Beweislast **9** 18
– Pflichtverletzung **9** 18
– Sachlich-rechnerische Richtigstellung **9** 18
– Sofortvollzug **9** 20
– Tagesprofile **9** 18
– Widerspruch **9** 20

Fachgruppen **4** 40, **4** 75, **4** 82, **4** 89
Fachgruppendurchschnitt **3** 35f.
Folgeverfahren (Rechtsfolgen)
– Disziplinarverfahren **9** 2ff.
– Entziehungsverfahren (Zulassungsentziehung) **9** 16ff.
– Stufenverhältnis **9** 24ff.
– Unwirtschaftlichkeit **9** 1ff.
– Wiederzulassung **9** 28ff.
– Wirtschaftlichkeitsgebot **9** 1
Fristüberwachung **3** 5
Fünf-Stufen-Modell **3** 36

Gerichtsbarkeit **5** 2, **5** 6, **5** 41
Gerichtsverfahren **4** 84
Gesamtfallwert **4** 75
Gesamtvergütung **4** 15, **4** 85
Gesamtwirtschaftlichkeit **3** 36
Gesundheitsreformgesetz **1** 3
Gesundheitsstrukturgesetz **1** 3
Grenzwerte **4** 77

Grundrechte **5** 47ff.
Gutachter siehe Sachverständiger

Haftungsrecht **4** 86f., **4** 90
Honorar **4** 7f., **4** 11, **4** 37, **4** 67f.
Honoraranspruch **4** 37
Honorarbescheid **4** 27, **4** 35, **4** 50, **4** 66ff.
Honorarkürzung **1** 9, **3** 10, **3** 25, **3** 49, **4** 34, **4** 65f., **4** 78, **5** 29, **5** 38f., **5** 69, **5** 79, **5** 102
Honorarverteilungsmaßstab **5** 43

Intellektuelle Prüfung **3** 28
Interessenkollision **4** 94

Kassenärzte **5** 1, **5** 8, **5** 22, **5** 26, **5** 40, **5** 58ff., **5** 90
Kassenärztliche Vereinigung **4** 2f., **4** 39f., **4** 91, **4** 94, **4** 96, **4** 111, **5** 5, **5** 21f., **5** 26, **5** 29, **5** 69ff.
Kassenarztrecht **5** 7, **5** 21, **5** 23
Kassenzahnärzte **5** 1, **5** 8, **5** 22, **5** 26, **5** 40, **5** 58f., **5** 69ff.
Kasuistik **4** 17
Kausalität **3** 36
Klage **3** 15, **3** 24, **4** 93
Klage **5** 16ff.
– Anfechtungsklage **5** 17, **5** 32, **5** 58, **5** 63
– Feststellungsklage **5** 17, **5** 43, **5** 58
– Formvorschriften **5** 31, **5** 60f., **5** 63, **5** 68
– Gestaltungsklage **5** 17
– Klageantrag **5** 60f., **5** 126ff.
– Klagebefugnis **5** 26ff.
– Klagefristen **5** 32, **5** 35
– Leistungsklage **5** 17, **5** 58
– Nichtigkeitsklage **5** 10, **5** 43
– Prozeßbevollmächtigter **5** 23f.
– Rechtshängigkeit **5** 34f., **5** 110
– Verpflichtungsklage **5** 17

– Zulässigkeitsvoraussetzungen 5 20 ff.

Klageantrag 3 37

Klagebegründung 3 21

Klagefrist 4 62

Klageverfahren, erste Instanz 5 56 ff., 5 77
– Akteneinsicht 5 78 ff.
– Amtsermittlung 5 83 ff., 5 89, 5 161
– Anerkenntnis 5 112 ff.
– Anhörungsfehler 5 106
– Aufklärungspflicht 5 84 ff.
– Beiladung 5 67 ff., 5 71, 5 74 f.
– Beweislast 5 83 f.
– Einsparungen, kompensatorische 5 95, 5 98, 5 167
– Einzelfallanalyse 5 98
– Entscheidung 5 66 ff.
– Ermessen, Ermessensfehler 5 99, 5 101, 5 105, 5 109
– Ermessenserwägung 5 65, 5 94 ff., 5 99 ff.
– Ermessungsentscheidung 5 65
– Gerichtsbescheid 5 123 ff., 5 154
– Klageänderung 5 60 f.
– Klageantrag 5 60
– Klagerücknahme 5 108 ff.
– Klageverbindung u. -trennung 5 76 ff.
– Kosten 5 139 ff.
– Mitwirkungspflicht 5 85
– Nachschieben von Gründen 5 63 f.
– Praxisbesonderheiten 5 95, 5 98, 5 167
– Rechtsfolge 5 65, 5 90
– Rechtskraft 5 68
– Sachantrag 5 68 ff.
– Sachverhalt 5 63
– Streitgegenstand 5 57, 5 60, 5 76
– Urteil 5 133 ff.
– Verbindungsbeschluß 5 76
– Verfügung 5 63
– Vergleich 5 116 ff.
– Verhandlung 5 66 ff.
– Verwaltungsverfahrensfehler 5 105

– Zwischenurteil 5 62

Komplexgebühren 4 5

Kossow'sches Hamsterrad 1 6

Kosten 5 55, 5 111, 5 114, 5 120, 5 126

Kostenbegrenzung 4 14

Kostenerstattung 1 2, 4 97

Krankenkassen 5 4, 5 6, 5 29, 5 69 ff.

Krankenversicherungssystem 1 3

Leistungen 4 5 f.

Leistungs- und Verordnungsstatistik 3 11

Mandantenbesprechung 3 11

Massengeschäft 4 29

Mehraufwand 4 76

Minderaufwendungen, kompensatorische 4 79, 4 84

Mißverhältnis 4 29, 4 75, 4 77

Mitwirkungspflicht 3 18

Mündliche Verhandlung 3 46

Nichtzulassungsbeschwerde 5 149 ff., 5 164, 5 169, 5 173

Partnerschaftsgesellschaften 5 22

Partnerschaftsregister 5 22

Pflichtenverstoß 3 50

Postulations- u. Verhandlungsfähigkeit 5 23

Praxisbesonderheiten 3 3, 3 6, 3 8, 3 14, 3 17, 3 21, 3 28, 3 35, 4 36, 4 50, 4 76

Praxisführung 4 55, 4 83, 4 88

Protokoll 3 39, 3 43

Prozeßvertretung 4 91, 4 94

Prozeßvollmacht 5 23 f., 5 79

Prüfakten 3 19, 4 57

Prüfanspruch 4 31

Prüfantrag **3** 13, **3** 16
Prüfantrag **4** 13, **4** 21 f., **4** 26, **4** 29,
    4 31 ff., **4** 36, **4** 38, **4** 44,
– Begründungspflicht **4** 23 ff.
Prüfarzt **3** 42
Prüfbescheid **3** 14 f.
Prüfgremium **4** 3, **4** 39 ff., **4** 45 f.,
    4 60 f., **4** 76, **4** 91 f., **4** 94 ff.
– Beratungen **4** 47, **4** 54
– Beschlußfassung **4** 47, **4** 54
– Erste Instanz **4** 50
– Kosten **4** 111
– Mündliche Verhandlung **4** 50
– Prüfbescheid **4** 51, **4** 62, **4** 66,
    4 69 ff., **4** 74 f., **4** 77 ff.
– Prüfentscheidung **4** 59, **4** 69, **4** 110
– Sitzungen **4** 48, **4** 99
– Sitzungsniederschrift **4** 56
– Zweite Instanz **4** 51
Prüfmethode **4** 73
Prüfreferent **4** 49
Prüfungsausschuß **3** 18, **3** 39, **4** 27,
    4 45 f., **4** 55, **4** 64 f., **4** 67, **4** 100,
    5 23, **5** 28, **5** 71
Prüfvereinbarung **3** 3, **3** 17, **3** 39,
    3 42, **4** 29, **4** 44, **4** 50, **4** 53, **4** 98,
    5 75
Prüfverfahren **4** 57, **4** 84, **4** 101
Punktwerte **3** 12, **4** 5, **4** 8

Quartalsabrechnung **3** 18
Quartalsstatistik **3** 13, **3** 27, **3** 30

Rechtliches Gehör **4** 26, **4** 32, **4** 37,
    4 52
Rechtsbehelf **5** 53
Rechtsbehelfsbelehrung **3** 23
Rechtsfolgen siehe Folgeverfahren
Rechtsgrundlagen **4** 3
Rechtsmittelbelehrung **5** 28, **5** 33, **5** 35
Rechtsmittelfrist **5** 33, **5** 35

Rechtsprechungsübersicht
– Abrechnung einzelner Leistungs-
    positionen **8** 19
– Abrechnungsfähigkeit von Leistun-
    gen **8** 7
– Amtsermittlungspflicht **8** 16
– Anscheinsbeweis **8** 28
– Antragsfrist **8** 13
– Aufrechnung **8** 21
– Aufschiebende Wirkung **8** 1
– Auslegung eines unbestimmten
    Rechtsbegriffs **8** 4, **8** 32
– Begründungsmangel **8** 22
– Behandlungs- u. Verordnungs-
    weise **8** 4, **8** 7, **8** 16, **8** 27 f.
– Behandlungsfehler **8** 15
– Behandlungsnotwendigkeiten **8** 28
– Bescheid, fehlerhafter **8** 22, **8** 26
– Bescheid, rechtswidriger **8** 27
– Beurteilungsspielraum **8** 4, **8** 16,
    8 22
– Durchschnittswerte **8** 4
– Einzelfallprüfung **8** 12, **8** 25, **8** 30,
    8 34
– Einzelverordnungen **8** 5
– Ermessensausübung **8** 16, **8** 22
– Ermessensentscheidung **8** 22
– Fachgruppe **8** 30 f., **8** 33 f.
– Fachgruppendurchschnitt **8** 32 f.
– Fallkosten **8** 32
– Fallwert **8** 32
– Fallwertüberschreitung **8** 8, **8** 28
– Fallzahl **8** 34
– Gauß'sche Normalverteilung **8** 10,
    8 16, **8** 32
– Gesamtfallkosten, Vergleich **8** 10,
    8 16
– Gleichbehandlung, unzulässige
    8 31
– Grenzwahrscheinlichkeit **8** 33
– Grenzwerte **8** 10
– Gutachten **8** 15
– Heil- u. Kostenplan **8** 15, **8** 20
– Honorarbescheid **8** 26
– Honorarforderung, Überprüfung
    8 13

Stichwortverzeichnis

(Rechtsprechungsübersicht)
- Honorarforderungen, Richtigstellung 8 25 f.
- Honorarkürzungen 8 24, 8 26
- Kassenzahnärztliche Versorgung 8 17
- Kostenerstattung 8 11
- Kostenerstattung für Vorverfahren 8 18
- Kostengrundentscheidung 8 2
- Landesverband der Krankenkassen 8 7, 8 27
- Leistungsstörungen 8 15
- Mangelhafte Versorgung 8 15
- Mehraufwand 8 4 f., 8 7 f., 8 19, 8 28, 8 30, 8 33 f.
- Mißverhältnis 8 5, 8 8, 8 10, 8 19, 8 28, 8 32, 8 34
- Nebenbestimmung, unzulässige 8 26
- Nichtigkeitsfeststellungsklage 8 1
- Nichtigkeitsgründe 8 1
- Nullfälle 8 16
- Praxisbesonderheiten 8 4, 8 7 f., 8 28, 8 30, 8 33 f.
- Praxisstruktur 8 28
- Praxisumstände siehe Praxisbesonderheiten
- Prüfbescheide 8 16, 8 24 f.
- Prüfmethode 8 12, 8 25
- Prüfungs- u. Beschwerdeausschuß 8 7, 8 10, 8 22, 8 24 f., 8 27
- Prüfvereinbarung zur Wirtschaftlichkeitsprüfung 8 14
- Rechtsschutz, einstweiliger 8 9
- Regreß 8 9
- Revisionsbegründung 8 17, 8 21, 8 23
- Richter, ehrenamtlicher 8 3 f., 8 6
- Rückforderungsbescheid 8 26
- Schadensersatzansprüche 8 15, 8 21
- Sprechstundenbedarf 8 5
- Sprungrevision 8 29
- Standardabweichung 8 10, 8 32
- Statistische Methode 8 16

(Rechtsprechungsübersicht)
- Statistischer Kostenvergleich 8 10, 8 16, 8 30
- Streuung 8 16
- Subsumtionserwägungen 8 4, 8 22
- Toleranzbereich 8 10, 8 32
- Ungleichbehandlung, unzulässige 8 31
- Unwirtschaftlichkeit der Behandlung 8 4, 8 28
- Vergleichsgruppe 8 4, 8 10, 8 30, 8 32
- Verjährung 8 24
- Verjährungsfrist 8 24
- Vertrauenstatbestand 8 24
- Verwaltungsverfahren 8 10, 8 28
- Verwirkung 8 24
- Vorverfahren 8 10, 8 27
- Widerspruchsbescheid 8 25 f.
- Widerspruchsverfahren 8 27
- Wirtschaftlichkeit der Behandlung 8 4, 8 7
- Zweifelszone 8 4

Rechtsschutz 3 20, 3 25, 5 16, 5 40, 5 47, 5 51, 5 55

Rechtsweg 5 3, 5 21, 5 28

Regreß 1 9, 3 8, 3 10, 3 23, 3 25, 4 61, 4 64, 4 78 f.

Revision 5 157 ff., 5 171 ff.

Richter, ehrenamtliche 5 8 f., 5 13, 5 52, 5 82

Richterbank 5 10 ff.
- Amtsdauer 5 14 f.
- Beisitzer 5 10 f.
- Geschäftsverteilung 5 10, 5 76
- Richter 5 13
- Richter, ehrenamtliche 5 8 f., 5 11, 5 14 f., 5 52, 5 82, 5 123, 5 150, 5 154, 5 156, 5 174

Richterrecht 4 4

Richtgrößen 4 89

Richtgrößenprüfung 1 4, 4 4

293

Sachkunde **3** 41

Sachleistungsprinzip **1** 1

Sachlich-rechnerische Richtigstellung **1** 8

Sachverständiger **3** 41, **4** 45 f., **4** 50, **4** 53, **4** 57

Schadensersatzansprüche **4** 90

Selbstverwaltung **4** 7, **4** 11, **4** 94

Sozialgericht **3** 46, **4** 17, **4** 19 f., **5** 2 ff., **5** 6 ff., **5** 21 ff., **5** 52 f., **5** 56 ff.

Sozialgerichtsverfahren **4** 95

Sozialrecht **3** 2

Sozialversicherung **5** 3

Statistischer Vergleich **4** 12, **4** 17 f., **4** 74 f., **4** 81 f., **4** 84

Steuerberater **4** 102

Stichprobenprüfung **1** 4, **4** 4

Strafrecht **4** 86, **4** 90

Stufenverhältnis **9** 24 ff.
– Unwirtschaftlichkeit **9** 24
– Verhältnismäßigkeitsgrundsatz **9** 25

Therapiefreiheit **4** 84

Unwirtschaftlichkeit **4** 7 f., **4** 11 f., **4** 29, **4** 61, **4** 64 f., **4** 75, **4** 78, **4** 81 f.

Vergleich **3** 45

Vergleichsgruppe **4** 12, **4** 74 f., **4** 82

Verjährung **4** 31

Versorgung **4** 88

Vertagung **3** 42

Vertragsärzte siehe Kassenärzte

Vertragsermächtigung **1** 14

Vertretungszwang **5** 170

Verwaltungsakt **3** 23, **5** 26, **5** 28, **5** 36, **5** 46, **5** 57, **5** 63

Verwaltungsverfahren **4** 17, **4** 55, **4** 66

Vollmacht **3** 19

Vollziehung siehe Vollzug

Vollzug, Aussetzung **5** 41, **5** 44, **5** 52 ff.

Vorschüsse **5** 43

Vorverfahren **4** 104

Widerspruch **3** 24, **4** 64, **4** 66 ff., **4** 109 ff., **5** 32, **5** 40

Widerspruchsbegründung **3** 21, **3** 31, **6** 1 ff.
– Anscheinsbeweis **6** 18
– Ausländeranteil **6** 56 f.
– Ausschlußfrist **6** 3
– Beweiserleichterung **6** 12
– Beweislast **6** 10, **6** 12
– Beweisregeln **6** 9
– Einsparungen, kausale **6** 72 ff.
– Einsparungen, kompensatorische **6** 62 ff.
– Einzelfallprüfung **6** 13, **6** 26
– Ermessensausübung **6** 33 f.
– Fachgruppendurchschnitt **6** 10, **6** 74
– Fallwert **6** 28, **6** 37, **6** 50
– Fallwertüberschreitung **6** 16
– Fallzahl **6** 28, **6** 50
– Formvorschriften **6** 4
– Frist **6** 3
– Fünf-Stufen-Modell **6** 83 ff.
– Gesamtleistungsvergleich **6** 17
– Homogenität **6** 58
– Inhalt **6** 5 ff.
– Krankenhauseinweisung **6** 75 ff.
– Mehraufwand **6** 49, **6** 69, **6** 72 f.
– Mißverhältnis **6** 15, **6** 18
– Praxisbesonderheiten **6** 1, **6** 36 ff., **6** 81 ff.
– Prüfbescheid **6** 30 ff.
– Prüfmethode **6** 21 ff.
– Regreß **6** 10 f.
– Sicherheitsabschlag **6** 26
– Spezialisierung des Arztes **6** 58 ff.
– Sprechstundenbedarf **6** 73
– Streubereich **6** 46
– Streubreite **6** 10 f.

– Überweisungsfälle **6** 51 ff., **6** 79
– Unwirtschaftlichkeit **6** 10, **6** 12,
  6 18, **6** 24 ff., **6** 32, **6** 92
– Vergleichsgruppe **6** 17, **6** 41, **6** 51
– Vergleichsgruppendurchschnitt
  6 12
– Verjährung **6** 89
– Verjährungsfristen **6** 89

Widerspruchsbescheid **3** 13, **3** 25,
  4 93

Widerspruchsfrist **4** 62, **6** 2

Widerspruchsverfahren **4** 100

Widerspruchsverfahren
– Einwendungen **6** 19 ff., **6** 35
– Einzelfallprüfung **6** 23 f.
– Mitwirkungspflicht **6** 19

Wiederzulassung **9** 28 ff.
– Altersgrenze **9** 29
– Wartefrist **9** 28
– Wohlverhalten **9** 30

Wirtschaftlichkeitsgebot **1** 11, **1** 15 f.,
  4 14, **4** 37, **4** 83 f., **4** 86 f., **5** 28

Wirtschaftlichkeitsprüfung **1** 1, **1** 3,
  1 4, **1** 8, **1** 10, **1** 14, **3** 3, **3** 7, **3** 31,
  3 41, **3** 46, **3** 49, **4** 1, **4** 3, **4** 7, **4** 12,
  4 14, **4** 17, **4** 45, **4** 55, **4** 66, **4** 75,
  4 81, **4** 100, **5** 28 f., **5** 39 ff., **5** 43,
  5 57, **5** 70, **5** 76, **5** 90 ff., **5** 100 ff.

Wirtschaftlichkeitsprüfung
– Abhilfeverfahren **2** 39
– Allgemeinarzt **2** 75
– Altersstruktur **2** 122
– Ambulanz **2** 78
– Amtsermittlungsgrundsatz **2** 106
– Anhörung **2** 36, **2** 38
– Anscheinsbeweis **2** 98
– Antragsfrist **2** 36, **2** 38
– Apothekenrabatt **2** 184
– Apparative Ausstattung **2** 113
– Arznei- und Heilmittelbudget **2** 196
– Arzneimittelrichtlinien **2** 33,
  2 188 ff.
– Ärztliche Verordnungen **2** 181
– Aufschiebende Wirkung **2** 40

(Wirtschaftlichkeitsprüfung)
– Ausländeranteil **2** 125
– Ausschlußfrist **2** 50
– Begründungspflicht **2** 32
– Behandlungsausweise **2** 49
– Behandlungskosten, durchschnitt-
  liche **2** 53
– Behandlungsscheine **2** 67
– Beratung **2** 160 f.
– Beratung **2** 73
– Beschwerdeausschuß **2** 28, **2** 39,
  2 138, **2** 149, **2** 166
– Beschwerdeverfahren **2** 39
– Beurteilungsspielraum **2** 94
– Beweisschwierigkeiten **2** 61
– Beweisvermutung **2** 98
– Bundesausschüsse **2** 33
– Bundesmantelvertrag **2** 24, **2** 34
– Chirurg **2** 78
– Darlegungslast **2** 108, **2** 138
– Deckungsungleichheit **2** 74
– Diagnose **2** 118
– Disziplinarmaßnahmen **2** 165
– Durchschnittswert **2** 23, **2** 60,
  2 183 ff.
– Durchschnittswertprüfung **2** 91,
  2 168
– Eigenanteil **2** 184
– Einzelfallbetrachtung **2** 91, **2** 105,
  2 156, **2** 168 ff.
– Einzelfallprüfung **2** 22, **2** 25,
  2 172 ff.
– Einzelleistungsprüfung **2** 133
– Einzelleistungsvergleich **2** 71, **2** 97
– Einzelleistungsvergütung **2** 11
– Ergebnisprüfung **2** 60
– Ermessensentscheidung **2** 29
– Ersatzkassen-Gebührenordnung
  2 15
– Fachgebietsgrenzen **2** 15, **2** 74 f.
– Fachgruppe **2** 78
– Fallkosten **2** 67
– Fallkostenvergleich **2** 65
– Fallpauschale **2** 11
– Fallwert **2** 53, **2** 56, **2** 67, **2** 69 f.,
  2 117, **2** 129, **2** 132, **2** 150, **2** 153, **2** 195

Stichwortverzeichnis

(Wirtschaftlichkeitsprüfung)
- Fallwertdivergenz **2** 89
- Fallzahl **2** 67 f., **2** 130
- Fehlerwahrscheinlichkeit **2** 93
- Festbetrag **2** 11
- Feststellungslast **2** 101, **2** 108
- Funktionsnachfolge **2** 43
- Gebührenordnung **2** 15
- Gerichtliche Überprüfung **2** 167
- Gesamtleistungsvergleich **2** 69
- Gesamtübersicht, Behandlungsfälle **2** 54 f.
- Gesundheitsreformgesetz **2** 42
- Getrennte Prüfungen **2** 42
- Gruppenuntypische Leistungen **2** 113
- Häufigkeitsstatistik **2** 57
- Hausbesuch **2** 73
- Heil- und Hilfsmittelrichtlinien **2** 188 ff.
- Homogenität **2** 79, **2** 96
- Honorarbegrenzungsregelungen **2** 16
- Honorarbescheid **2** 16, **2** 49
- Honorarpunktwerte **2** 16
- Honorarverteilung **2** 13
- Indikationsbezug **2** 194
- Inhomogenität **2** 68, **2** 75, **2** 77
- Internist **2** 75, **2** 78, **2** 132
- Kassenarzt **2** 7
- Kassenärztliche Vereinigung **2** 8
- Kassenleistungen **2** 15
- Kausalzusammenhang **2** 135
- Klage **2** 40
- Klageantrag **2** 41
- Kopfpauschale **2** 11
- Krankenhauseinweisungen, Häufigkeit **2** 53
- Krankheitsbild **2** 118
- Laboruntersuchung **2** 73
- Leistungs- und Verordnungsübersicht **2** 52
- Leistungsangebot **2** 112
- Leistungsbedarf **2** 56
- Leistungsbedingung **2** 153
- Leistungserbringung **2** 112
- Leistungsgesamtübersicht **2** 56
- Leistungsgruppen **2** 56

(Wirtschaftlichkeitsprüfung)
- Leistungsgruppenvergleich **2** 72
- Mehraufwand **2** 60, **2** 90, **2** 110, **2** 116, **2** 144, **2** 154
- Mißverhältnis **2** 85, **2** 90 f.
- Mitwirkungspflicht **2** 106
- Morbidität **2** 20, **2** 75
- Negativliste **2** 187
- Normalverteilung **2** 92
- Notfalltätigkeit **2** 129
- Null-Abrechner **2** 58, **2** 76
- Patienten, kostenintensive **2** 117
- Patienten, unbekannte **2** 127
- Patienten, weibliche **2** 124
- Patientengut **2** 68, **2** 86, **2** 109, **2** 112, **2** 120, **2** 128
- Patientenzusammensetzung **2** 116, **2** 119
- Physikalisch-medizinische Leistungen **2** 73
- Plausibilitätsprüfung **2** 46
- Präklusion **2** 139
- Praxis, Praxen **2** 126 ff.
- Praxisbesonderheiten **2** 59, **2** 80, **2** 90, **2** 109
- Praxisstruktur **2** 52
- Primärkassenbereich **2** 7
- Prüf- und Beschwerdekommission **2** 42
- Prüfbescheid **2** 49
- Prüfergebnis, Korrektur **2** 61
- Prüfmethoden **2** 37, **2** 64
- Prüfungsvereinbarung (PV) **2** 35 ff., **2** 42 f., **2** 75
- Prüfungsvorbehalt **2** 49
- Prüfungsziele **2** 21
- Punktwert **2** 14
- Radiologische Leistungen **2** 73
- Randkompetenz **2** 47, **2** 49
- Rechnerische und sachliche Richtigkeit **2** 46, **2** 175
- Reformatio in peius **2** 39
- Richtgrößenprüfung **2** 23, **2** 191 ff.
- Richtgrößenvereinbarung **2** 195
- Richtlinienprüfung **2** 23, **2** 33
- Sachleistungen **2** 4, **2** 19

Stichwortverzeichnis

(Wirtschaftlichkeitsprüfung)
- Sachleistungsanspruch **2** 5
- Schätzung **2** 146 ff.
- Schmerzpatienten **2** 120
- Selbstbestimmungsrecht **2** 18
- Selbstverwaltung **2** 13, **2** 24 ff.
- Sogwirkung **2** 86
- Spartenvergleich **2** 70, **2** 72
- Spezialvergleich **2** 84, **2** 96
- Sprechstundenbedarf **2** 182
- Sprechzeiten **2** 131
- Standardabweichung **2** 92
- Stichprobe **2** 173
- Stichprobenprüfung **2** 23, **2** 25, **2** 179 f.
- Streuung, Streubereich **2** 59, **2** 88, **2** 90 f., **2** 99, **2** 142, **2** 162
- Stufensystem **2** 101
- Therapieform **2** 120
- Therapiefreiheit **2** 18, **2** 133
- Übergangszone **2** 91, **2** 99, **2** 155, **2** 162, **2** 168
- Übersichtsblatt **2** 53
- Überweisungsfälle **2** 132
- Untersuchung **2** 73
- Untersuchungsgrundsatz **2** 106
- Unwirtschaftlichkeit **2** 91, **2** 102 f., **2** 138, **2** 150 ff., **2** 157 f.
- Verdünnungseffekt **2** 129
- Verdurchschnittlichung **2** 68, **2** 81
- Vergleich, gerichtlich/außergerichtlich **2** 167
- Vergleichsgruppen **2** 74 f., **2** 108
- Vergleichsprüfung **2** 25
- Vergütungsanspruch **2** 10 ff., **2** 13
- Verjährung **2** 50
- Verjährung, Unterbrechung **2** 50
- Verjährungs- und Ausschlußfristen **2** 36
- Verordnungskosten **2** 53
- Verordnungszulässigkeit **2** 186 ff.
- Versorgung **2** 75
- Vertikalvergleich **2** 176 ff.
- Vertragsarzt **2** 7
- Vertretertätigkeit **2** 129
- Verwaltungsakt, Rücknahme **2** 49

- Verwaltungsverfahren **2** 36
- Visite **2** 73
- Wegstreckenpauschale **2** 73
- Wirtschaftlichkeitsgrundsatz **2** 190
- Wochenendbehandlung **2** 131
- Zulassung **2** 8
- Zulassungsentziehung **2** 165
- Zumutbarkeit **2** 107

Wirtschaftlichkeitsprüfung bei Vertragszahnärzten
- Abrechnungsstatistik **7** 27
- Abrechnungsverhalten **7** 27
- Anspruch auf Krankenbehandlung **7** 3
- Behandlungsplan **7** 8, **7** 15, **7** 17
- Bundesmantelvertrag Zahnärzte (BMV-Z) **7** 4
- Disziplinarbefugnis **7** 12
- Dokumentationspflichten **7** 33
- Durchschnittswertmethode **7** 21
- Durchschnittswertvergleich **7** 6, **7** 20
- Eigenbeteiligung **7** 3
- Einheitlicher Bewertungsmaßstab für zahnärztliche Leistungen (BEMA) **7** 14
- Einkommensrisiko **7** 21
- Einzelfallprüfung **7** 6, **7** 20 f., **7** 24
- Einzelleistungsvergleich **7** 20 f., **7** 26
- Ersatzkassenpatient **7** 14
- Ersatzkassenverbände **7** 7
- Ersatzkassenvertrag-Zahnärzte (EKV-Z) **7** 5
- Gebührentarif **7** 14
- Heil- und Kostenplan **7** 15
- Honorar **7** 33
- Honorarpunkte **7** 13
- Honorarverteilung **7** 13
- Indikationsbeurteilung **7** 24
- Kassenzahnärztliche Vereinigung **7** 3, **7** 12
- Kassenklage **7** 22 f.
- Kostenerstattung **7** 3
- Leistungen, zahnärztliche **7** 14, **7** 18 f., **7** 26 f.
- Leistungserbringung **7** 15, **7** 32
- Leistungsspektrum **7** 18 f., **7** 25, **7** 27

297

Stichwortverzeichnis

(Wirtschaftlichkeitsprüfung bei Vertragszahnärzten)
- Mangelhafte Leistung 7 32
- Mangelhaftigkeit 7 16
- Mitwirkungspflicht 7 21
- Parodontalstatus 7 15, 7 17
- Patientenbesonderheiten 7 29
- Patientenzusammensetzung 7 28, 7 30
- Pflicht, vertragszahnärztliche 7 33
- Pflichtverletzung 7 33
- Primärkassenlandesverbände 7 7
- Primärkassenpatient 7 14
- Prothetik-Einigungsausschuß 7 16
- Prüfpraxis, ärztliche 7 22
- Prüfungs- u. Beschwerdeausschuß 7 6, 7 16, 7 23 f., 7 32 f.
- Prüfvereinbarungen 7 7
- Prüfverfahren 7 7
- Punktwerte 7 13 f.
- Randkompetenz 7 32
- Regreß 7 16
- Richtlinien des Bundesausschusses Zahnärzte und Krankenkassen 7 10 f.
- Sachleistungen 7 3
- Schaden 7 33
- Schadensbeschwerdeausschuß 7 5, 7 33
- Schlechterfüllung 7 32
- Selbstverwaltung 7 13
- Sozialgericht 7 23
- Streuung 7 28
- Therapieentscheidung 7 18
- Therapieunterschiede 7 28
- Übergangsvereinbarung 7 9
- Unwirtschaftlichkeit 7 13, 7 16, 7 23 f., 7 31, 7 33
- Verfahrensordnung BMV-Z 7 5 f.
- Vergleichsgruppe, zahnärztliche 7 27
- Versorgung 7 3, 7 12
- Vertikalvergleich 7 20
- Vertragszahnarzt 7 3, 7 12
- Verwaltungsverfahren 7 23
- Wirtschaftlichkeit – Prüfung/Kontrolle 7 17
- Wirtschaftlichkeitsgebot 7 11, 7 33
- Wirtschaftlichkeitskontrolle 7 17
- Zahnerkrankungen 7 30

Zulassungsentziehung siehe Entziehungsverfahren